人类肥胖进化

U0198518

人类肥胖进化

[美]迈克尔·L. 鲍尔　[美]杰伊·舒尔金　编著

王春艳　译

辽宁科学技术出版社
沈阳

©2023，辽宁科学技术出版社

著作权合同登记号：第 06−2020−67 号。

图书在版编目（CIP）数据

人类肥胖进化／（美）迈克尔·L.鲍尔，（美）杰伊·舒尔金编著；王春艳译．— 沈阳：辽宁科学技术出版社，2023.1

ISBN 978−7−5591−2538−5

Ⅰ．①人… Ⅱ．①迈… ②杰… ③王… Ⅲ．①肥胖病−研究 Ⅳ．① R589.2

中国版本图书馆 CIP 数据核字 (2022) 第 085012 号

出版发行：辽宁科学技术出版社
　　　　　（地址：沈阳市和平区十一纬路25号　邮编：110003）
印 刷 者：辽宁新华印务有限公司
经 销 者：各地新华书店
幅面尺寸：145mm×210mm
印　　张：12.75
字　　数：400千字
出版时间：2023年1月第1版
印刷时间：2023年1月第1次印刷
责任编辑：闻　通
封面插图：杰奎琳·伯里斯（Jacqueline Barris）
封面设计：周　洁
版式设计：李天恩　吕　静
责任校对：徐　跃

书　　号：ISBN 978−7−5591−2538−5
定　　价：78.00元

联系编辑：024−23284740
邮购热线：024−23284502
邮　　箱：605807453@qq.com

序

人类体型和体态正发生着变化，超重或肥胖人数激增。这种变化发生得太快，无法代表种群水平的遗传变化，但是随着肥胖的流行，一定有某种生物和遗传因素发生了改变。并不是所有的人都变胖了。我们如何解释在相同环境中，人们平均体重的突然变化以及人们之间出现的差异呢？

本书主要讲述人体新陈代谢、生理机能和与肥胖相关的、进化的适应性特性，这些特性与现代人类环境相互作用产生体重增加的易感性。当然，生物学不是探索和了解人类肥胖的唯一途径。例如，文化、社会经济和技术因素影响饮食和身体活动模式，这些就是我们容易发胖的原因。这些话题或许值得在本书中探讨，但人最终是生物有机体，正是环境与人的生物学特性相互作用造成了肥胖。作为作者，我们是生物学家，我们的兴趣和相关专业知识都集中在肥胖流行的生物学方面。

从根本上说，这是一本关于人体生物学的书。生物知识正以惊人的速度发展，人类正在进行全基因组测序，研究生命的基本组成部分。从这种知识的扩展中，我们能了解到生物的多样性及其共同基础。生物分子和分子途径研究方面还相当有限，人类和蜜蜂有共同的遗传分子，但生物分子间的功能已发生了巨大变化。人体产生的大部分分子都有多种功能，在组成整个有机体的各种组织中发挥不同的作用。为了了解人体生物学，我们有必要整合不同层面的生物学研究，从DNA到激素，再到新陈代谢途径，最终到全身生理机能和行为。

在本书中，我们从广义上研究能量代谢的生理调节，从食欲和进食的调节讲到体内能量储存的重组，从身体结构、神经内分泌、生理机能和生态学的角度以及细胞、器官和有机体的层面来探讨这些问题。研究方法是比较性的，并坚定地基于进化的角度。虽然本书主要是关于人体生物学的，但我们认为比较视角很重要。我们可以从对非人类物种的研究中学到很多与我们自身相关的东西，尤其是与我们关系最近的灵长类动物。因此，本书还讨论了非人体生物学，其中有些正在探索的概念和原理看起来很有启发性或很有趣，例如讨论黑猩猩的进食行为、黑熊体内储存的脂肪在繁殖中的作用以及成为老鼠或大象或介于两者之间的动物（比如人类）的挑战。

肥胖的生物学理论非常广泛和复杂，本书不可能包罗万象。我们关注的是一种系统方法，试图将生物学的多个层面整合成一个能充分理解的整体。希望本书会有广泛的读者群，我们努力在不丧失学术严谨性的情况下尽可能让本书通俗易懂，在注重重要概念的同时为实证数据提供充分的依据。对于任何主题，无疑都会有些读者认为我们讲得太详细了，而还有些读者则认为应该更详细些。我们希望所有读者都能理解本书的核心思想，最重要的是理解进化系统与工程系统在根本上是不同的，我们像所有其他生物一样携带着遗传信息。人类生理机能反映了祖先对所遭遇挑战的进化反应。调节生理机能和行为的重要信号（信息）分子是古老的，它们被用于执行多种功能，这些功能随着组织、发育阶段和内部环境的不同而不同。分子与新陈代谢途径之间存在着功能上的冗余和重叠。生物体具有内在调节性，从基因调节到新陈代谢调节，再到行为调节，正是这些调节使得生命具有灵活性和多样性。

　　本书仅代表我们的观点，但许多同事在工作中给予了我们灵感和启发，在此一并向他们表示特别的感谢。苏泽特·塔迪夫一直是我在MLP的同事，在很多次与她进行的有关生物学和其他科学的非正式对话中，以及与她的多次成功合作中，我都收获颇丰。同样感谢马克·弗里德曼、劳伦·希尔和蒂姆·莫兰，并将此书献给他们。

目 录 Contents

序

引言
人体生物学、进化和肥胖

丹尼尔·兰伯特于1770年3月13日出生于英国莱斯特。在相对短暂的人生中（去世时39岁），他相当出名，见到了英国国王和其他贵族，人们甚至花钱去和他见面（Bondeson，2000）。时至今日，丹尼尔·兰伯特仍然名声在外。在他的出生地莱斯特和撒手人寰时所在地斯坦福德的博物馆里都有他的衣服和其他个人物品展览。他的画像被挂在斯坦福德市政厅市长办公室里，并被《医学季刊》封面转载（图1.1）。是什么让他如此名声大噪呢？1809年6月21日丹尼尔去世时，他的体重高达335kg（表1.1）。

物以稀为贵。"肥胖"（portly）这个词，字典里的现代定义是"肥大的"或"粗壮的"，但古代的定义是"庄严的"或"威严的"，肥胖者是富裕的绅士，是成功人士。当肥胖并不常见时，"肥胖"是一种赞美，但今天却不一样了。

肥胖并不是现代社会独有的现象，如今改变的是肥胖的流行率，而不是它的存在。人类肥胖的证据可以追溯到两万多年前，在德国维伦多尔夫的一个考古遗址中，发现"威伦多尔夫的维纳斯"的年代可追溯到公元前20000年或更早（图1.2）。我们不知道这件艺术品是否真实地反映了一个人的形象，但从雕像的细节和写实程度上可以看出，艺术家表

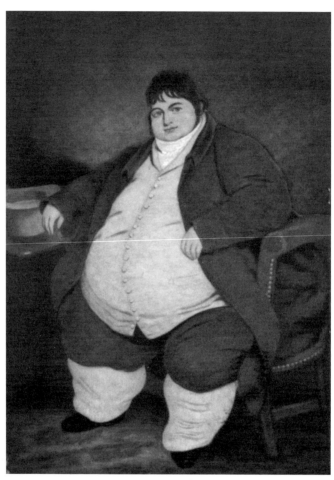

图 1.1　丹尼尔·兰伯特是当时英国最胖的人，很受欢迎

表1.1　丹尼尔·兰伯特去世时的身体数据

身高	180cm
腰围	284cm
小腿围	94cm
体重	335kg

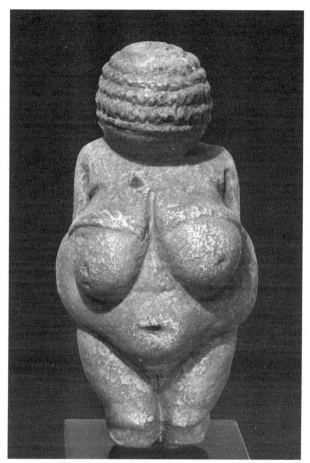

图 1.2　威伦多尔夫的维纳斯有 22000 多年的历史，这意味着人类肥胖至少在很久以前就存在了

现的是一个极度肥胖的女人。

　　历史上有很多关于极度肥胖的记载，有些记载得比较详细。在18—19世纪的欧洲，肥胖者将自己作为稀有品来展出，另外还有一些所谓的"人体骨架"——极度消瘦的人。在美国的马戏团里，男性"人体骨架"经常和马戏团里的胖女人结婚，无疑这主要是为了营销。如今，人

类极端的身体形态早已为人所知。历史上许多极度肥胖的例子表明，肥胖是一种强大的遗传或病理因素，这些人从早年开始就很肥胖，在还是孩子的时候体重就有几百磅。

我们不知道为什么丹尼尔·兰伯特变胖了。年轻时他身材高大（180cm，在当时的英国是很高的，但也不是特别高），身体结实但不是特别胖。他精力充沛、身强力壮，据说能举起500多磅重的东西。他是一名优秀的游泳运动员，并给莱斯特的年轻人上游泳课（Bondeson，2000）。21岁时，丹尼尔接替了父亲的工作，成为莱斯特郡拘留所（即劳教之家）的管理员，实际上他从事的是一份办公室工作。尽管在狩猎活动中仍然很活跃，但他的实际职业并不需要多少体力，每天大部分时间都坐在大楼前抽烟斗。从那时起，他的体重开始稳步增加（Bondeson，2000）。

丹尼尔·兰伯特生前被认为是英国最胖的人。人们对他那庞大的身躯和大量的身体脂肪充满了好奇，对他的感觉似乎相当正面，人们普遍认为他是人类的奇迹。另外，他与上了年纪的约瑟夫·博鲁瓦拉斯基伯爵的会面是一个名人事件——世界上最大和最小的人之间的一次会面。他的形象被用在政治漫画中，通常以一种正面的形象预示英国的伟大。在一些文学作品中有对他的描述，例如威廉·梅克比斯·萨克雷的《巴里·林登》和《名利场》以及查尔斯·狄更斯的《尼古拉斯·尼克贝》。他的名字暗示了"庞大"的意思，这也具有积极的意义。至今仍有许多酒吧和酒馆以他的名字命名，想必是把他的巨大身躯与美味的食物和饮料联系在一起了。具有讽刺意味的是，丹尼尔·兰伯特在饮食方面相当克制，甚至连啤酒都不喝（Bondeson，2000）。

朋友们当然非常喜欢他，在他去世后，人们为他制作了一块漂亮的墓碑，上面的铭文赞颂了他良好的品格和非凡的身体特征：

以此纪念大自然中的奇才莱斯特城人丹尼尔·兰伯特，

他有着高尚而欢乐的思想，个人的伟大无人能及。他的腿长3

英尺1英寸，身长9英尺4英寸，体重为52英石11磅！他于1809

年6月21日辞世，享年39岁。

为了表示尊敬，他在莱斯特的朋友们竖起了这块石碑。

而现代人的看法并不那么仁慈，他的墓碑上后来被喷涂了"胖子"

（FATTY）一词（Bondeson，2000）。

人体生物学

本书讲述人体生物学，当然，这个话题对于一本书来说太大了，要想探索生物学中所有引人入胜的话题，需要多部著作来共同完成。以这句话开头来强调这不是一本关于肥胖的典型著作。我们将研究"肥胖流行"，超重和肥胖人群比例的急剧增加非常明显地表现了这一点。我们将讨论过量脂肪对健康的影响，探索食欲、能量平衡和进食行为背后的相关生物学。然而，肥胖本身并不是本书关注的焦点，大量的例子用于阐述人体生物学以及生理机能与环境之间的相互作用。我们并非要给出如何预防或"治疗"肥胖的建议，而是试图了解人类肥胖的方式和原因。没有对肥胖进行充分了解却试图改变肥胖，注定会功败垂成或出现诸多问题。

我们的观点是，人类肥胖率的增加很大程度上是由于物种的适应性生物特征与现代环境之间的不匹配，现代环境与过往人类进化过程中的环境相比已经发生了巨大变化。不管喜欢不喜欢，我们都带着物种的生物学过去，这影响了我们如何对环境做出反应，而不管环境已经发生了怎样的变化，也不管我们作为一个物种在改变环境方面做得有多好。我们相信，这一概念对解读人类肥胖至关重要，同时对了解现代世界的许多其他健康问题和民生问题也很重要。我们认为，许多现代疾病在一定程度上都与由于环境条件的混杂而表达失常的适应生理学之间存在潜在联系。

人类肥胖就是个很好的例子。人类在身体中储存脂肪是一种适应性行为。脂肪至关重要，人类已经进化得很善于储存脂肪，在进化过程中脂肪似乎起到了非常重要的作用。例如，人类婴儿是所有哺乳动物中最胖的（Kuzawa, 1998）。这种新生儿肥胖可能是人类生存的一个关键因素，过瘦会增加发病率和死亡率。众所周知，较大一点儿的体重能更好地保护身体免受疾病的侵害。事实上，最新的流行病学研究证实了一个古老的说法：对于某些疾病，超重可以降低死亡率（Flegal等，2007），但会增加其他死亡风险（Adams等，2006；Flegal等，2007）。由此可见，身体里多余的脂肪似乎是一把双刃剑。

过去，大多数人持续储存脂肪的能力很大程度上受到外部环境的限制，生活艰难、食物常常匮乏，这是调节食物摄入量的生态学观点。有趣的是，广义生物学中进食生物学的概念与上述观点截然不同。生态学观点经常假设动物是摄入最大化者（Stubbs和Tolkamp，2006），进化有利于动物适应环境，提高进食行为的效率和进食动力。食物摄入量的限制主要来自环境施加给个体的外部限制（Stubbs和tolkamp，2006），这与实验室生理学家的观点大相径庭，对他们来说，食物摄入量是由内部机制调节的，这种机制可以保护体内平衡。在这种模式下，动物不会成为摄入最大化者，进食动力会随着体内状态的不同而不同，有时甚至厌恶进食。当然，将这两种观点结合起来是最有意义的，二者都是部分正确。

如果动物必须不断努力使能量消耗与能量摄入相匹配，那么由此产生的与进食和能量消耗相关的适应性以及能量储存模式可能会明显地区别于那些能量摄入总是大大超过能量消耗的动物。在进食行为通常受外部条件限制的情况下，一般来说会产生具有较高进食动机的适应性、调节能量消耗的能力以及极少数情况下有多余食物时在体内储存大量能量的能力。几乎所有的栖息地中都有季节性或偶然的食物不受限制的情况发生，即使是在食物短缺的环境中，许多动物通常也会面临短期内食物过量，例如，食肉动物捕食的猎物往往比它自身体重还重。进食的内部调节一直很重要，进食既有内部限制也有外部限制。

对大多数人来说，现代生活环境与祖先生活的环境大不相同，如今食物丰富，不需要特别或长时间的努力来获取。但并非所有人都如此，世界上仍有一些地区的人需要努力工作来勉强糊口。事实上，世界各地主食价格的急剧上涨引起了人们的强烈关注，甚至引发骚乱。一些经济学家警告，廉价食品的时代可能已经结束，世界上许多地区的穷人可能会面临可怕的后果。尽管如此，在过去的几十年里，越来越多的人在现代环境中储存了多余的脂肪。肥胖并不是什么新鲜事，但在一些国家，高达1/3的人口患有肥胖症却是最近才发生的事情，这是我们感兴趣并想要了解的现象，而生物学就是我们了解原因的工具。

脂肪生物学

本书中的很大一部分篇幅讲述了脂肪生物学，毕竟，肥胖病与超重无关，而与脂肪过量有关。我们对脂肪在体内所扮演的角色以及脂肪过多造成的新陈代谢后果的了解已经发生了很大改变，这是一个令人兴奋的生物学研究领域。

大部分脂肪储存在脂肪组织中。在之前我们对脂肪和脂肪组织概念的描述中，"储存"确实是最重要的词。脂肪组织是储存脂肪的一种形式，而脂肪是储存能量的有效方式。摄入的多余能量在脂肪组织中以脂肪形式储存起来，以在之后食物供应不足时调动使用，这是一个适应系统。当然，脂肪还有其他的生物学作用，是身体的重要组成部分。脂肪对所有动物都很重要，在某些方面，动物脂肪与人类脂肪的作用相似或不同。例如，在海洋哺乳动物中，储存在鲸脂中的脂肪是至关重要的隔热体。水是热的良导体，它从物体中带走热量的速度是空气的25倍，海洋哺乳动物通过脂肪的隔热性实现重要的保温功能。

我们一直认为脂肪是具有适应性目的的，但科学界之前认为脂肪和脂肪组织主要是被动的，是正能量平衡（热量的摄入大于消耗）的结果，或者是为了完成重要的但本质上是静态的功能而刻意储存的结果。人们认为脂肪组织不是很有新陈代谢活性，它储存了摄入的多余能量，如果未来的食物摄入量不够，它就会在需要时提供新陈代谢能量。

我们对脂肪和脂肪组织的认知已经发生了巨大变化。现在我们知道，脂肪组织是生理机能和新陈代谢的主动调节者，而不仅仅是正能量平衡的被动结果。脂肪组织实际上是一个内分泌器官（Kershaw和Flier，2004），可以产生并代谢大量的肽和类固醇以及免疫功能分子（Fain，2006）。肥胖的许多不健康后果是这一内分泌和免疫器官变得"过大"，生理机能失去平衡而产生不良新陈代谢的结果。

为什么人们会变胖？简单来说，变胖的人须在持续一段时间内使热量的摄入量大于消耗量。这个答案简单正确，但是在简单背后又非常复杂。了解能量代谢是了解肥胖的基础，能量与新陈代谢都是复杂而深奥的概念。新陈代谢和行为之间的联系更加复杂，是的，脂肪的积累要求能量摄入必须超过能量消耗，但是有很多方法可以做到这一点。

生物学的年龄

20世纪初到中期，物理学发展迅速，相对论、量子力学、$E=mc^2$、原子弹、人类登月、宇宙膨胀等都极大地改变了我们对世界的看法。20世纪后期，信息技术和材料科学的影响最大。与旧的大型机相比，具有更强计算能力的便携式计算机、可以容纳整个图书馆的存储材料、塑料和其他合成材料，当然还有因特网，已经彻底改变了我们的工作和娱乐方式。21世纪初，生物学蓄势待发，并产生类似的影响。全基因组测序、动物克隆，人们正在用比50年前更多样、更强大的工具来研究生命的组成部分。这些技术使人们对生命系统的复杂性有了更深入的认识。令人兴奋、着迷的发现常常使我们认识到，实际上我们对事实的认知还很幼稚、简单，或者充其量只认识到事物的一小部分。学得越多，我们就越意识到我们要学的东西实在太多了。

现代生物研究手段令人震惊。想想基因敲除模型：实验动物的特定基因被删除或被灭活，要么全部，要么局限于特定的组织，这些动物不能产生由被灭活或被删除的基因所编码的特异肽。这些基因敲除模型产生了吸引人但往往有悖常理的结果。

例如，构建一个小鼠催产素基因敲除模型，预计缺乏催产素会影响分娩。众所周知，催产素能刺激子宫收缩，人工合成的催产素用于孕妇分娩。妊娠期的哺乳动物如果不能合成催产素，就会出现问题。然而，这些雌性小鼠的生产能力相当好，与对照组相比，妊娠期平均值没有任何差异（Young等，1996；Russell和Leng，1998；Muglia，2000）。幼崽出生时很健康，但出生后不久就死了。尽管雌鼠表现出（合理的）正常的亲职行为，而且催产素的缺乏并没有显著影响妊娠和分娩过程，但却造成了乳汁分泌失败，因此雌鼠不能喂养幼崽而导致幼崽饿死（Young 等，1996；

Russell和Leng, 1998; Muglia, 2000)。因此，在这三个过程（分娩、亲职行为和乳汁分泌）中，我们可以推断催产素对哺乳动物的繁殖行为起到至关重要的作用，而老鼠体内缺乏催产素仅会影响其乳汁分泌。

催产素与肥胖有什么关系呢？其实关系并不大。我们使用催产素作为一个原理的例子，这一原理将在本书中反复出现。生物体是进化系统，进化常常导致功能的冗余和多样性，而生物有时可以弥补所谓的必要因素的缺乏。大多数新陈代谢途径是复杂的，而有些新陈代谢途径具有可选择性。

进化产生了强有力的信息分子如催产素，它可以塑造和指导生物的生理机能和行为。分子数量虽多但有限，大多数非常古老，存在于所有的脊椎动物和一些无脊椎动物中。这些分子已经适应了生命系统，并在体内共同发挥多种多样的功能。它们的基因不断被复制，复制的基因随后经历了自己的进化之旅，发生改变和适应。信息分子及其受体具有多种功能，而且这些功能常常重叠。

科学家们不断发现新的信息分子，还发现了具有新的功能和复杂的已知功能的信息分子。基于进化原理和过去的经验教训，我们做出以下预测：无论何时，只要发现了一种新的分子和某种功能，很有可能随着这个分子的广为人知而发现更多的功能；其功能因组织而异，并与生理机能、内分泌和新陈代谢的其他分子有关，至少在某些情况下，似乎还会有其他分子能够实现其部分或全部功能。

从进化角度来看人类肥胖

本书的目的之一是探索现代人类在当前环境中可能导致其肥胖的生理机能的进化和适应性起源。这绝不是一个新概念，而是许多专家在不同背景下所提出的假设。我们用"节俭基因❶型"和"节俭表型"这两个术语来描述这样一个概念：在过去的大部分时间里，粮食危机（用最新的官方术语来描述饥饿）普遍存在，人类进化是为了应对和适应粮食短缺（Neel，1962）。节俭基因型的最初概念来自从适应性角度分析胰岛素抵抗（Neel，1962）。无论是可预测的（例如季节性的）还是不可预测的食物供应减少，都可能有利于提高新陈代谢的适应性，从而通过储存脂肪来缓解机体的饥饿。有趣的是，动物在冬季前增加能量储存带来的新陈代谢变化与2型糖尿病带来的变化相似（Scott和Grant，2006）。胰岛素抵抗导致脂肪酸进入脂肪组织，从而造成脂肪的积累。我们有理由假设，适应性反应增强了祖先利用食物充足时期来度过食物短缺时期的能力，在体内储存大量脂肪的能力就是一个体现这种适应性反应的例子。

我们并不是说肥胖本身是适应性的，绝对不是！本书的一个中心主题是，人类肥胖是对现代生活环境的一种不恰当的适应性反应。人属的祖先从收集者—采集者演变成狩猎者—采集者，最终成为农学家，而现在他们的后代却乐于光顾快餐店。我们进化后的生理机能与现代生活之间不匹配，过去脂肪储存的优点今天已经变为明显的缺点。

从进化角度看，我们如何在个体中和社会水平上尽量减少肥胖呢？我们认为，将肥胖视为疾病和将肥胖视为不恰当的适应性之间存在显著差异。这两种观点都有一定见解，都能提供有用的策略来帮助人们控制体重，都能就可能有效或无效的公共卫生策略和干预措施向决策者提供信息。

---

❶ 节俭基因：也叫节约基因，能让机体代谢机制处于节约状态的基因。进化过程中，人类身处恶劣的自然环境，每天花大量的时间去寻找食物，狩猎及防御活动消耗了他们大部分热量，且食物热量较低。为了适应这种环境，人们体内就逐渐产生了节约基因，使得体内的代谢机制能够充分有效地利用有限的食物，尽量积攒能量，以备饥荒时期的生理需求。——译者注

体内平衡、应变稳态和非稳态负荷

体内平衡的概念是生理调节的核心原则，尤其在生物医学中（Bernard，1865；Cannon，1932，1935；Richter，1953）。肥胖可以被看作是维持体重平衡失败的后果。因为肥胖源于持续的正能量平衡，也许更准确地说应该是身体能量总量的不平衡，体重自身没有受到内部生物机制的良好监测。

因此，体重体内平衡理论的一个补充说法是，身体储存的能量受到调控，大多数能量储存以脂质（脂肪）的形式储存在脂肪组织中——这就是进食行为的脂肪稳衡理论。脂肪稳衡理论可简单解释为，脂肪组织的总量是由影响食欲（食物摄入）和能量消耗的生理机能和行为适应性来调控的。总之，肥胖最终源于脂肪的积累。体内平衡模型将肥胖定义为脂肪稳衡机制的失败，因而是一种病症。

脂肪稳衡理论很符合体内平衡模式，但从进化的角度来看，就毫无意义了。在野外，大多数动物的体重尤其是脂肪量通常会发生波动。目前还不清楚人类祖先曾经由于食物供应的变化而引起的体重波动程度有多大，但可以合理假设，这种情况并非罕见。在野外，动物很少发生严格意义上的体内平衡，相反，它们会改变自身状态以应对挑战，有时甚至是预先应对某些挑战，例如季节变化（Wingfield，2004）。生理调节的这一方面被称为应变稳态（Sterling和Eyer，1988；Schulkin，2003）。主要观点是动物为了生存而调节生理机能，生存就是将基因遗传给下一代的能力（Power，2004）。换句话说，生理调节服务于进化适合性，而不是体内平衡。应变稳态通过状态的改变来调节生存能力，而体内平衡则通过对变化的抵抗来调节生存能力（Power，2004），这两个术语描述了通过生理调节来达到适应目的的不同方式。

体内平衡模式适用于一些关键参数，这些参数必须保持在严格的限制范围内以维持动物存活。但是许多营养物质并不符合这个模型，至少不是在所有方面、所有时间尺度上都符合。身体脂肪就是一个例子，一个人要想生育（能够将其基因传递给下一代），脂肪的最低水平至关重要，上限受到的限制要小得多。这并不是说体重平衡不存在，也不是说维持一定程度的脂肪储存不正确。但是很明显，人类的脂肪稳衡机制在抵抗脂肪损失方面比在抵抗脂肪增加方面更为成功。

我们认为，在大部分人类进化史中，有利于脂肪积累的生理机能和新陈代谢的适应性结果与那些可以保持苗条的结果之间并不对称。通常，脂肪（适度）积累的好处大于坏处。由于外部环境的限制，我们今天看到的多余脂肪积累的弊端在过去大部分时间是看不见的。换句话说，过去大部分时间里，人类缺乏通过使用现代手段大幅降低热量消耗并提高热量摄入量来变得肥胖的能力。热量摄入和消耗的限制既是内在的，也是外在的。

由于技术和社会的进步，外部限制大大放松了，现在我们惊讶于我们的内部约束是多么糟糕。然而，并不是所有人都如此，很多人能将肥胖程度保持在健康范围内，随着时间的推移几乎没有变化。人类并不完全相同，这是物种进化的另一个特征。

与肥胖相关的疾病在一定程度上是由于脂肪组织过多造成的新陈代谢失衡。非稳态负荷的概念是，生理系统是有限的，生理适应的扩展上调最终会使系统衰竭（Mc Ewen，2000；Schulkin，2003），正常的适应性反应过度发展就会产生疾病。肥胖与炎症标志物❶（Fain，2006）和激

---

❶ 炎症标志物：指临床诊断中对炎症性疾病进行判断所依赖的指标。包括白细胞计数（WBC）、血沉测定、急性时相蛋白浓度检测等。——译者注

素失衡有关，新陈代谢失衡直接或间接地来源于脂肪组织的正常适应功能，由于脂肪大量增加，脂肪组织与其他器官系统失去了平衡。脂肪组织是一种内分泌器官，它的自然功能可以使其尺寸大大增加或减少，因此脂肪组织是可变的。但是当今世界肥胖程度可能已经超出了内分泌和免疫功能的正常适应范围。

本书结构

有许多方法可以分析人类肥胖问题，营养学、能量学、内分泌学、生殖生物学、肠道生理学、神经内分泌学和心理学都与人的肥胖有关。这些只是生物学上的分类，我们不能指望在本书中圆满地解决所有问题。我们已经尽力将所涵盖的内容以尽可能合乎逻辑和连贯的顺序呈现出来，因为这个故事真的没有开头、发展或结尾。

第一章探讨是否真的存在人类肥胖流行病的问题，也就是人类超重或肥胖的比例是否真的急剧增加了。如果是这样，与这种变化相关的健康问题是否严重到值得使用"流行病"一词呢？我们列出了证据，并解释了为什么我们认为这个术语恰当，至少在广义上是恰当的。

健康问题可能会产生意想不到的后果，可能会伤害某些人（例如，易患饮食失调或身体形象不佳的人），我们确实看到了对这种健康问题产生的"危机意识"的价值。然而，有证据支持这样一种假设，即与脂肪组织过剩相关的疾病已经增加，现在已成为导致全世界人类发病率和死亡率升高的重要因素之一。证据进一步支持了肥胖流行及其相关的共患病在不久的将来可能会继续增加的论点。无论是否代表健康危机，肥胖都是一个值得我们深入了解的问题。

在第二章，我们开始探索人类的进化之旅，我们解读了人属的进化，时间跨度从大约200万年前的起源到不久之前。我们讨论形态学以及在那段时间里人类发生了怎样的变化以及尚未发生的变化，讨论体型大小、内脏，当然还有大脑。本章不是古人类学的入门课，事实上本书的挑战在于，几乎每一章都可以单独扩充成一本书。我们对进化的探索仅限于可能对新陈代谢和进食生物学产生重大影响的关键领域，这些领域的进化可能是为了应对已在今天大大减少的某些挑战。

不管我们吃什么，人类饮食的一个有趣且不同寻常的方面是我们在三餐时进食。这里的三餐指的并不只是字典里的定义，即在座位上或习惯的时间或场合所供应和食用的食物，这一定义确实对人类的进食行为及其与其他大部分哺乳动物的不同之处有着有趣且重要的意义。这种进食行为当然不同于我们的近亲——非人类灵长类的进食方式。在野外，大多数灵长类动物是食草动物，而不是一顿饭的进食者。但人类饮食的关键在于三餐具有社会意义和目的，而这些意义和目的往往比营养目的更为重要。食物所含的不只是热量，对于人类来说，用餐和社会行为密不可分。

在第三章中，我们研究饮食的进化，并认为用餐是人类行为中最重要的进化之一。用餐策略连同所有的社会、政治，甚至性的内涵，都带来了显著的选择压力，这有利于智力的提高，从而有助于促进脑容量的增长，这是人属的特征。这也在一定程度上把吃和营养分开，吃的动机不再是从严格的营养角度出发。我们吃东西既有心理上的原因，也有营养上的需求。

在第四章中，我们将讨论体内平衡、应变稳态、非稳态负荷和错配模式。人类具有一种非凡的能力，可以在与进化环境相距甚远的环境和条件中生存。正因为如此，人类经常面临环境条件与进化的适应性反应不匹配的问题，这是进化医学的一个重要组成部分（Williams和

Nesse，1991；Trevathan等，1999，2007），称为错配模式（Gluckman 和 Hanson，2006），与人类肥胖高度相关。适应性反应是应对过去挑战的成功方式，但进化并不能预测未来。在这一章中，我们阐述了基本理论并举例说明过去的适应性变化是如何导致现代病症的。

在第五章中，我们根据第二章到第四章中叙述的信息和理论来审视现代环境。进化和现代世界之间的不匹配在哪里？现代肥胖流行的直接原因是什么？我们将讨论食物、习惯性活动水平、建筑环境和睡眠模式以及肠道微生物。

第六章关于能量和新陈代谢。在持续一段时间内，能量摄入超过新陈代谢中的能量消耗，就会导致肥胖。能量和新陈代谢是复杂的、强大的，而且常常是令人困惑的概念。在这一章中，我们会探讨生命系统工作的热力学原理，研究不同种类的生物能量，确定它们如何被生物利用以及科学家是如何测量它们的。本章的一个关键方面是新陈代谢的调节，虽然显而易见，但其对能量代谢的影响有时却被忽视了。能量摄入和能量消耗在原理上很简单，但实际上在生理学中却非常复杂。简单的减肥方法，降低热量摄入并消耗更多的热量，可能很难达到与新陈代谢相适应的良好效果。

在第七章中，我们将研究脑肠肽，这是一种连接大脑和肠道的调节食欲和饱腹感的激素，能协调消化过程中的行为。我们还将讨论信息分子的概念：由细胞产生的分子，将信息传递给其他细胞或末端器官系统，以连接、调节和协调新陈代谢。肽和类固醇激素就是很好的例子。在这些有效的信息分子中，即使不是大多数，也有许多是非常古老的。它们存在于所有的脊椎动物中，有些存在于无脊椎动物中。我们将讨论从进化观点来预测这些分子的功能和调控所带来的启示。此外，还将对瘦素进行详细的研究。瘦素是一种由脂肪组织产生的肽，它的分泌量与体内脂肪量有关。

新陈代谢和内分泌信号影响能量摄入和能量消耗。能量摄入和能量消耗受到调节。在第八章中，我们将研究一些内分泌和新陈代谢信号及其影响能量摄入和能量消耗的外周及中央回路。个体之间新陈代谢的变化会影响摄入的脂肪被氧化或在脂肪组织中沉积的程度。糖代谢和脂肪酸代谢之间转换能力的变化可能在肥胖易感性中起重要作用。但是行为也起作用，这意味着调节食欲和饱腹感的神经回路是我们了解人类肥胖的关键。我们还将简要地探讨分布在大脑中的神经回路，它们对饮食行为很重要。

动物可以做预期反应。生理机能不仅仅是反应性的，还可以在对需求的预期和反应中发生变化，这对于与进食生物学相关的适应性来说准确无误。巴甫洛夫的研究提出了头期反应的概念：主要是对食物的视觉、嗅觉、味觉和其他方面的基本反应，可使动物摄入、消化、吸收和代谢食物。第九章将探讨进食生物学中的这些预期反应以及味觉生物学等相关话题。

我们必须吃东西才能生存。此外，身体的一些关键参数必须保持在限制范围内，否则健康会受到损害。食物提供了维持生命的物质，但也带来了必须应对的重要的体内平衡挑战。进食对体内平衡既有保护作用，也有挑战。饱腹感的一个功能可能是通过抑制进食来保护体内平衡。在第十章中，我们将研究进食悖论。看看它如何影响食欲和饱足感，以及在多大程度上控制进食并不总是与能量平衡有关，至少在短期内如此。

在第十一章中，我们将研究脂肪生物学。肥胖不是超重，而是储存了多余的脂肪。一般来说，肥胖影响健康并不是因为变重（虽然有一些确实如此，如骨关节炎），而是因为脂肪组织过多。脂肪组织是新陈代谢的活跃调节器，过多的脂肪组织可能会扰乱生理机能和新陈代谢其他方面的调节。正常生理机能过度会导致疾病，这一概念被称为非稳态负荷（McEwen 和 Stellar, 1993；McEwen, 2000, 2005；Schulkin, 2003）。例如，肥胖与炎症状态有关，炎症通过促炎激素和细胞因子的浓度来测定，其中许多是由脂肪组织产生和释放的，当体内脂肪组织比例很高时，它的正常功能就会适应不良。

男人和女人不同，有充足的生物学理由说明他们为什么必须不同。在第十二章中，我们将研究脂肪生物学中的性别差异。我们认为，许多差异都代表了有利于女性生殖的适应性变化。脂肪对女性生殖比对男性生殖更重要。例如，母亲的身体状况与婴儿的身体组成有关。一个有趣的事实是，人类婴儿是哺乳动物中最胖的新生儿之一，平均来说，比任何非人灵长类动物都要胖得多。由于我们的大脑较大，所以这种新生儿肥胖对支持产后大脑生长的大量需求会有重要作用。同样，这可能也需要母体脂肪的相应增加。我们将研究脂肪、瘦素（脂肪组织的重要激素）和生殖之间的关系，重点关注肥胖对女性生殖的影响，但也包括男性的生育能力。并不是肥胖会带来生育优势，肥胖对男性和女性的生殖都有不利影响，但过度消瘦也会造成同样的后果，后者在之前可能更为普遍。我们还将研究肥胖、瘦素、性成熟、生殖功能和生育结果之间的关系。

肥胖的易感性与遗传因素有关。体型的遗传力是确定的，但除了一些罕见的单基因突变❶外，肥胖的遗传风险还不是十分明确。肥胖易感性的候选基因数量很大，而基因与环境之间复杂的相互作用似乎是最可能

---

❶ 单基因突变：主要是指在基因组水平上由单个核苷酸的变异所引起的突变。——译者注

导致肥胖的原因。在第十三章中，我们将研究肥胖的相关遗传因素以及不同人群对肥胖及其相关疾病的易感性差异。人类地理种群之间的许多变异可能代表着随机突变的积累，有些可能反映了对当地食物类型的地方适应性。无论如何，这些人群之间的肥胖易感性差异过去可能是看不见的，因为外部限制使人们无法获取过量的食物，而生存却需要较高的能量消耗。

可用来探讨这些问题的数据很少。尽管如此，我们相信了解人类对肥胖的不同易感性是很重要的。可能有许多基因和多态性在整个人类中非随机分布，影响体重增加的倾向。在肥胖易感性、不同程度的肥胖对健康的影响、任何给定的BMI（身体质量指数）的肥胖程度、脂肪的分布以及将脂肪用作新陈代谢燃料的能力等方面，都存在着种族和民族差异。所有这些都可能反映了人类基因组内的遗传变异，尽管种族是遗传差异的一个不利标记。

在第十三章中，我们还将研究子宫内的新陈代谢编码现象。由于出生体重带来的成人的肥胖风险呈U形分布，婴儿体重过大或过小，未来都有肥胖的风险。我们会论述节俭基因型和节俭表型假说，这些假说曾被认为是从进化角度解释了低出生体重和后期肥胖之间的联系。虽然提出的各种假设都有不足之处，但子宫环境与后期生理机能、新陈代谢和健康之间的联系是真实存在的。

在结论中，我们将概述一般的进化假设。人类世系中与脂肪重要性相关的主要适应性改变，无论是在饮食上还是身体上，很大程度上都可能是为了支持我们更大的大脑。这一假设解释了我们的胖宝宝为什么较胖，也解释了为什么女性比男性更容易长胖。这并不是唯一可能影响祖先选择压力的因素，这些选择压力促使脂肪积累生理机能的产生。病原体密度的增加也可能造成肥胖，尤其是婴儿。对于许多疾病来说，特别是胃肠道疾病，携带多余脂肪进而能够在没有食物的情况下存活更长时间具有适应性。与低人口密度、狩猎生存相比，人口密度增加、在很长一段时间内（特别是农业出现后）聚集的倾向、动物的驯化、将新的病原体带给密切接触者，都可能通过生命活动的积累而增加新病原体的总量。支持这一理论的证据是，迄今为止所检测的所有奶类中，母乳的抗菌分子浓度最高。过去，人类婴儿接触到的病原体可能比大多数其他婴儿多得多。

由于能量摄入的外部限制和必需的高能量消耗，可能会产生一种强烈的不对称，这种不对称会产生鼓励脂肪不完全表达的多态性，但会让使个体倾向于保持苗条的基因得到充分表达。总的来说，这样的环境会对瘦基因进行优先选择，并倾向那些在罕见情况下容易积累脂肪的基因，这有利于大量多态性的积累，在近代会使人们具有肥胖倾向。

我们还将研究各种可能阻止甚至逆转肥胖流行的策略。人类肥胖综合征是由许多因素以复杂并不直观的方式相互作用而产生的，没有简单的解决办法。把肥胖简单地看作是吃得太多、运动太少的问题，这既正确又不太对。人类进化为喜爱高能量密度食物的物种，过去获得这些食物需要大量的努力，进化给予了我们适应性反应，促使我们做出努力。人类具有很强的改变环境的能力，这种能力提高了人们对食物尤其是高热量食物的获取，同时降低了必要的能量消耗。可以说这种能力是祖先成功殖民世界的主要原因，是生存的必要条件，而现在我们正在为祖先的成功付出代价。

但是我们也有能力改变我们的环境，有能力了解自己和周围的世界，有经济、社会和政治策略，能够改变我们看待世界和自己的方式。这个问题是困难的，但不是不可克服的。此外，我们的目标是健康，虽然肥胖有健康风险，但过多的脂肪并不能解释人们健康状况的所有变化，身体素质和社会心理特征等因素也很重要。即使没有显著降低体重，人们也可以通过一些方法来改善健康状况。体力活动可能是最重要的方式之一，我们非常适应持续的适度运动，这是作为一个物种生存的必要条件。流行病学研究的证据一致支持适度但持续的体力活动可以促进健康。对个人、社区和整个社会来说，增加体力活动对健康的影响可能比饮食和体重都大。

最后，我们认为任何快速的药理学干预都很可能失败。新陈代谢信号很复杂，它决定了我们变胖或变瘦的倾向。许多因素在动态平衡中相互作用、相互整合，改变一个因素，很难预测有多少其他因素会受到影响，但肯定会有预料之外的后果。肥胖的健康后果可能会非常严重，需要加以解决，但简单地强制一些指示健康的参数回到"正常"水平并不一定会使整个身体恢复健康，这种方法常常会带来意外的、不可预测的后果。改善肥胖对健康的影响也许需要一个全面的方法。

第一章
人类的肥胖之路

人类正在变胖，虽然并不是每个人都胖了，但地球上各个角落的许多人都如此：男人和女人，年轻人和老年人，富人和穷人，来自不同的种族和民族的人。全球范围内的肥胖流行趋势几乎没有放缓的迹象，更不用说出现逆转了。

人类体重变化的速度之快令人惊讶和恐惧。在几代人里，人类体重分布的钟形曲线已经向体重更大的方向偏移。如今，中等体重的人在不久前还被算作大大高于平均体重。

增长趋势还在继续。在美国，体重不足的人口比例在过去20年里有所下降，饥饿造成的发病率和死亡率已基本消除，但是这并没有转化为健康体重人口比例的提升，相反，超重和肥胖人群的比例增高了，并以惊人的速度继续增高。其中，极度肥胖的人口比例增长得最快（Freedman等，2002），自1960年以来，美国极度肥胖人数增加了两倍多。

为什么会这样呢？或许更重要的是：为什么发生在现在呢？为什么在现代环境中有那么多人容易长胖？历史上一直有肥胖者，但通常肥胖比较罕见且并不寻常。在过去的许多文化中，肥胖是财富和地位的标志（图1.1），变胖很困难。而如今，瘦比较罕见且不寻常，是名人和财富

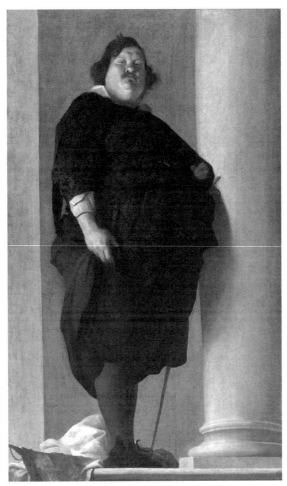

图 1.1　查尔斯·梅林（约 1635）为托斯卡纳将军亚历山德罗·德尔·博罗画的肖像画。这位将军认为自己的身形是成功的，并为此感到自豪，他认为他的肖像展示了强壮的体格。

图片来源：Bildarchiv Preussischer Kulturbesitz／艺术资源，纽约。

的标志。

　　全球范围内肥胖人数的快速增长表明，群体水平上的遗传变化不太可能发生。从遗传角度来说，我们并没有突然间更容易变胖。导致很多人在现代环境中变胖的潜在的遗传和生物因素可能已经在人类物种中存在了相当长时间。进化的基因组与急剧变化的环境相互作用，结果便是许多人的体重持续增加。

虽然技术、经济和文化因素导致全世界超重和肥胖人数增加，但要弄清楚造成肥胖的原因，需要了解肥胖背后的生物学原理。在我们看来，对与肥胖相关的生物学的全面了解需要仔细考虑进化和压力的因素，它们塑造了人类对饥饿、食物、活动和能量储存的适应性反应，而今天这些反应可能不像过去那么合适。所有的生物都承载着过去，它们是什么取决于祖先是谁。我们不像祖先那样生活，但我们继承了他们的生理特征。过去的进化既有效又有限制，要了解自己，我们需要审视我们的进化史。

遵循"传统生活方式"的人越来越少了，大多数人不像祖先那样生活。当然，这一变化带来许多好处，例如，寿命延长和婴儿死亡率降低。不要将过去神化，传统生活方式反映了人类的成功策略，但对个人来说却是残酷的。本书对生活方式的价值判断不感兴趣，更多的是探索了解过去的生活适应性的价值，以便了解现代环境的挑战和后果。我们携带的生物学特征是为了解决祖先在五千年前、五万年前、五十万年前甚至更早之前面临的挑战进化而来。为了了解现在，我们看到了了解过去的价值，但我们谁也不想回到祖先的生活中去。

在本书中，我们将探讨与肥胖相关的人体生物学，研究进食生物学、消化、能量代谢、脂肪的生理机能和内分泌学，通过从大脑到肠道来探索人体，探索的基础和导向始终是进化原理。但首先我们要求助于流行病学。如果我们认为现代人类肥胖的重要原因是当前环境与进化的适应性反应不匹配这一观点是正确的，那么人类肥胖肯定比过去更加普遍。我们将描述已知的人类肥胖的近期分布，以检验这个观点是否正确。

肥胖的测定

　　如何测定肥胖呢？这是一个关键问题。影响体重的因素有很多，身高、性别、年龄、体型、骨密度、肌肉质量等，这些都是造成体重变化的主要因素。一个国家的居民可以在几代时间里体重增加但不会变胖。确实，直到最近美国人的身高一直都在普遍增长，因为营养更好了，更多人表现出了遗传生长潜力，与之相伴的是体重的增加，原因很简单，因为个子较高的人更重一些。但在过去的20多年里，情况并非完全如此。人们身高的增长已经放缓或停止，但体重的增加趋势却在持续（Ogden等，2004，图1.2）。

　　在发达国家中，美国的肥胖率领先。相关专家还制定了持续的数据采集方案，能够掌握美国居民在过去20—30年间体重的变化情况，这便为我们的调查提供了数据支撑。

　　美国关于肥胖和超重的国民数据的主要来源是国家健康和营养检测调查（NHANES），一个每年花费3000万美元在全国范围内积累数据的项目。NHANES包括一份内容广泛的课后问卷调查（2—3小时）以及一项在流动体检中心所做的体检。NHANES的一个重要特点是，这些研究能够对身高和体重进行标准化测量，这样就可以计算出BMI，即一个人的体重（kg）除以身高（m）的平方。虽然BMI并不完美，但它被认为是体重相对于身高的最佳指标，而且到目前为止，它与所有种族和民族中身体质量的脂肪比例都密切相关（Norgan和 Ferro-Luzzi，1982；Norgan，1990；Gallagher 等，2000）。BMI已成为评估肥胖和超重的首选指标（Ogden等，2006）。自1980年以来，美国成年人的平均BMI急剧上升（如图1.2）。

　　不同的BMI范围有不同程度的健康风险。BMI过低（极瘦）和过高

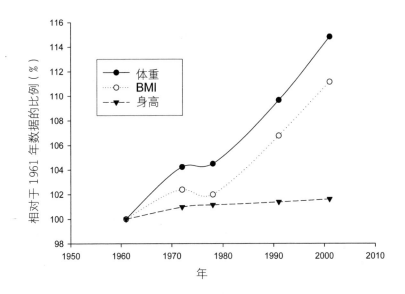

图1.2 NHANES的数据显示，美国20—74岁成年人的平均身高变化不大（约1%），而平均体重却大幅增加（2002年增加了约15%）。因此，平均BMI表现为大幅增长（大约11%）。数据来自Ogden等，2004年。

（超重和肥胖）都与较高的发病率和死亡率相关。对如何定义BMI上限和下限的最佳分界点来代表最佳健康状况，仍然存在争议。健康风险如何随BMI而变化似乎存在种族差异（Araneta等，2002；Yajnik，2004），而其他参数，如腰围和腰臀比（Iacobellis 和Sharma, 2007），可以改变BMI类别的预期风险。BMI本身可能是评估个人健康风险的生硬工具，而个体特征改变了与任何既定BMI相关的健康风险。例如，由瘦体重（去脂体重）大而导致的高BMI风险与由脂肪量大而导致的高BMI风险并不相同。同样，如果一个人的瘦体重较小，因此脂肪所占比例比BMI所预测的要大，那么此时所谓健康的BMI可能并不准确。在大多数情况下，超重和肥胖对健康的影响是过量脂肪造成的新陈代谢后果，而不是超重本身。但是BMI仍然是测定人群健康风险的有用工具。它易得、成本低、对个人的侵犯性最小。当然，任何既定BMI对健康的影响都需要考虑到个人背景，但是BMI提供了一个测定肥胖相关人群健康水平变化的筛选工具。一般来说，白种人BMI范围在18.5—25kg/m²之间划分为正常体重，18.5 kg/m²以下为体重不足，超过25 kg/m²视为超重。在超重类别中，BMI为30 kg/m²或以上被定义为肥胖，极端或病态肥胖的定义是BMI为40 kg/m²或以上。世界卫生组织（WHO）目前使用的详细BMI风险分类见表1.1。

表1.1　按BMI对成人体重不足、超重和肥胖进行国际分类

分类	BMI （kg/m²）	
	主要分界点	其他分界点
体重不足	< 18.50	< 18.50
严重偏瘦	< 16.00	< 16.00
中等偏瘦	16.00—16.99	16.00—16.99
微瘦	17.00—18.49	17.00—18.49
正常范围	18.50—24.99	18.50—22.99
		23.00—24.99
超重	≥25.00	≥ 25.00
肥胖前期	25.00—29.99	25.00—27.49
		27.50—29.99
肥胖	≥30.00	≥30.00
Ⅰ类肥胖	30.00—34.99	30.00—32.49
		32.50—34.99
Ⅱ类肥胖	35.00—39.99	35.00—37.49
		37.50—39.99
Ⅲ类肥胖	≥40.00	≥40.00

来源：WHO，来自 www.who.int/bmi/index.jsp?introPage=intro_3.html。

真的有肥胖症流行吗？

　　"流行病"这个词会使人联想到大量健康人群突然受到某种疾病的折磨。流行病通常与传染病有关，其实字典里对"流行病"一词的定义是指传染病的迅速蔓延。当然，人类肥胖并不符合这个定义。但另一个定义是迅速蔓延、增长或发展，例如"抢劫的流行"。所以流行病并不局限于传染病，甚至不局限于健康和疾病。Flegal（2006）仔细审查了"流行"一词的定义，包括流行病学词典中给出的定义，并得出结论：最近人类肥胖率的变化确实具有流行病的特征。她主要根据流行病学对流行病进行定义，其中明显的特征点是，流行病是明显超出正常预期的、与健康相关的事件。她的结论是，过去25年肥胖率的增长幅度无法从1980年以前的肥胖率数据中预测出来。

　　另一些人反对使用"流行病"这个词来形容人类肥胖（如Campos等，2006），认为它不恰当地提高了人们对这个健康问题的关注程度。这些批评人士认为，超重和肥胖人群比例的增长速度不够快，也不够剧烈，其健康后果还没有严重到足以证明肥胖流行的说法是正确的。Campos和他的同事（2006）警告说，许多经济利益集团（例如饮食行业、健康食品行业，甚至生物医学研究人员）都对夸大人类体重增加的担忧有既得利益。还有人（如Kim和Popkin, 2006）指出，还有其他经济实力强大的集团将受益于缺乏对肥胖的关注（如快餐和软饮料公司）。

　　尽管如此，"流行病"一词的确暗示着一场危机，科学家们尤其应该小心，不要助长如今似乎渗透在文化中的危机心态。在历史上，体型和肥胖的标准已经改变了很多次。有些变化，尤其是与女性有关的变化，在生物学上是站不住脚的。生产18英寸腰围的紧身胸衣是基于时尚和社会公认的女性体型理念，它们不是以健康为基础的，我们需要的是以健康为基础的人体肥胖指南。

流行病没有精确、定量的定义，部分原因是不同流行病现象在时间范围和增长方式上有很大的不同。霍乱的流行与艾滋病的流行不同，两者与肥胖的流行也有本质区别，因为肥胖率的变化是在人类代代相传中发生的。在过去的20年里，肥胖人口的增长速度惊人，这是过去几个世纪的数据所无法预测的。这不是一种孤立的或区域性的现象，例如在美国，每个州的肥胖人口比例都在增加，由此可见，人类正在变胖。

这种变化对健康有重要影响吗？肥胖与许多慢性疾病有关，包括糖尿病、高血压、心血管疾病和骨关节炎。肥胖率高的国家，成人2型糖尿病患病率也高。随着现代医学成功地治愈、预防，甚至根除了许多过去很流行的疾病，现代人与肥胖相关的疾病的发病率持续增高。社会正承受着由于不断扩大的腰围所造成的大量的医疗支出和过度的发病率及死亡率。据估计，美国与肥胖相关的直接医疗费用支出每年超过610亿美元（Stein 和Colditz, 2004）。较高的BMI与较高的医疗费用和工作缺勤率相关（Bungum 等，2003）。在大多数南太平洋岛国，大约3/4的死亡是由非传染性疾病引起的（表1.2），其中最主要的原因是心血管疾病和糖尿病。根据WHO的数据，在其中一些国家，与肥胖相关的疾病治疗费用约占卫生保健支出的50%。

我们认为关于肥胖是否在发达国家流行并迅速蔓延到发展中国家的问题，答案是肯定的。人类肥胖的增加是一个"超出了正常预期的健康事件"。这一结论并不否定或推翻研究人员提出的警告和告诫。健康是一个多维参数，BMI，甚至体脂百分比，只能部分解释人们健康状况的变化。无可争辩的是，在过去几十年里，人类的BMI发生了巨大的变化，而且在不久的将来，这种变化可能还会在世界范围内继续，后果不容忽视。在接下来的章节中，我们将综述世界范围内由于肥胖率的增高将导致患上相关疾病风险增大的证据。

表1.2　南太平洋岛国的年龄标准化死亡率

国家	各种原因/100000人	非传染性疾病百分比（%）
库克群岛	817	75
斐济	1065	77
马绍尔群岛共和国	1333	75
瑙鲁	1446	79
帕劳	968	77
萨摩亚	1026	76
汤加	888	77
图瓦卢	1428	73
瓦努阿图	1033	75

全球肥胖率

根据BMI，WHO估计目前世界上有超过10亿人超重或肥胖，远远超过8亿营养不良的人。一致的证据表明，无论任何BMI，也无论他们在哪里长大，亚洲人都有更高的脂肪量（尤其是内脏脂肪）（Araneta等，2002）。在这种情况下，亚洲人对超重和肥胖的BMI定义将有所不同，他们的BMI值更低。这将使超重人数增加到约13亿，全世界每5个人中就有一个人超重。世界上没有任何一个国家和地区能幸免于人类体重的变化，但是不同国家和地区之间存在差异。

我们再一次以目前发达国家中肥胖率的领先者美国来进行分析。自

20世纪80年代以来，美国人口的BMI分布曲线已经向右偏移，并且已经随着极度肥胖者体重的进一步增加而出现了偏斜。美国人口正常体重比例处于历史最低水平，超重人口比例保持稳定，而肥胖人口的比例增长了（图1.3），比例增长最大的是极度肥胖者（Freedman等，2002年）。据估计，美国有超过1200万人的BMI超过40 kg/m²，其中大约一半人的BMI大于50 kg/m²，大约100万美国人的BMI大于70 kg/m²。

男性和女性以及所有年龄组都受到影响。1999—2002年，20岁以上的美国女性中有62%的人体重超标（定义为BMI＞25 kg/m²），33%的人肥胖（BMI≥30 kg/m²）（Hedley等，2004；Moore，2004）；12—19岁的女孩中有15%超重（根据疾病控制中心的增长图表，BMI≥95%年龄百分位，Hedley等，2004）。根据目前美国军队推荐的BMI征募条件，美国40%的年轻女性和25%的年轻男性不符合标准（美国国家科学院，2006），他

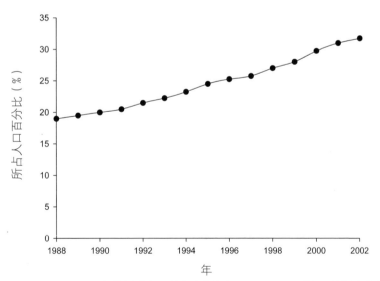

图1.3 1988—2002年美国成人肥胖率（定义为BMI＞30 kg/m²）。数据来自行为风险因素监控系统，修正了使用NHANES数据的自我报告偏差。Ezzati等，2006年。

们太胖了。

也许最令人担忧的是，这种现象也发生在儿童身上。自20世纪60年代到21世纪初，儿童超重人数增加了3.4倍，极度超重人数增加了7.8倍（Hedley等，2004）。因此，没有迹象表明美国的肥胖率在未来会有所下降，事实上，可能会继续增加。然而，数据表明女性肥胖率趋于平稳（Ogden等，2006），这一迹象充满希望。或者，这个结果只是反映了在现代西方环境中，容易变胖的人口比例大约是1/3，而美国人口正接近饱和。

但美国并不是肥胖率最高的国家。在南太平洋地区，肥胖率急剧上升。其中一些小岛人口的肥胖率居世界前列（图1.4a）。太平洋岛国瑙鲁超过70%的人肥胖，40%的人患有2型糖尿病。其他几个太平洋岛国超重和肥胖人群的比例与并发疾病的高发病率有关，这些人群中，糖尿病的患病率也在急剧上升（图1.4b）。

欧洲的肥胖率正接近美国。英国成人肥胖率接近30%，2010年达到1/3。在欧洲，15岁的青少年中，超重和肥胖人群比例因国家而异，但却高得令人不安。有趣的是，除了爱尔兰，男孩超重和肥胖的比例均高于女孩。

即使在非洲，超重和肥胖人群的比例也在上升，特别是女性以及在经济条件较好国家的城市地区。南非的肥胖率接近欧洲：黑色人种男性肥胖率较低（8%），白色人种男性肥胖率较高（20%），黑色人种女性肥胖率最高（30.5%）（Merwe 和 Pepper，2006）。在撒哈拉以南非洲的许多地区，营养不良和肥胖也存在于同一社区。

在许多亚洲国家，超重和肥胖人群的比例正不断增高。根据用于白色人种的标准BMI分类，亚洲许多国家的超重和肥胖人群的比例仍然低于美国（图1.5a）。但是与欧洲人相比，亚洲人BMI较低时，与肥胖相关

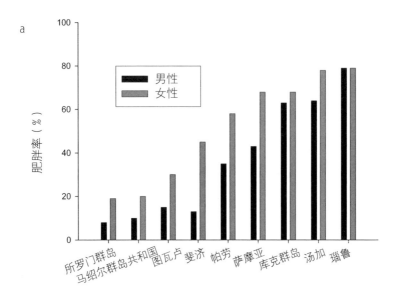

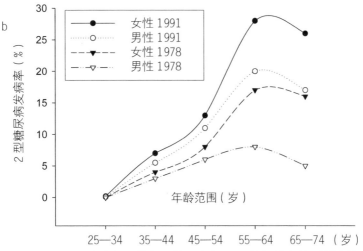

图 1.4　a：9 个南太平洋岛国的肥胖率。b：按年龄和性别划分的 2
型糖尿病发病率。

的疾病风险似乎更高。2 型糖尿病在亚洲国家的患病率与美国相当，甚至
更高（图1.5b）。在过去20—30年里，亚洲国家2型糖尿病患病率的增长

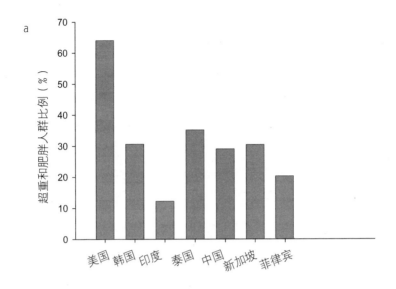

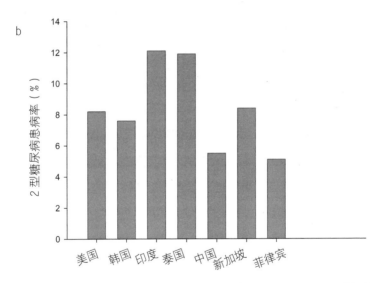

图 1.5　a：20 世纪 90 年代末，超重和肥胖人群比例（BMI＞25 kg/m² ）在美国和部分亚洲国家的情况。b：20 世纪 90 年代后期，2 型糖尿病的患病率情况。根据来自美国的数据，对比超重和肥胖人群的比例，亚洲国家的 2 型糖尿病患病率要比预期的高。

率超过了美国，并与这些国家BMI的增长趋势基本一致。在肥胖及其后遗症的易感性方面，存在种族（和民族）差异，特别是亚洲人可能更容易将脂肪储存在内脏组织中，这增加了他们患2型糖尿病和其他与肥胖相关疾病的风险（Yajnik，2004）。也许基于健康的BMI分类需要修改，以考虑亚洲人、撒哈拉以南非洲人和欧洲人后裔之间的差异（见第十三章）。

健康后果

肥胖率的增高与许多非传染性疾病患病率的增高有关，肥胖人群罹患多种主要和次要疾病的风险更高（Bray和Gray，1988；表1.3）。这些疾病中最具代表性的是心血管疾病和2型糖尿病。最近的证据表明，某些癌症和肥胖之间关联紧密（Renehan等，2008），尽管其中一些关联可能反映了肥胖和癌症与低水平的体力活动之间的联系。

BMI过高或过低，死亡风险都更高。极低的BMI（BMI<16 kg/m²）与营养不良有关，重度或病态肥胖人群（BMI≥40 kg/m²）的死亡风险是BMI正常的人的1.5—2倍（Bray和Gray，1988）。高BMI除了对于骨质疏松症具有保护作用外，会加剧老年疾病（Roth等，2004a, b），会增加男性的死亡率，其中，年轻男性的死亡率增加幅度更大（Drenick 等，1988）。另外，中年肥胖人群因冠心病住院和死亡的风险更高（Yan等，2006）。

美国女性死亡率和18岁时的BMI相关。一些年龄在24—44岁之间的女性参与了这项研究，并回忆了她们18岁时的体重。这些女性被跟踪调查了12年，18岁时肥胖女性的死亡率几乎是BMI<16 kg/m²的女性的3倍（van Dam等，2006；图1.6）。不足为奇的是，按18岁时的BMI分类的人群，其BMI中位值低于由24—44岁人群计算的基线测量值，BMI随年龄增

表1.3　一些与肥胖有关的健康问题或在肥胖人群中显示风险增加

代谢性疾病	癌症
2型糖尿病	肾癌
高血压	子宫内膜癌
心血管疾病	绝经后乳腺癌
中风	食道癌
高血脂	胆囊癌
非酒精性脂肪肝	结肠癌
生殖障碍	**其他**
不孕不育	骨关节炎
剖宫产	睡眠呼吸暂停综合征
死胎	哮喘
出生缺陷	抑郁症
流产	
胎儿巨大	
子痫前期	
孕产妇死亡	

长而增加。数据表明，在分布曲线上BMI普遍向更高的方向转变。同样不出意料的是，每组中肥胖人数的百分比与她们18岁时的BMI显著相关（图1.7），18岁时BMI低的女性以后很少肥胖。在BMI较高的人群中，肥胖的患病率要高得多，18岁时体重超重的女性中几乎有一半人肥胖。也许这是个好消息，在18岁时肥胖的女性中，只有64%的人年龄更大的时候会肥胖，大约1/3的女性随着年龄的增长BMI有所下降。但这一组的BMI中位值从32.6 kg/m^{2}增加到35.0 kg/m^2（van Dam等，2006），意味着

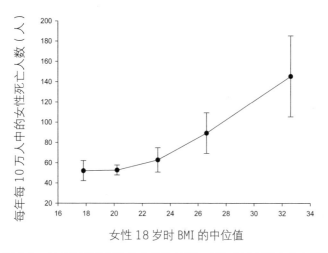

图 1.6　按 18 岁时 BMI 的中位值计算，每年每 10 万人中女性死亡人数。18 岁时肥胖女性的死亡率过高。数据来自 van Dam 等，2006 年。

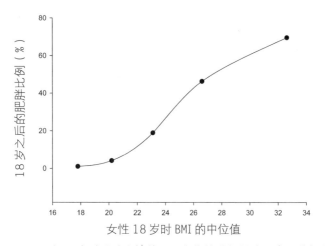

图 1.7　对 18 岁时肥胖女性的 BMI 中位值进行跟踪调查。数据来自 van Dam 等人，2006 年。

那些仍然肥胖的女性的BMI大量增加。这些数据没有被报道，但意味着非常肥胖（BMI ≥35 kg/m²）或极度肥胖（BMI ≥40 kg/m²）的女性的比例可能已经增加了。

健康以外的后果

美国人体型增大产生的广泛影响超出了健康范畴。随着体型变大，我们的大部分"东西"也越来越大。无论在体育场、教堂长椅还是汽车上，标准座位的宽度在过去几十年里增加了几英寸；办公家具正在为适应较重和较大的工作者而改变；旋转门的宽度从标准的6英尺增加到8英尺；航空公司乘客平均体重的增加对燃料的使用产生了重大影响，据估计，美国人平均体重的增加在2000年给航空公司造成了高达2.5亿美元的额外燃料成本（Dannenberg等，2004）；另外，汽车的油耗也受到乘客体重的影响。

社会基础设施，尤其是医疗基础设施，正由于人类体型的变化而发生改变。医院里，为了应对不断增加的肥胖患者，特殊的床、手术台、轮椅和其他设备成为必需。像肌内注射这样简单的问题会因为肥胖而变得复杂。标准的皮下注射针头无效，因为需要更长时间才能穿透肥胖患者的脂肪层到达肌肉（Chan等，2006）。肥胖卧床病人的翻身任务变成了复杂的团队工作，需要多名护士合作完成。医院正面临着越来越多的特殊患者无法适合标准尺寸的隔离衣、轮椅、床或磁共振成像的问题。事实上，标准的成像设备无法通过病态肥胖患者体内多余的脂肪层来生成合格分辨率的图像。由于脂肪的厚度会造成图像模糊，因此X射线解析变难了（Uppot等，2007）。

安全也是一个问题。由于美国儿童体重增加，儿童汽车安全座椅需要加大。据估计，多达25万的儿童由于体型太大而无法正确使用现有的汽车安全座椅（Trifiletti等，2006）。相对于安全座椅，太重的儿童在事故中受伤或死亡的风险大大增加。汽车事故中的成人死亡率也与BMI有关：BMI ≥ 35 kg/m^{2}的成年人在车祸后30天内更有可能死亡（Mock等，

2002）。死亡率增加的原因并不明确，可能是由于肥胖相关并发症和其他风险（例如由于麻醉风险增加）。然而数据表明，极度肥胖的人在车祸时胸部严重损伤的风险更高（Mock 等，2002）。在男性中，对于BMI而言，死亡风险呈U形，高BMI和低BMI个体的死亡风险都更大（Zhu等，2006）。在BMI>35kg/m^{2}的人群中，所有类型的事故发生率都更高（Xiang等，2005）。

当进入电梯时有一块牌子，上面写着电梯能安全运载的最多人数，而我们大多数人都没读过这个。这个数字是基于中等身材的人得出的，随着我们变得越来越大，就需要改变计算值。2003年，一架小型通勤喷气式飞机从北卡罗来纳州的夏洛特机场起飞后不久坠毁。造成这次事故的一个原因是乘客和行李超重，有关乘客人数的安全规定是根据25年前的平均体重制定的。为了应对这一悲剧，美国运输部已经更新了平均乘客和行李重量的安全指南。

了解肥胖流行病

研究人员开展了大量的研究工作来了解为什么有些人会变胖而有些人不会。我们已经学习了很多关于人体生物学的知识，对脂肪生物学有了更多了解，但仍然没能阻止人类肥胖的增长趋势。

我们知道BMI和体脂分布具有遗传性（Samaras等，1997；Rice等，1999；Hsu等，2005）。基因当然起着一定的作用，科学家们一直在寻找导致肥胖的遗传因素，这些努力提高了我们对导致肥胖的特殊疾病（通常是罕见的疾病）的认识。到目前为止，关于普通型肥胖的研究成果还较少。只有不到5%的肥胖者表现出可识别的激素、生理机能或分子遗传异常（Speiser 等，2005），大多数人类肥胖可能反映了遗传、环境和社会因素之间的复杂相互作用，而这些因素往往是通过非遗传的新陈代谢变化来调节的。

肥胖率的上升速度过快，不能将其归咎于人口的基因变化。这并不意味着肥胖发病率的增加不存在遗传因素，但这确实表明，要么现代肥胖大部分不是遗传的，要么造成易胖的潜在基因在整个人群中广泛存在，两者可能都正确。事实上，我们认为人类的进化历程更有可能被选择性地倾向于诱发肥胖易感性的遗传多态性❶，而不是选择性地排斥。很多时候脂肪积累的倾向是不可见的，因为外部环境限制了表型的表达，不管遗传因素如何，环境都可以使身体脂肪保持在较低水平。从进化的角度来看，肥胖和苗条的遗传易感性是不对称的，进化更倾向于（或至少不是选择性排斥）脂肪积累的易感性。因此，我们预测将会出现许多与肥胖相关的遗传多态性，而与保持苗条倾向相关的遗传多态性则要少得多。

支持这一假说的证据来自对小鼠基因敲除❷模型中基因缺失的生长效应研究。大量的小鼠基因敲除模型能够存活，这是进化系统的一个特征，经常有冗余的新陈代谢机制。与野生型小鼠相比，约34%存活的小鼠基因敲除模型生长体型产生变化。根据这一结果，保守估计影响小鼠生长以及影响最终成年体型的基因数量约为4000个（Reed 等，2008）。大约每10只与野生型表型不同的基因敲除小鼠中有9只体型较小，某种程

---

❶ 遗传多态性：由同一正常人群中的同一基因位点上具有多种等位基因所引起，并由此导致了多种表型。——译者注

❷ 基因敲除：是用含有一定已知序列的 DNA 片段与受体细胞基因组中序列相同或相近的基因发生同源重组，整合至受体细胞基因组中并得到表达的一种外源 DNA 导入技术。它是针对某个序列已知但功能未知的序列，改变生物的基因，令特定的基因功能丧失作用，从而使部分功能被屏蔽，并可进一步对生物体造成影响，进而推测出该基因的生物学功能。——译者注

度上，这表明敲除一个基因很可能会影响正常生长，但也意味着，偏向于大体型的基因限制体型的基因更多。

过去关于极度肥胖者的逸事常常与遗传特性有关。据说这些人幼年时就长得很大，且体重不断增加。有些人是因为贪吃，还有些人吃得很正常，但体重还是增加了。肥胖的途径有很多，不同的是如今肥胖的人更多。

肥胖和进化

许多专家假设，在进化过程中，人类基因、生理机能和行为等能够诱发肥胖因素，成功适应了外部条件（Peters等，2002；Chakravarthy和Booth，2004；O'Keefe和Cordain，2004；Prentice等，2005），因此现在的肥胖流行是现代环境与过去的适应性之间相互作用的结果，而这些适应性在现代环境下并不合适。当涉及体重平衡时，我们的生理机能和现代生活方式不再匹配。肥胖会造成异常，甚至可被视为病症，但其原因可能是规范的、进化的适应性反应，以适应过去的高能量消耗和不确定的、多变的食物摄入。

与过去相比，一个明显而重要的变化是，获取食物已经与体力活动分开了。我们进化为必须努力劳动才能获得食物的物种（Eaton和Eaton，2003）。因此，为了获取能量，我们需要大量的能量消耗。现在我们可以把比萨送到家门口，获取食物不再需要消耗过多的能量。我们的危险在于，很大一部分人的能量消耗水平接近基础代谢率（最小限度的），同时容易摄入易消化和高能量密度的美味食物。从进化中继承而来的身体结构上的以及生理机能和新陈代谢方面的"工具"，是我们对很久以前的进食和觅食策略的成功适应，可能并不适合现代的进食和觅食环境。这种不匹配可能是现代条件下肥胖发病率增加的原因，至少是部分原因。人类应对过去挑战的成功策略，现在却给我们带来了新的挑战，我们进化而来的生理机能、身体结构和行为可能无法应对这个挑战。

如果这还不够令人担忧，那么有可怕的证据表明，肥胖流行可能会自我维持。儿童期和最终成年期的肥胖风险受到宫内环境的显著影响，许多后天患上的成年疾病可能至少部分源于子宫内生理机能和新陈代谢设定（Barker, 1991,1998；Hales 和 Barker，2001；Ramsey等，2002；Yajnik，2004）。早期对这一观点的探索集中于低出生体重婴儿，并提出节俭基因型和节俭表型的概念，由此产生的肥胖倾向是由于富足的生长环境与稀缺适应表型的不匹配。然而更重要的是，随着肥胖风险的增加，与肥胖相关的疾病与出生体重呈U形分布，小胎龄和大胎龄的婴儿风险都较高（Yajnik, 2004）。因此，宫内充裕的环境也容易导致肥胖。

新生巨大儿（出生体重大于4.5千克）在过去20年中显著增加（Lu等，2001），孕妇肥胖和孕期体重过度增加都与巨大儿有关（Beall等，2004）。在一组英国人中，发现母亲的BMI、出生体重和孩子成年后的体重高度相关。实际上，母亲BMI比出生体重更能预测儿童未来的成年体重，这表明出生体重与成年体重之间的关系反映了母亲BMI对二者的影响（Parsons 等，2001）。母亲可能会将自己的体重失调以获得性状遗传[1]的形式传给后代（Beall 等，2004），这就造成肥胖母亲将特征遗传给她们的女儿，她们的女儿肥胖的可能性增加，后代的肥胖及其相关疾病的风险也更高。

---

❶ 获得性状遗传：生物在个体生活过程中，受外界环境条件的影响，产生带有适应意义和一定方向的性状变化，并能够遗传给后代的现象。由法国进化论者拉马克(C.Lamark)于 19 世纪提出。强调外界环境条件是生物发生变异的主要原因，对生物进化有巨大推动作用。——译者注

导致肥胖的原因是什么？

肥胖的成因复杂，其根本原因看似简单，即热量摄入长期超过热量消耗。肥胖的流行合乎逻辑，因为摄入较多的热量越来越容易，但消耗却较少（Prentice和Jebb, 2004）。推动人类"超大化"的因素包括技术、经济、文化、行为、心理以及生物学方面。例如，食品经济的结构性社会变化导致高美味、高能量密度的食物（如添加糖和脂肪的食物）通常比更健康的食物如新鲜水果和蔬菜更便宜（Drewnowski和Darmon, 2005）。此外，对许多人来说，体力劳动已经变为休闲活动，不再与工作相关，因此通过体力劳动消耗的能量变成了对金钱和时间的消耗，而不是生存的必要条件。这导致健康的饮食和充分的锻炼比快餐和久坐的休闲活动更昂贵，时间成本更高，健康的生活方式几乎成了奢侈品。

食物和饮食都发生了许多变化（表1.4）。今天，几乎可以无限选择高脂、高糖，因此高热量食物唾手可得。食物容易获得，而且可以随时食用，季节变化影响很小。每天在食物相关活动上花费的时间很少，获取食物的能量和时间成本只是简单地排排队。如今，食物并不再对身体造成固有的伤害，现代食物不会反击，超市也不再有豹子出没。

我们不健康的饮食习惯从小就开始了。研究表明，近一半的美国儿童蔬菜消费是炸土豆，从1977年到2001年，美国儿童的蔬菜食用量下降了43%；在同一时期，比萨的消费量急剧增长了425%；面包是儿童碳水化合物的最大来源（Subar 等, 1998）；牛奶饮用量减少38%，苏打水饮用量增加70%（Isganaitis和Lustig, 2005）；软饮料正成为儿童碳水化合物的第二大来源（Subar等, 1998）。

表1.4　食物的比较

食物方面	祖先环境	发达国家环境
可用数量	充足但不丰富	过剩
可用时间	经常高度季节性；偶尔罕见	大部分食物全年可获得
高能量密度食物	稀少	普通
获得食物的必要能量消耗	大量	最低
获得食物的必要时间消耗	大量	最低
获得食物的风险	大量	最低
食物的功能	主要为营养功能，还有一些社会性功能	社会功能通常重于营养功能

　　食物不是唯一的问题。人们更喜欢久坐，许多人的热量消耗并不比基础代谢高多少。事实上，在2005年，只有不到一半的美国成年人定期进行体力活动。但也有一些好消息，自2001年以来，所有成年人有规律的休闲体力活动的比例有所增加（CDC，2007）。但是（特别是）与祖先相比，今天许多人的体力活动都很少。

　　当然，不久之前的休闲活动并不是能量消耗的重要决定因素，人们在日常生活中消耗了许多能量，但是现在工作时久坐时间更长；我们开车比走路多，乘电梯比走楼梯多。生活中的基础设施往往会强化这些决定，交通路线主要是为机动车辆设计的，而不是为行人或骑自行车的人设计的（Sallis和Glanz，2006）；在许多建筑物里，很容易找到电梯，但很难找到楼梯，现代人类的建筑环境倾向甚至鼓励低体力活动。

那么，为什么我们不都是胖子呢？

正如一些研究人员指出的（Speakman，2007），现代社会中有利于持续增重的一系列风险因素太普遍了。那么一个有意思的问题是，为什么还会有那么多人保持健康体重呢？现代环境里，并不是每个人都会增重，这意味着有很多因素影响着我们对肥胖的敏感性或易感性。其中一些因素可能是文化和行为方面的，个人的选择能起到一定的作用，但也有遗传、新陈代谢和生理因素。BMI已被证明是一种可遗传因素（Samaras等，1997；Rice等，1999；Hsu等，2005）。这并不奇怪，因为身高和体型肯定有很强的遗传成分。但有证据支持这样一种假设，即在现代社会中，有些遗传因素会使人们倾向于增重或保持体重稳定。

人类是一个极其多变的物种，目前世界人口超过60亿，我们对基因多样性的表达程度比以往任何时候都深。历史上一直有肥胖和苗条的人，可能永远都会有。现代环境已经暴露了人类变胖的易感程度，但也表明许多人是有抵抗力的。

小结

在过去的25年里，发达国家超重和肥胖人群的比例急剧增高。这一趋势正在向发展中国家蔓延，在一些南太平洋岛国，肥胖率已经超过了欧洲和美国。随着体内脂肪的增加，心血管疾病和糖尿病等非传染性疾病的患病率也在增加。根据这个词的广义定义，肥胖是一种全球性的流行病。

肥胖率的快速增长意味着，肥胖是环境变化与人体生物学相互作用的结果，而在现代环境中使人易于持续增重的生物学因素在人群中广泛存在，但有些人似乎有抵抗力。因此，生物变异确实发挥了作用，而了解脂肪过度积累的易感性和抵抗力的潜在生物学机制，对于了解其对健康的影响是很重要的。

我们认为导致肥胖的途径有很多。基因变异在过去是不可见的，甚至可能是选择性有利的，现在却导致了适应不良的反应。为了理解我们的进食行为以及为什么许多人会吃得很多，了解人类的进化史至关重要。

第二章
人类的早期祖先

··

　　自从我们和黑猩猩拥有共同的祖先以来，人类（智人）已经发生了
很大变化，当然我们也保留了当时的许多特性。与其他哺乳动物相比，
我们与猩猩科动物，尤其是黑猩猩和倭黑猩猩（黑猩猩属）的相似之
处更多。然而，人类与它们的世系已经分离了600万—700万年（Glazko
等，2005），有许多特征将我们的祖先与黑猩猩属动物区分开来，其中
两个最常被提及的是我们较大的大脑和两足行走的姿势。

　　1925年，雷蒙德·达特（Raymond Dart）在《自然》杂志上发表了
一篇论文，描述了1924年在南非塔翁发现的一具幼年人猿头骨（Dart，
1925）。这个幼儿头骨很重要，因为它推动了达尔文假说，即人类最初
是在非洲进化而来的。它还表明，两足行走先于大脑扩张。塔翁的幼儿
头骨以直立的姿势与椎骨相连，强烈表明了两足动物的运动方式，但大
脑可能是黑猩猩大脑的大小（Dart，1925）。达特将塔翁幼儿种命名为南
方古猿，又称为非洲南方古猿（*Australopithecus africanus*）。

　　20世纪50年代，利基、路易斯和玛丽发现了进一步的更有说服力的
证据，证明人类起源于非洲，而两足动物的出现先于大脑扩张。他们发
现了距今近200万年前的脑容量增加（如大脑更大）的头骨化石，与原始
石器有关（Leakey 和Roe，1994）。塔翁幼儿并不代表我们的祖先，南方

古猿和早期人属似乎处于同一时代。

20世纪70年代初，在埃塞俄比亚的哈达尔发现了一具320万年前相对完整（40%）的南方古猿女性骨架化石，叫作露西（来自披头士乐队的歌曲*Lucy in the sky with diamonds*）。它提供了确凿的证据，证明人类在拥有更大的大脑之前就有了直立行走的能力。根据在哈达尔和坦桑尼亚的莱托里发现的露西和其他同类化石，一个新物种被命名为阿法南方古猿（*Australopithecus afarensis*）（Johanson 和White，1979）。这个物种保留了可能是人类和黑猩猩共同祖先的许多特征，比如大脑像黑猩猩的一样大，显著的两性差异（男性比女性大得多）以及有利于爬树的长臂和弯曲的骨骼。但是下肢和盆骨显示阿法南方古猿是一种高效的两足动物。此外，在莱托里还发现了脚印化石，可以追溯到大约同一时期，两种体型相同的两足动物并排行走，或至少是沿着同一条道路行走（Hay和Leakey，1982）。

20世纪90年代，人们发现了更早的两足动物起源的化石证据。地猿属（*Ardipithecus*）（White等，1994）以两个生活在580万—440万年前的物种为代表，最近在非洲的其他发现表明其起源更早。原初人（*Orrorin*）是一种两足动物，也可以敏捷地攀登，生活在大约600万年前（Senut等，2001）。乍得沙赫人（*Sahelanthropus tchadensis*）可能是最早的人类祖先或是我们与猩猩科动物共同祖先的代表，生活在700万—600万年前，具有类猿和类人的混合特征（Brunet等，2002），但是乍得沙赫人是否是两足动物还不能完全确定。

有趣的是，证明人类与黑猩猩之间分化的化石证据和分子证据再次出现了矛盾。以萨里奇和威尔逊（1973）的经典研究为开端的分子证据，一直将分化的时间定在600万—400万年前，最新估计是在700万—500万年前（Glazko和Nei，2003）。一项有关猩猩科（猩猩属、黑猩猩属、大猩猩属）动物和人类基因组的研究得出结论，黑猩猩到人类物种的形成大约发生在400万年前，但最初的分化可能更早一些。对X染色体比较得到的证据支持这样一种假设，即黑猩猩和人类祖先在700万—600万年前经过最初的分化之后，有一段很长时间的杂交期，直到大约400万年前才停止（Hobolth等，2007）。虽然证据并不充分，但肯定支持这样一种观点，即人类进化史可能更像是一棵复杂的灌木，而不是简单的一棵树。如果两足行走确实是祖先的特征，而在黑猩猩世系中从未存在过，那么化石和分子遗传学就会产生一些矛盾。

不管人类与黑猩猩和倭黑猩猩世系分开的确切时间和方式是什么，我们知道大约200万年前有许多被人类学家称为古人类的双足灵长类物种（Wood和Richmond，2000），在非洲各种不同的栖息地上生活。许多物种的大脑大小和现代黑猩猩差不多，这表明它们是相当聪明的动物，有一套复杂的适应性行为来解决生存挑战。它们是南方古猿，不是我们的祖先，但几乎可以肯定与我们拥有共同的祖先（Wood和Richmond，2000）。南方古猿和人类当时的祖先生活在同样的栖息地，属于人属物种，随后南方古猿灭绝了，而我们的祖先幸存下来并分散到世界各地，这不是因为两足行走，而是因为人类祖先的大脑更大。

早期人属

我们的研究以讨论从几百万年前出现的最早的人属成员到最近10万年内出现的现代智人（*Homo sapiens*）的进化情况开始，讨论的重点为食欲、食物获取、活动和能量消耗以及能量储存。例如，大多数人可能意识到，从200万年前到25万年前，人类的大脑体积一直在增长，但可能更少有人会意识到，体型也在大幅增长（（McHenry和Coffing，2000；

Wood 和 Richmond，2000）。我们不仅比早期祖先的大脑更大，体型也更大（图2.1）。体型的增大似乎是进化早期的事件（表2.1）。

大脑增大和体型增大，哪一个先出现呢？目前的证据表明，几百万年前在非洲生活着几个人属物种，它们持续了相当长的一段时间。其中一个物种——能人（*Homo habilis*），在生理机能方面与南方古猿更相似，体型相对较小，手臂相对较长，大脑确实比当代南方古猿大脑大。最近的化石发现表明，能人似乎在非洲一直生存到大约100万年前（Spoor 等，2007）。当时，体型较大、四肢比例更现代的直立人已经走出了非洲，开始在世界各地殖民。证据说明能人不是我们的祖先。

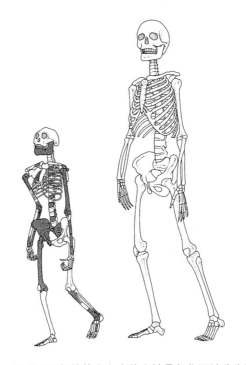

图2.1　一具320万年前的南方古猿女性骨架化石被称为露西（左），它是一种小型的完全两足动物，大脑大小与黑猩猩差不多。相比之下，现代人的大脑要大得多。两具骨架都是女性。图片由 Milford Wilpoff 提供。

表2.1　成年女性和成年男性的平均体重估计

物种	时间范围	女性体重（kg）	男性体重（kg）
黑猩猩	现存	41	49
阿法南方古猿	390万—300万年前	29	45
非洲南方古猿	300万—240万年前	30	41
鲍氏傍人	230万—140万年前	34	49
罗百氏傍人	190万—140万年前	32	40
能人	190万—160万年前	32	37
匠人	190万—170万年前	52	66
直立人	180万—20万年前	52	66
尼安德特人	25万—3万年前	52	70
智人	10万—1900年前	50	65
智人	现在（美国）	74	86

　　据推测，早期直立人比南方古猿体型更大，大脑也更大。基于现在的化石记录，大约190万年前的物种可能是人类祖先或是至少代表比南方古猿身材更高的祖先，上臂与大腿比率更类似于现代人类，估计比同体型灵长类动物的大脑更大（McHenry和Coffing，2000；Wood和Richmond，2000）。另外，还发现了相对较小的直立人标本化石（Spoor等，2007），这一发现使简单的问题变得更复杂，但是我们的祖先，即使不是从很早的时候开始，最终也是比南方古猿更大的动物。

　　尽管是以非线性的方式增长，但脑容量一直在持续增加（表2.2）。这些变化标志着人属的出现（Wood和Collard，1999），一种与形态学变化和行为生态学的深刻变化相关的转变。早期人类比南方古猿或现存

表2.2　各种现存物种和化石物种的脑化指数（EQ）

物种	时间范围	EQ
黑猩猩	现存	2.1
阿法南方古猿	390万—300万年前	2.5
非洲南方古猿	300万—240万年前	2.7
鲍氏傍人	230万—140万年前	2.7
罗百氏傍人	190万—140万年前	3.0
能人	190万—160万年前	3.6
匠人	190万—170万年前	3.3
直立人	180万—20万年前	3.61
海德堡人	70万—25万年前	5.26
尼安德特人	25万—3万年前	5.5
智人	10万年前—现今	5.8

注：EQ表示大脑大小与体重的关系，因此它是一个大脑大小的相对测量值。

猩猩科动物的大脑更大，这无疑是一种使它们能够成功的关键适应性。然而，大脑的大小并没有随着时间的推移而持续增长，因为人类大脑的进化有时是模式化的。虽然从上新世晚期的南方古猿到最早的人类，大脑的绝对尺寸一直在增加，但是大脑尺寸与身体尺寸的对比直到大约50万年前才发生巨大的变化（表2.2）。因此，更大的绝对脑容量可以作为整体增长趋势的一部分，这也是第一批人属成员的特征，之后的更新世中期，人属出现了向脑容量急剧扩大的选择性转变。这并不是说最早的人类大脑不大，他们的大脑确实很大，但是最初我们的祖先体型变大，大脑也比猩猩科动物或南方古猿的大脑要大一些。在很长一段时间内，大脑的大小保持相对不变，直到大约50万年前，脑容量才发生了巨大变化（表2.2），在被称为海德堡人（*Homo heidelbergensis*）或古代智人（*Homo sapiens*）的化石中就发现了这一点（Ruff等，1997）。

体型较大的优点

体型大小对能量需求、食物加工能力以及身体里能量的储存程度都有深远的影响。能量需求的异速生长[1]指数通常小于1（Kleiber，1932；Blaxter，1989）；食物加工能力（消化道容积）和能量储存（脂肪组织和糖原储存）的异速生长指数通常非常接近于1（Parra，1978；Demment和Van Soest，1985；Schmidt-Nielsen，1994）。因此，虽然大体型动物通常要比小体型动物的每日能量摄入更高，但它们可以处理和储存的每日能量需求也更高。结果是，大型动物通常比小型动物更能靠低能量密度的食物生存。牛、马、大象和犀牛能以难消化和低能量价值的食物为生，因为它们可以消耗足够的食物来满足自己的需求。这就是大猩猩遵循的策略。

这并不是说所有的食草动物都必须很大，田鼠（通常被称为草甸鼠）是一种老鼠大小的食草动物。它们相当成功，但总的来说，与大象相比它们必须对所吃的植物有更强的选择性。大象可以靠植物性食物生存，而这些植物性食物则无法满足田鼠的能量需求，它们虽然可以用这些植物填饱肚子，但最终会饿死。

但老虎作为一种大型动物并不需要吃低能量密度的食物，它们是专性食肉动物。体型较大的动物比体型较小的动物的耐饥时间更长，因为

---

❶ 异速生长：也叫相对生长，是关于身体大小与形状、解剖学、生理学以及人类行为间关系的研究，表示不成比例的生长关系，用于描述物种大小比率方面的形状差异。——译者注

它们可以在体内储存更多的能量。换句话说，"耐饥"时间随着体型的增大而增加（Blaxter，1989；Schmidt-Nielsen，1994），因此大型动物更能忍受食物供应的变化。这种现象在一些大型动物身上表现得尤为明显，比如海豹和鲸鱼，它们能在长时间禁食的情况下哺育幼崽（Oftedal，1993）。这些母体不仅能一次依靠体内储存存活数月，而且还能通过母乳将大量的体内储存转移给后代。

因此，尽管体型的增大提高了总能量需求，但同时也产生了一系列生理机能和行为特征，使个体能够满足新的需求。体型较大的动物有更大的能量流❶范围——能量转换的水平（Ellison，2003），因此相对于体型较小的动物来说，在能量转换的正方向和负方向都可以更好地适应食物供应的变化（Blaxter，1989；Schmidt-Nielsen，1994）。它们可以靠那些对于小型动物来说能量太低的食物生存，或者进食高能量密度食物的时间间隔可以更久；当能够获得高质量的食物时，体型越大，吃得就越多，并能将更多的多余能量储存在身体里。

具有较大体型的人类的优势之一可能是具备既能靠低质量（备用食物）如植物地下储存器官（如鳞茎、球茎和块茎）（Laden和Wrangham，2005）生存，又能靠高质量但稀缺的食物（如动物组织）生存的能力。200万年前的人类祖先可能以植物为食（水果、根状茎、块茎、坚果、种子荚、树胶等），偶尔辅以动物性食物，这些食物来自食腐或一些合作狩猎。早期人类的饮食很可能是高度多变的，但只有在偶尔接触高能量密度食物来源的情况略有增加时，才可能在获取食物方面比南方古猿有显著优势。

---

❶ 能量流：是指能量在区域生态系统的食物链、食物网内转变、转移与消耗的过程。——译者注

体型大是觅食策略的一个优势，因为它使我们的祖先不但能以低能量的植物性食物为生，而且还能消耗大量稀有但有价值的动物猎物，并通过脂肪组织储存多余的能量，因而可以摄入过量的食物，能量可供以后使用。人类在偶尔享用猎物（他们的或其他掠食者的）时，从摄入的多余能量中储存脂肪的能力，可能是一种关键的适应性，这使得人类从放牧和植物性觅食策略转变为依赖于狩猎的时饱时饥的觅食策略。

饮食和适应

如果你想了解一种生物，首先要问的问题是：它在世界上的系统发育位置是什么？系统发育❶体现了生物学的两个基本组织概念：进化和遗传学。所有生物都带有祖先的遗传特征，要了解现在的生物，你必须知道它们的祖先是谁。可以说，在系统发育之后要问的下一个重要问题是：这种动物吃什么？一个物种的饮食与其形态、代谢率、行为、社会体系和认知能力相关（Milton，1988；McNab和Brown，2002）。

牙齿和内脏是最好的例子。一般来说，食肉动物和食草动物的牙齿和肠道非常不同。食肉动物的牙齿用于穿孔和切割；食草动物的牙齿用于研磨和粉碎。肉和植物叶子对咀嚼的挑战有很大的不同，对消化方面的挑战也是如此。一般来说，食肉动物的肠道比较简单，而食草动物的肠道通常比较大、比较复杂。事实上，植物叶子比肉更难消化。

当然也有例外。大熊猫以竹子为食（图2.2），竹子是一种草，但

---

❶ 系统发育：是与个体发育相对而言的，它是指某一个类群的形成和发展过程。系统发育学研究的是进化关系，系统发育分析就是要推断或者评估这些进化关系，可以通过进化树来描述同一谱系的进化关系，包括分子进化、物种进化以及分子进化和物种进化的综合。——译者注

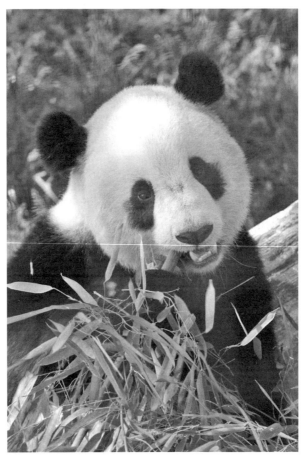

图 2.2　虽然大熊猫被归为食肉动物，但它的食物几乎
全是草（竹子）。图：杰西·科恩，史密森尼国家动物园。

它们与其他熊类有相似的牙齿和简单的消化道。解决饮食问题通常有
很多方法，在这种情况下系统发育限制了大熊猫的形态，但进化和适
应以其他方式解决了以草为食的问题。大熊猫肠道简单消化的速度很
快（Dierenfeld 等，1982），这无助于消化，反而会降低摄入的植物
的消化率。但是这能使它们进食更多的食物，大熊猫的生存部分归因

于食物的数量，而不是食物消化的彻底程度。这种策略之所以可行，部分原因是因为大熊猫是大型动物，大型动物的消化能力相对于需求量来说更强。

人类进化史上的饮食变化

在人类进化过程中，祖先的饮食方式已经改变了好多次。人属前的饮食可能是素食，主要由水果、花、叶、芽和其他植物组织组成，这种饮食纤维含量高，很难咀嚼和消化。人属的起源与饮食和觅食策略的改变有关。考古记录表明，大约200万年前，人属饮食的广度有所增加，这与向人类的转变是一致的，最显著的变化是动物组织消耗量的增加（Shipman和Walker，1989；Milton，1999 a，b；Bunn，2001；Foley，2001）。这种饮食上的变化与石器技术有关。食腐是获取动物性食物的一种可能方式，在自然死亡地点获得尸体或可能通过与其他捕食者的直接竞争得到肉类（Bunn，1981）。狩猎，特别是对小动物的狩猎，也很可能是普遍发生的。现代黑猩猩、倭黑猩猩和狒狒都有机会杀死并吃掉比自己小的动物（Goodall，1986；Strum，1975，2001；Stanford，2001）。已被捕食的小型哺乳动物的化石遗迹，如猴子、啮齿类动物或小羚羊，由于骨骼较小被破坏得更彻底，可能会更稀少（Plummer和Stanford，2000；Pobiner等，2007）。我们可能低估了早期人属饮食中动物猎物的数量。在人属的进化过程中，狩猎变得越来越普遍和高效，动物组织成为许多祖先的主要食物来源，直到农业的出现，植物食物才再次成为主要食物，至少在一些文化中是这样。

当然，现代人类和现存灵长类动物之间的关键区别之一是，前者饮食中肉类的比例更高（20%—50%），同时，两者获取肉类的方式不同（Foley和Lee，1991；Wrangham等，1999；Bunn，2001；Foley，2001）。斯坦纳（1993）将人类的捕食行为描述为"几乎是独一无二的"。相对于非人灵长类动物的捕食行为（例如黑猩猩、倭黑猩猩、狒狒），现代人类更为高效，这种行为与食肉动物相似，包括肉类的远距离运输、储存食物、系统地处理骨骼上的软组织等（Stiner，2002）。确定古人类化石在非人灵长类动物和现代人类之间的世系位置是考古学和古人类学的一个中心焦点。黑猩猩的捕食行为（见第三章）通常被认为是祖先所处的状态，很可能是早期人类的典型特征（Stanford，2001）。黑猩猩现在所做的事情，没有一件是南方古猿做不到的。

动物尸体，像水果一样被认为是高质量的食物，获取的时间和地点都很偶然，它们的营养价值由于获取的困难性和不可预测性而有所降低。祖先采取的提高动物组织的获取率和可预见性的行为策略可能是成功的关键因素。人类的成功在许多方面是由于增加了饮食的营养价值。

然而，早期人属的饮食可能不仅仅是南方古猿的多肉饮食，或许还包括动物和植物成分的变化（Leonard 和Robertson，1992）。饮食生态位❶的变化是饮食质量改善的最佳特征，即人类从植物生殖、储存部分以及动物原料中获得更多的热量（Leonard和Robertson，1992，1994），更准确地说是杂食性的改进而不是食肉性增加。人属体型的增大可能是一种形态上的重要适应性，通过资源获取、能量储存、饮食范围增加、觅食范围扩大和消化效率的潜在增加等方面的优势，促进了饮食质量的提高（见下文）。

与南方古猿的饮食相比，这种新的饮食结构中纤维成分可能较低，

---

❶ 生态位：又称生态龛，是指一个种群在生态系统中，在时间空间上所占据的位置及其与相关种群之间的功能关系与作用。——译者注

而动物组织和其他易消化的物质较高，但是不太可能含有大量的单糖，除非是季节性的，如某些树木结果或祖先偶尔突袭蜂房获得蜂蜜；饮食中也不太可能含有大量易于消化的淀粉，比如加工过的谷物。这种饮食的血糖生成指数可能很低。血糖生成指数用于测量进食后血糖浓度的增加值，含有容易消化和吸收的碳水化合物的食物，其血糖生成指数较高，而含有难以消化的碳水化合物如纤维的食物，其血糖生成指数较低。

重要的是要记住我们来自哪里，尽管我们有能力通过技术来适应全新的环境。我们是食果（食叶）动物的后代，祖先进入了一个全新的杂食性生态位。我们的营养需求、新陈代谢和消化能力受到进化过程的重大影响。过去和现代饮食的区别不仅仅在于现代饮食能量密度的增加，还在于有许多营养素对我们的健康很重要。Milton（1999a）将现代人类饮食与现存的非人灵长类动物饮食进行了比较，发现现代人类饮食在许多微量营养素水平上都较低。例如，现代人类饮食中的维生素C水平远低于野生猩猩科动物或猴子饮食中的维生素C水平。

维生素C是一种促进新陈代谢的关键酶。维生素C的缺乏会导致严重的新陈代谢疾病，包括维生素C缺乏病。维生素C缺乏病是现代人类生活中的典型疾病，而我们的祖先可能完全不会得这种病。

虽然维生素C是所有灵长类动物以及果蝠和豚鼠的必需营养素，但大多数动物并不需要额外的维生素C来源，因为它们能够在肝脏中合成这种酶。灵长类动物、果蝠、豚鼠和其他一些脊椎动物已经失去了这种能力。这种损失并非适应不良，因为自然饮食中维生素C的含量一直很高。进化无法预测需求，17—18世纪帆船船员易患维生素C缺乏病就是需求和摄入不匹配的一个例子。人类通过技术把自己置于这样一个现有食物不能满足营养需求的环境里。当然，人类也能解决这个问题，起初在水手的饮食中加入柑橘类水果和果汁，现在我们可以给人们提供各种形式的人造维生素C。

人体消化道

人体消化道在本质上并没有什么特殊之处（Milton，1987；Milton，1999b）。胃很简单，并不比同体型动物的胃容量大。小肠（十二指肠、空肠和回肠）很长，有相当大的表面积来吸收脂肪、氨基酸、单糖和矿物质，但是再一次考虑到我们的体型，这并不特别。大肠中的结肠部分是囊状的，为发酵纤维提供了大量空间（Milton，1987）。人类可以通过结肠中的共生微生物来消化半纤维素和少量纤维素（Milton和Demment，1988），这再次证明了人类是相当大的动物。除了结肠囊泡外，没有明显的特殊性来增强发酵能力。人体消化道标志着我们是具有一定的后肠纤维发酵能力的广义杂食性动物，这意味着我们是食草祖先的后裔。

与现存的近亲猩猩科动物相比，人类消化道的相对比例发生了变化，小肠体积较大，大肠体积较小（Milton和Demment，1988；Milton，1999b），胃容积相当。总的来说，鉴于人类体型较大，相比较而言我们的肠道比黑猩猩的要小一些。更显著的差异是肠道比例的变化——人类的小肠更长（Milton和Demment，1988；Milton，1999b）。

这些相对差异意味着，与人类相比，猩猩科动物可能会从后肠纤维发酵中获得更大比例的能量摄入，而人类可能有更高的吸收脂肪、单糖和其他易消化食物成分的能力。人类肠道的比例与卷尾猴（Capucinus）相当接近（Milton，1987），卷尾猴以高质量的水果、高脂肪（油）棕榈坚果和动物组织为食，有时也猎食无脊椎动物和小型脊椎动物（Janson和Terborgh，1979）。

这些比较表明，有一段时间人类饮食中所含的纤维较少，或者至少是未加工的纤维较少，高质量食物的比例高于现代猩猩科动物（Milton，1987；Milton，1999b）。我们可以合理假设：与人类狩猎采集者或早期农学家相比，我们和黑猩猩最后的共同祖先更有可能食用与现代黑猩猩相似的食物。因此，它们可能也包括南方古猿后代的肠道比例，更像是现代猩猩科动物而不是现代人类。从南方古猿世系中分离出来后，人类肠道的比例在进化过程中发生了变化，这种变化是多久以前发生的还存有争议。以减少结肠发酵体积为代价来增加小肠吸收表面积这一肠道比例的转变可能是一种早期适应性，反映了人类向高质量饮食的转变，这种转变是由于大脑体积的增大，使得人们可以采取更投机取巧的"高风险、高回报"的觅食策略。较大的小肠吸收表面积能够快速吸收动物组织中的脂肪和氨基酸并分解植物块茎和其他地下贮藏器官中的淀粉从而得到单糖（Laden和Wrangham，2000），尤其是在食物煮熟后（Wrangham和Conklin-Brittain，2003），尽管煮熟并不是淀粉消化所必需（Milton，1999b）。消化纤维物质的能力会减弱，但不会消失。

另一方面，偏向于小肠的肠道变化可能发生在进化的后期。事实上，人类祖先肠道比例可能发生了几次改变，最初发生在从低级食腐到活跃狩猎期间，然后是农业的兴起时期，农业的兴起导致饮食变回为以植物性食物为主，虽然机械加工和烧煮能够降低高纤维食物带来的挑战。

事实上，烧煮对大多数食物的消化率有非常重要的影响。当人类能够可靠地控制火源并开始烧煮食物时，增加小肠长度和减少结肠长度的选择压力可能变得更大。烧煮是什么时候出现的？当然是几十万年前，有证据表明，直立人早在50万年前就能够控制火并煮熟食物。

理查德·兰厄姆（2001）认为烧煮发生得更早。基于对黑猩猩生态和行为的长期研究，他提出南方古猿吃的食物对早期直立人来说太硬、纤维太多、能量太低，无法保证他们生存，因为他们大脑增大的同时增加了能量消耗，即使在饮食中添加大量的生肉也无法提供足够的营养。他认为煮熟的植物食物是早期人类的重要主食，煮熟植物的食物消化率增加使得消化道变小，释放的新陈代谢能量可以支持较大的大脑。目前的考古记录并不支持这一假设，但是在肯尼亚的库比佛拉有一个160万年前的遗址可能代表了早期人类对火的使用。目前，保守的假设是，烧煮食物出现在大约50万年前，巧合的是，这也是大脑第二次大扩张的时候。烧煮可能确实是促使大脑扩张和肠道缩小的一个因素，但可能是出现在人属世系的后期，而不是初期。

肠道动力学

人类内脏结构的改变与所谓的饮食质量的提高是一致的，改变后食物的能量摄取率更高。这通常转化为饮食中的纤维含量，高纤维饮食被称为低质量饮食，低纤维饮食被称为高质量饮食。这是一种对饮食、肠道、新陈代谢和行为相互作用复杂性的过度简化，这种简化却很有用。祖先的成功是因为他们设法改变主要的饮食策略，从最初的（可能是）高纤维、植物性饮食，发展到基于动物组织的饮食，然后随着农业发展回到更多的植物性饮食，但这种植物性饮食经过了烧煮和其他辅助消化处理，可以提高其消化率。我们的肠道形态无疑会随着饮食的改变而改变。

有趣的是，肠道动力学似乎不像我们的肠道比例变化那么大。肠道动力学是指肠道内容物通过肠道的速度。尽管我们的肠道比例与黑猩猩不同，但这两个物种的肠道动力学非常相似（Milton和Demment，

1988）。肠道动力学与肠道内容物的缓慢蠕动有关，平均保留时间相对较长（Milton和Demment, 1988；表2.3），这种消化策略有利于提高消化率和食物中的营养摄取率。长时间的保留对纤维消化特别有益，可以在一定程度上弥补结肠容积较小的问题，但确实减少了在一定时间内的进食总量。

就像黑猩猩一样，人类低纤维饮食的平均停留时间最长，高纤维饮食的平均停留时间最短，这与我们作为一种具有后肠发酵能力的广义杂食动物所具有的特性相一致。我们有消化纤维的能力，特别是可溶性纤维（例如果胶和树胶）和半纤维素（见表2.3）。我们有一定的消化灵活性，能够通过降低肠道内容物的平均保留时间来应对高纤维饮食。这不会改善饮食的消化率，其实很可能会更低，但这样能够消化更多的食物，并更快地排空肠道。这类似于熊猫吃竹子的策略，消化速度快，但总摄入量大。然而，即使是在高膳食纤维水平的情况下，我们在消化道中保存食物的时间也比熊猫长（Milton, 1999b）。

表2.3　黑猩猩与人类平均保留时间和消化率的比较

物种/饮食	平均保留时间（小时）	半纤维素消化率（%）	纤维素消化率（%）
黑猩猩			
低纤维	48.0	76.9	67.5
高纤维	37.7	62.7	38.4
人类			
低纤维	62.4	—	—
高纤维	41.0	58.0	41.0

来源：Milton和Demment, 1988年。

为什么我们的肠道动力学没有随着饮食和肠道比例的改变而改变呢？来自大熊猫和人类的证据表明，肠道动力学可能具有普遍的守恒特性（Milton, 1999b）。大熊猫是一种食肉动物，现已成为食草动物。有理由认为，大熊猫可能受益于消化道消化过程的减慢，从而增加消化时间。但事实上，大熊猫与其他熊类一样，保持了较快的消化速度。人类大大提高了食物的质量，目前还不清楚为什么缓慢的通过速度仍然具有适应性。虽然肠道比例的改变有利于高质量（低纤维）食物的消化，但我们可能仍停留在原始的肠道结构和动力学模式上。另一方面，消化纤维在人类大部分进化过程中可能都是消化策略的重要组成部分。

就现代人类消化道对饮食的影响以及对体重增加的易感性来说，肠道比例变化发生的确切时间并不是很重要（尽管有很大的内在影响）。人类食品技术的发展速度如此之快，以至于现在世界上大部分地方的人类饮食与我们的消化道所适应的饮食几乎没有相似之处。我们仍然是广义杂食动物，但是今天食物的营养密度，尤其是能量密度和消化率都比祖先吃的食物要高得多。就植物性食物而言，虽然我们可能没有很强的消化纤维素的能力，但我们肯定可以非常有效地消化淀粉。

消化淀粉

事实上，人类特别适应消化淀粉，消化过程从嘴里就开始了。口腔是消化道的起点，食物的加工和消化从咀嚼开始，之后将咀嚼过的食物与唾液混合。淀粉酶是一种将淀粉分子消化成单糖的酶，在包括人类在内的许多动物中，淀粉酶被分泌到唾液中，因此甚至在食物被吞下之前淀粉消化过程就开始了。

人类唾液中淀粉酶的分泌量有相当大的差异。有趣的是，淀粉酶基因的复制数在人群中也是高度可变的，分泌到唾液中的淀粉酶的数量与淀粉酶基因的复制数密切相关（Perry等，2007）。这似乎是人类世系的一个特征，黑猩猩只有一个淀粉酶基因的二倍体复制，分别来自父母。在人类中，淀粉酶基因的数量从2到15不等，每人从父母双方各遗传了不同数量的淀粉酶基因，例如，一个人有14个淀粉酶基因副本：10个来自父母其中一方，4个来自另一方（Perry等，2007）。

虽然食物通常不会在口中停留足够长的时间来确保淀粉被大量消化，但吞咽下的食物中的淀粉酶会继续保持活性，直到被胃酸中和掉，这可能会使高达50%的淀粉在食物到达小肠之前就已经被消化。淀粉酶也从胰腺分泌到小肠中，食物中大部分剩余的淀粉在这里被消化。目前还不清楚淀粉酶基因数量是否会影响人类小肠淀粉酶的分泌，但这种假设是合理的。这可能意味着人类消化淀粉能力的另一个变异来源，同时也可能意味着人类消化淀粉的能力比黑猩猩更强。

人类已经成为淀粉消化专家。数据还表明，在任何给定的淀粉量下，到达结肠的淀粉量在人群中存在差异，也许这是一种对淀粉类食物消化反应差异的解释。胃肠胀气是由肠道中的共生微生物发酵淀粉（以及其他多糖，如纤维和低聚糖）产生的，口腔和小肠消化淀粉的效率越高，胃肠胀气就越少。

这种淀粉酶基因数量的变化是什么时候在人类世系中发生的呢？一些专家（例如：Coursey，1973；Laden和Wrangham，2005）提出，为植物提供能量储存功能的地下植物部分（如鳞茎、球茎和块茎）是早期人属的重要食物来源。葡萄糖以淀粉形式储存在植物中（在动物中是糖原），这些植物组织淀粉含量非常高。淀粉酶基因复制的古老日期是支持这一理论的证据，根据目前为止鉴定出的重复基因序列的差异，估计这些差异产生于几十万年前，而不是一百万或两百万年前（Perry等，

2007）。因此，人属中淀粉酶基因数量的增加无法追溯到最早的人，但在进化的某个时刻，人属发生了一系列淀粉酶基因的复制。可能由于消化淀粉能力的增强而产生了一种优势，虽然还不知道淀粉类食物是什么，但鳞茎、球茎、块茎以及野生谷物都具可能性。淀粉酶基因的复制提供了一种预先适应❶，这种预先适应在农业出现后变得更有选择性优势，而且可能对农业的发展很重要。更有效地利用野生谷物的能力会给获取更多谷物的行为带来动力和选择性优势。

消化系统和现代饮食

人类消化现代主食几乎没有什么困难。因为今天的食物通常都是高能量密度且易消化的，我们的消化道完全有能力在一天内消化远多于满足能量需求的食物。很久之前，食物可能不是这样的。更高的能量消耗和至少一部分低质量、高纤维、难以消化的食物组成的饮食意味着祖先的肠道能力更符合他们的需要。就消化能力而言，现代人的消化能力明显过剩。

我们可以高效地消化淀粉，而且我们喜欢淀粉，许多加工食品都以淀粉为基础，我们还能够选择和生产易于消化的淀粉。总的来说，我们正生产和偏爱高血糖生成指数食物。当热量有限时，这种行为会很有效而且具有适应性，但当热量充足时就会出现问题。

---

❶ 预先适应：某种生物原先并不特别重要的器官或性质，后来由于某种原因（地质学的或人为的），使生物不得不改变其生活方式，此时这种器官或性质将表现出其适应价值，称为预先适应。预先适应一词是 L. Cuenot 提出的，但后来有各种解释。例如在微生物中，在接触某种抗菌物质的细菌中，产生出对该抗菌物质的抗性突变，这种现象亦称为预先适应。——译者注

高血糖生成指数食物有利于脂肪沉积，一部分原因是体内的平衡防御。根据定义，高血糖生成指数食物会导致血糖快速升高。胰岛素由胰岛B细胞释放出来以增加细胞对葡萄糖的吸收，葡萄糖在细胞中被氧化后用于细胞新陈代谢或转化为能量储存分子（糖原或脂肪）。这有明显的适应性目的，也有助于降低循环葡萄糖水平。葡萄糖浓度太高时会有毒性，从循环中去除葡萄糖的一种方法是上调脂肪生成量（产生脂肪），葡萄糖中的能量被用来产生脂肪，然后储存起来。在食物丰富性和稀缺性并存的世界里，这种转换具有适应功能，丰裕时期的能量可以在匮乏时期使用。但是在现代社会，即使不是大多数，也有很多人生活中的食物永远充足，这些食物通常是高血糖生成指数食物。血糖应答❶与胰岛素反应相结合，新陈代谢变得倾向于储存能量。我们储存脂肪的频率比调动脂肪的频率高，脂肪组织因此就会堆积起来。

高血糖生成指数食物也可能会促使人吃零食。胰岛素对高血糖生成指数食物引起的血糖快速升高的反应快速而有力，它会迅速地降低血糖。低血糖生成指数食物会使血糖和胰岛素轻微升高，但在同等热量的情况下，二者可能会在较长一段时间内保持较高水平。低血糖生成指数食物更容易让人饱腹（Ludwig，2000；Brand-Miller等，2002），高血糖生成指数食物由于胰岛素反应，会造成早期血糖高、后期血糖低（Brand-Miller等，2002）。吃了高血糖生成指数食物后，食欲更容易迅速恢复。有个老笑话说，吃中餐能让人振奋，但人很快又会感到饥饿，这可能与米饭的高血糖生成指数有关。已经证明即使不限制总的食物摄入量，食用低血糖生成指数的食物也可以成功地促进减肥（Thomas等，2007）。

---

❶ 血糖应答：指食物摄入后发生的血糖变化。——译者注

高耗能组织假说

　　大脑在新陈代谢中是高耗能的，虽然不一定比其他器官更高（肝脏的新陈代谢也很耗能），但是大脑在基础代谢率❶（BMR，生命所必需的最低能量消耗）中所占的比例要比在身体质量中所占的比例更大。早期祖先大脑体积的增大很可能使新陈代谢率的增加超过了预期，因为他们体型更大（Aiello和Wheeler，1995）。代谢率的增加是否也需要增加总能量消耗并不确定，因为除了代谢率外，还有很多参数决定总能量消耗，但这肯定是一个合理的假设。

　　高消耗是早期祖先为大脑增大所付出的代价吗？这个问题的答案需要的不仅仅是生理学上的解释。代谢率当然是动物能量预算的主要部分，而且是一种固定的成本。自由活动的动物的总能量消耗通常是静息代谢率❷的2—3倍，在额外的能量消耗时期（如哺乳期），这个值可能会高得多。已经证明，哺乳小鼠的消耗能量速度是BMR的7倍或更高（Johnson等，2001 a, b, c）。

　　一般来说，新陈代谢率高的动物消耗的总能量也多，但活度和温度调节等其他参数对总能量消耗有显著影响。也许更重要的是，能量消耗没有能量消耗与能量摄入（例如吃东西）之间的平衡重要。关键问题是，大脑

---

❶　基础代谢率：BMR，是指人体在清醒而又极端安静的状态下，不受肌肉活动、环境温度、食物及精神紧张等影响时的能量代谢。即基本的生理活动（即血液循环、呼吸及恒定的体温）时，每小时单位表面积最低耗热量减去标准耗热量，其差值与标准耗热量之百分比。——译者注

❷　静息代谢率：即RMR，类似于基础代谢率（BMR），由于BMR的测定比较困难，WHO于1985年提出用RMR代替BMR。测定时，全身处于休息状态，但不是空腹而是在进食3～4小时后测量，此时机体仍在进行着若干正常的消化活动。因此，RMR的值略高于BMR约10%。目前用RMR更为普遍。——译者注

变大所增加的能量消耗能否被新觅食策略所支持。如果能，那么增加的能量消耗很可能是没有意义的，至少直到出现了一种可以做同样的事情，但消耗的能量更少的人属。

这种情况发生了吗？尽管我们的大脑很大，但现代人的新陈代谢率和灵长类动物并没有什么不同。没有迹象表明我们需要额外的能量消耗来支持更大的大脑。Aiello和Wheeler（1995）提出，大脑引起的新陈代谢增加与肠道的新陈代谢减少相匹配。他们认为大脑体积的增加是由饮食中食物质量的提高所支持的。他们对高质量食物的定义可以表述为具有更高的能量吸收率，同时需要更短的消化过程。该理论认为，随着大脑体积的增大，人类的肠道体积随之减小。祖先的大脑体积增大，使他们能够收集更多易消化和高能量密度的食物，并采用外部食物加工方法（如烧煮），这两种因素都可以减少肠道的整体大小，从而降低与肠道相关的新陈代谢成本。

这是什么时候发生的呢？一些科学家提出，这种能量消耗从肠道转移到大脑的现象发生在我们与南方古猿分化的早期（Martin，1981；Aiello和Wheeler, 1995）。但也有人认为，与南方古猿的生活方式相比，大脑的低能效是与其优势不相称的。然而，后来我们的祖先不再与南方古猿竞争，而是与人属的其他物种竞争。当时用更少的能量做同样的事情会具有竞争优势，也许正是在这个时候，祖先的肠道变小了，从而平衡了大脑增加的新陈代谢需求。

人类偏爱甜食，并对甜食的偏爱存在差异，这种差异有一部分是遗传的（Keskitalo等，2007）。人类通常也喜欢高脂肪食物，但不同人之间也存在差异。总的来说，人类可以被描述为喜欢并有动力去吃高能量密度食物的物种。另一方面，我们的消化系统仍然很适合处理低能量密度的食物，比如那些至少纤维含量中等的食物。我们的进化结果并不明朗。

小结

两个有关大小变化的趋势似乎描述了人类进化史。我们的大脑变大了，这是众所周知的，体型也变大了，但这一点可能不太受关注。体型变大既有好处也有坏处。绝对能量需求可能会增加，但体型变大也有可能增强消化能力和与需求相关的能量储存能力，体型较大的动物可以吃得更多，进食间隔时间也更长。这两个特点可能有利于人类早期祖先转向稀少但高质量的食物如动物组织的饮食策略。这可能是我们提高身体能量（脂肪）储存能力的开始。

生物人类学家（Martin，1981，1996；Aiello和Wheeler，1995）认为，早期祖先大脑增大也需要明显的新陈代谢成本，需要更多的能量用于生长和维持。这将形成一个反馈回路，在这个回路中获取高能量密度食物的动机，尤其是那些含有大量脂肪的食物的动机，都是由较大大脑的新陈代谢需求所驱动的。

无论如何，我们的消化道和新陈代谢非常适合消化大量的低血糖生成指数食物。我们有能力处理高能量密度、高血糖生成指数食物，但在过去，这些食物可能很少。可以说，当我们吃高血糖生成指数食物、高脂肪食物或只是大量进食时，我们的新陈代谢就会向储存能量的方向转变，现代的进食环境很可能触发了人们储存能量的适应性。

第三章
用餐的进化

食物和吃是动物生活的中心。在大多数哺乳动物的生活中，寻找食物和进食占据了大量的清醒时间，对于属于哺乳纲灵长类动物的人类来说尤其如此。野生灵长类动物经常花1/4或更多的清醒时间用于与食物有关的活动（Janson和Terborgh，1979；Terborgh，1983）。我们的早期祖先改变饮食习惯，食用能量密度更高的食物，可能是他们成功的关键，也是人类最终生存的关键，但人类也改变了吃东西的方式和选择的食物种类，成为食草更少、食肉更多的动物。

人类、食物和吃

人类是灵长类动物，更具体点说，我们现存的近亲是猩猩科动物，主要包括猩猩属、黑猩猩属和大猩猩属。人类与这些猩猩科动物有许多共同的生理特征。在猩猩科动物中，两个黑猩猩属物种分别是黑猩猩（*Pan troglodytes*）和倭黑猩猩（*Pan paniscus*），它们与人类的关系最为密切。所有的猩猩科动物都是食果（叶）动物，主要吃水果和树叶。黑猩猩和倭黑猩猩吃一定量的肉，但在肠道形态学上，所有的猩猩科动物都类似于食草性后肠发酵动物，胃简单但容积大，小肠中等大小，大肠长而容积大并带有一段具有功能性的盲肠。

人类当然是从食果（叶）祖先进化而来的，但人类是杂食动物，饮食中通常含有大量的动物肉。人类也在体外加工食物，研磨、发酵，尤其是烹饪，从而大大减少了我们面临的咀嚼和消化方面的挑战。我们的牙齿和内脏比猩猩科动物要小，这并不奇怪。

我们的饮食行为具有另一个与其他动物根本方式上的不同：人们用餐。食物在特定的时间被带到特定的地点，然后我们通常和其他人一起食用。我们不仅和其他人一起用餐，而且通常相互合作，大家互相传递食物，不会偷别人盘子里的东西。我们甚至有聚餐，大家都带来一道菜一起分享。吃有社会性，也有营养性（图3.1）。

我们的祖先也用餐，可能早在几百万年前。有相当多的考古证据支持这种观点，即人属成员经常一起用餐。几十万年前就有了用于做饭的古老

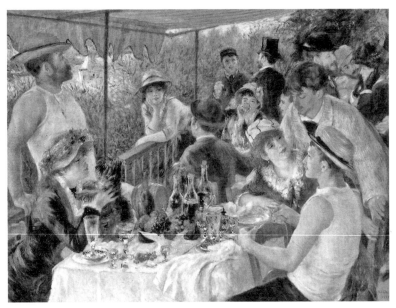

图 3.1　一顿饭不仅仅是营养。《划船聚会午餐》，作者：雷诺阿。

灶台，这些遗址被祖先或相关物种占据和使用了数百年（Jones, 2007）。那些带有屠宰痕迹的石器和骨头至少可以追溯到200万年前，工具和骨骼的数量表明当时是许多个体集体活动的。

一顿饭的基本概念可能在人类进化早期就形成了，它自身已经进化并影响了人类的进化。用餐塑造了人类进化史，既是一种适应，也是一种选择压力，这是我们更大、更复杂的大脑的一种关键适应性优势。

用餐是人类进食生物学的一个基本方面。然而，从最广义的角度来说，用餐肯定不是人类所独有的行为。群居性食肉动物可以被认为是用餐进食者，经常一起狩猎然后分享猎物，但大多数其他灵长类动物与此不同。灵长类动物通常收集自己的食物，并在收集食物的时候就把食物吃掉。这实际上是食草动物的一个特征，包括食叶动物（以树叶为食）和食果动物（以水果为食），收集食物时就吃掉食物，很少分享。而食肉动物的进食与猎物有关。

在本章中，我们研究了用餐的进化起源和适应价值，探索了用餐对我们饮食模式的意义，以及我们为什么吃和什么时候吃。由于本书关于肥胖生物学，所以我们将重点放在用餐可能鼓励过度消费食物的方式上。当然，关于用餐还有生物学、社会学和政治学等许多其他有趣的方面。对于那些对用餐复杂性非常感兴趣的读者，我们推荐克劳德·列维·施特劳斯、玛丽·道格拉斯和马文·哈里斯等早期社会人类学家的著作。

科技大大增强了我们了解史前人类饮食模式的能力。食物考古学家正使用复杂的分子技术来确定很久以前人们吃什么、怎么吃。在马丁·琼斯所著的《盛宴：为什么人类共享食物》（2007）这本书中，作者从考古学家的角度对用餐和人类进食行为进行了易于理解的概述。

什么是一顿饭？

一顿饭可以定义为"在某一用餐时段，在习惯的时间或场合中被端上和食用的食物"。但是"饭"的概念意义更大，一顿饭通常是一个社交场合。人们大多数时候不是自己单独用餐，而是和其他人共享。一起用餐的人具有社会关系，他们可能是家人、同事或者是某个特殊场合的庆祝者，除了简单地吃东西之外，一顿饭背后通常还有一些附加的意义。一起用餐的人组成一个团体，他们之间的关系可以是一种随意、脆弱的群体关系，比如人们在会议上第一次见面；也可以代表深刻的、重要的个人关系，比如象征两家人结合在一起的婚前晚餐。这种关系可以代表爱情、政治或商业，有时确实只是用餐时间。

我们并不是要把食物的概念神化。用餐可以带来营养，如果用餐没有成功地适应远祖对营养的需求，我们可能不会存在，但用餐不仅仅是为了营养。想想一个人拒绝和某些人一起用餐时的说辞，或者说服对手、敌人坐在一起共进一餐的社会和政治策略。食物具有社会意义，这在早期的进化史上无可厚非。对人类来说，用餐行为除了具有核心的营养功能外，还具有重要的社会、政治及性的意义。

黑猩猩、食肉动物和用餐

黑猩猩主要是食果（叶）动物，大多数情况下，成熟的水果为其提供了大部分营养（Goodall，1986；Stanford，2001；Gilby 和Wrangham，2007）。它们通常单独觅食，或者是母子二人一起觅食。黑猩猩一般不会共享食物资源，除非是母子关系，但在雄性狩猎时却会打破这个惯例，此时的食物共享几乎总是肉类共享，因此这种食物共享与狩猎和杀戮相关（Teleki，1973；Goodall，1986；Mitani and Watts，1999；Stanford，2001；Gilby，2006）。

野生黑猩猩的食物中含有大量的动物组织（Teleki，1973；Goodall，1986；Stanford等，1994；Mitani和Watts，1999；Watts和Mitani，2002），它们甚至可以制造和使用工具，例如用修剪过的小树枝和草叶来驱赶白蚁，它们偶尔也猎杀比自己小的哺乳动物。根据几个不同的研究统计，黑猩猩每年杀死数百个中小型哺乳动物（如疣猴、野猪和小羚羊）（Stanford，2001）。研究者曾观察到一只雌性黑猩猩使用一根2英尺长削尖的棍子，用力地戳进树洞里（Pruetz和Bertolani，2007），用来杀死进而吃掉婴猴（*Galago senegalensis*）。

但肉类仍然只占饮食的一小部分，黑猩猩主要依靠水果获取大部分营养。狩猎是季节性的，在贡贝的旱季较常见，因为这一时期的水果供应不足 （Stanford，2001）。然而，考虑了其他因素，如雄性群体的大小也随季节而变化之后，我们发现能量易获性与狩猎频率并无关系（Gilby 等，2006）。有趣的是，某些地方在食物相对丰富的时期狩猎却更为常见，至少部分原因可能是在这些时期觅食群体的规模较大 （Gilby 等，2006）。但基巴莱国家森林的Kanyawara黑猩猩却在果实丰盈时期进行狩猎（Gilby 等，2007），着实令人意外。狩猎比采集水果的风险更大，比如更容易受伤或者可能一无所获。Kanyawara黑猩猩似乎在水果歉收时期采取了更为谨慎的觅食策略，而在水果充足时采取了高风险、高回报的觅食策略（Gilby 等，2007）。

肉食当然提供了重要的营养，但事实上，黑猩猩从肉食中获取的最重要的营养物质可能不是能量，而是蛋白质和钙。在雌性黑猩猩和幼年黑猩猩中观察到的单独狩猎行为肯定是一种营养行为，目的是获取食物，而且没有任何其他动机。但并不是黑猩猩所有的狩猎和食肉行为都是由营养驱动的。

合作狩猎主要由成年和青少年雄性完成，除了营养意义外，还有社会意义。事实上，尽管狩猎成功的概率随着参与狩猎的黑猩猩数量的增加而增加，但个体的预期回报并没有增加，甚至可能会减少（Stanford，2001；Gilby等，2006）。因此，尽管每增加一个黑猩猩群体成员，都有可能增加成功猎杀疣猴的可能性，但这并不一定意味着每只参与捕猎的黑猩猩都能获得更多的营养。这个事实表明，从社会性食肉动物的意义上来讲，狩猎并不是严格的合作，但在成年和青少年雄性中似乎存在着参与狩猎的实质性动机（Stanford，2001）。

狩猎后的肉类共享具有社会和政治意义。畜体的所有者在很大程度上决定了谁会获得分享机会以及分享多少。通常情况是，盟友得到回报，竞争对手受到冷落。发情期的雌性可以分一杯羹，当然，需要通过与之交配。能够与之交配或是与之有亲缘关系的雌性（如它的母亲）可能会分享更多，而大多数其他雌性什么也得不到。畜体所有者可能会受到一定程度的骚扰。有些肉类共享实际上是一种敲诈，或者用一个从行为学上更具有描述性的术语来说，"压力分享"假说得到了数据的支持（Gilby，2006）。畜体所有者的进食率随乞求或骚扰它的动物数量的增加而降低，其中，乞求者得到一些肉食后可能离开（从而停止骚扰主人）（Gilby，2006）。个体之间的积极联系往往导致分享的压力增加，例如，经常为雄性梳理毛发的雌性更容易获得肉食，这也许是雌性执着于乞讨（或骚扰）的部分原因（Gilby, 2006）。

黑猩猩吃肉是一个拖沓的过程，这可能是另一个与我们祖先的不同之处。一只疣猴的尸体可能需要几小时才能被吃掉，也许这种饮食行为应该被标记为一件事而不是一顿饭，以人类的标准来看，这种进食效率低下。狩猎是合作型的，之后的食物分享却是交易型的。

用餐和大脑

拥有一个大容量大脑是要付出代价的。当然，较大的大脑也给祖先带来了巨大的适应优势。在南方古猿灭绝的时候，人属幸存并繁荣起来。撇开能量消耗不谈，人类大脑增大是一种成功的适应性，从定义上讲，它的益处大于成本。为了了解进化，我们需要从一开始了解增大大脑的适应功能。

工具的使用当然是这些适应性优势的一个重要方面。其他动物也能使用工具，但没有一种动物能制造和利用多样且复杂的工具，这些工具都与早期人类有关。早期人类的许多已知工具都与食物直接相关，例如用来切肉、剔骨或打碎骨头以获取骨髓的石器。其他相关的早期工具包括用来挖掘树根和块茎或者挖掘白蚁冢的棍子。

很多关于祖先早期使用工具的推测都围绕着食物。事实上，在所有动物中，有记录的大部分工具都涉及食物的获取。黑猩猩用树枝捕白蚁（Goodall，1986），卷尾猴用石头砸开硬壳水果和坚果（Waga等，2006），海獭用石头敲开贝类（Hall和Schaller，1964；图3.2），啄木鸟用仙人掌的刺从木材中扎取幼虫（Millikan和Bowman，1967；Tebbich等，2002）。许多动物都使用工具来获取食物，这种行为并不是我们和祖先独有的，但是工具和食物在人类进化中扮演了重要的角色。

工具的概念非常广泛。本·贝克（1980）把工具定义为"一个可移动的物体受到外部力量的作用，以更有效率的方式改变另一个物体的形式、位置或另一个生物的状态或者改变使用者本身"。这个定义的长度和复杂性暗示了清晰定义工具的难度。这个定义要求工具是一个由使用者实际操作的对象，用来检验不同物种的使用工具很有用。毕竟，大多数动物都会以某种方式改变环境，但所有这些改变都是在使用工具吗？

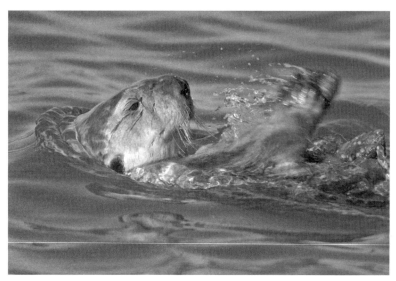

图 3.2 海獭把一块石头放在胸前，然后把贝壳砸向它，以此来打开螃蟹和鲍鱼等贝类动物的壳。照片：©Jane Vargas，2005 年。

巢穴是一种工具吗？当动物通过在泥土里打滚降温时，泥土是一种工具吗？

　　研究工具使用的科学家专注于细微和复杂的区别。例如，埃及秃鹫通过用嘴捡起石头扔向鸵鸟蛋来敲碎蛋壳（Thouless等，1989）。我们普遍认同这是一种工具的使用，但我们知道其他鸟类会把食物（鸡蛋、贝类）带到空中，然后扔到石头或混凝土等坚硬的物体上，这种方法也可以获取食物，但是这种行为是使用工具吗？从一些定义来看，包括上面提及的贝类，答案都是否定的。操纵目标对象和操纵另一个对象来影响目标对象之间有一种微妙而复杂的区别。另一方面，根据对工具使用的最广义定义，把一个蛤蜊扔到混凝土上，直到它裂开并可供食用，这当然可以被认为是一种使用工具的方式。

　　我们对工具的理解又局限于人们的活动。本书是在电脑上用文字处理软件编写制作的，这就是工具。工具必须是一个实物吗？我们使用算法、存储设备和模板来帮助我们解决工作和日常生活中的问题。心理设备是工具吗？我们经常这样称呼它们。工具什么时候会变成一种策略呢？在本章内容中，一顿饭能成为一种工具吗？国宴被称为外交工具，这是真的还是语义学呢？

尽管这个话题很吸引人，但不是本书的写作目的。无论如何，早期人属肯定是工具使用者，同时，他们还运用了心理和社会策略，就像所有动物在某种程度上做的那样。这两个方面都参与了进食策略，同时，它们都是用餐进化的必要条件。

当然，制造和使用工具是影响大脑进化的重要的选择压力，但对早期人属的成功而言，大脑增大所增强的社交和行为能力可能至少与改变自然环境的能力同等重要。大多数灵长类动物都高度群居，它们解决适应性挑战的许多策略都具有社会性和行为性。人类也不例外，对于我们和祖先来说，合作一直是一种关键的适应性策略。根据对工具使用的最广义定义，人类拥有的最有效的工具是其他人类，这是相当合理的。权力和财富通常与能够说服很多其他人朝着你的目标一起努力相联系在一起。纵观历史，人类正是通过这种手段完成了很多伟大或可怕的事情。协调许多个人行为以达到某个共同目标的能力是一种关键的认知能力，它使人类得以分散到全世界。

收集食物并带到一个公共场所，在那里分享给其他成员，这可能是我们进化过程中的一个关键事件。一起用餐或者至少是形成合作进食策略的雏形，可能是将人类世系从灵长类祖先的行为和心理适应层面分离出来的最早的行为适应之一。

甚至在一开始，用餐就具有多种功能。最重要的是营养，解决营养需求是必要的。将食物带到加工、消费和分享中心区域具有挑战，但也带来了营养以外的好处，比如防御捕食者、食腐动物和竞争者，当然，把食物带到中心区域也会吸引这些人。在用餐相关行为上发生的变化成为祖先获得营养的主要方式，也对他们的生态、反捕食策略、社会结构、生殖策略等方面产生了无数微妙而复杂的影响。

要使这一策略成功（也确实成功了），可能需要改变与食物相关的社交行为。同时，需要减少与食物有关的攻击行为，增加合作和分享行为。另外，预测他人行为的能力变得更加重要。延迟满足成为一种功能性和适应性策略。当获得食物时，他们必须考虑哪种进食方式更合适，是立即进食还是将食物带回集体分享（还是介于两者之间的选择）。

用餐的概念包含了许多复杂而精细的参数，这些参数可以用来选择更高的智慧。它需要空间和时间上的规划，需要成本/效益计算，是直接吃掉找到的食物，还是拿出来与大家分享好呢？很容易看出，这种进食行为的改变很难开辟出众多必须做出选择的途径。选择取决于对环境的复杂评估，我应该把找到的食物吃掉然后继续寻找，还是回到营地？我收集了多少食物？食物是什么类型的？离营地有多远？我找了多久了？我的团队中还有哪些人出去觅食了？他们可能什么时候返回营地？我期望他们比我更成功还是更失败？他们会和我分享食物吗？与他们分享，我能得到什么？

相对于体型而言，灵长类动物的大脑比大多数其他动物都要大。在非人灵长类动物中，猩猩科动物拥有最大的脑—体重比。从某一关键时刻开始，我们的祖先比我们和猩猩科动物的共同祖先拥有更大的大脑，在进化过程中，大脑容量持续增加，直到最近。但并不是大脑的所有区域都显著增加，这种增加主要出现在大脑皮层。

大脑进化的社会复杂性理论认为，具有复杂社交网络的物种处在提高认知能力的选择压力之下（Dunbar, 1998）。一个复杂的社交网络不一定会转化为大型的社会群体，反之亦然。牛羚群居，但它们的社交网络并不复杂。另一方面，猴子和猩猩科动物有着复杂的社交网络，无论生活的群体大小（Dunbar, 1998）。据推测，灵长类动物大脑更大的原因是其社会复杂性以及对行为和社会策略的依赖增加。甚至在灵长类动物中，在社会交往中结成联盟的物种比那些没有结成联盟的物种拥有更多的大脑皮层。我们认为，早期人类的新进食策略具有的额外的社会复杂性，至少包括合作的、类似于用餐行为的雏形，可能对更大的大脑皮层产生了强大的额外选择压力。当然，在人类进化的某个阶段，有效利用进食策略的能力，包括现代概念中固有的合作、社会、政治甚至性的所有可能性，或许已经成为增强人类社会认知能力的众多选择压力之一。

合作和宽容

仔细思考这个问题，在充分的、社会的、现代的人类意义上，吃一顿饭需要很大的忍耐力。许多人会聚在一起用餐，他们会克制自己不去威胁对方，不去偷对方的东西，不拒绝任何人的食物，也不公开性行为（忽略了古罗马和其他地方的狂欢的概念）。与处于社会觅食环境中的其他物种相比，人类表现出了相当大的克制力。

我们认为这是理所当然的，但想想几十万年前的祖先，甚至数百万年前的祖先，食物是一种宝贵而有限的资源，当看到另一个人吃自己想吃的食物时，他们的反射行为是威胁、乞求或物物交换，这取决于他们的相对优势等级和身体素质。这些行动可能发生了，但也表现出了合作和宽容，而反射行为受到了抑制。

这是大脑皮层的功能之一，抑制和调节反射与情绪反应。随着时间的推移，人属的脑容量增加了，但并不是大脑的所有部分都增加了，主要是大脑皮层。常被称为边缘系统区域的脑干、脑室周围器官和前脑（如下丘脑、杏仁核），在人类和猩猩科动物之间并没有明显差异，而大脑皮层有着显著差异。

我们认为大脑皮层的增长是由合作进食行为所决定的。大脑功能的皮质化导致反应性行为减少，主动行为和克制行为增加。后果被估计并将延迟满足和未来的好处纳入考虑之中。为了成功地采用进食策略，增加皮层既是有利的也是必需的。集体进食和食物共享（用餐）当然不是促使大脑皮层增加的唯一的选择压力，但我们认为，这种新的进食行为对我们的大脑进化产生了重大影响。

黑猩猩和倭黑猩猩

在现存的非人灵长类动物中，黑猩猩和倭黑猩猩是现存的与人类最接近的近亲。基于对猴子、猩猩科动物和人类Y染色体断点的分析，发现一个小的DNA片段已经从1号染色体转到了Y染色体，但这种转移只发现在人类、黑猩猩和倭黑猩猩的Y染色体中（Wimmer等，2002）。我们与这些猩猩科动物最近拥有共同的祖先可追溯至700万—400万年前（Glazko和Nei，2003）。黑猩猩和倭黑猩猩之间的亲缘关系当然比它们和我们之间的亲缘关系密切，它们在不到100万年前分道扬镳（Won和Hey，2005）。因此，它们在进化上的分离大致相当于南方古猿与非常早期的直立人（Homo erectus）的分离。

这两个尚存的物种为我们探索远古人类的行为和行为差异程度提供了有用的模型。我们和这两个物种之间的共同点很可能是拥有共同的祖先。黑猩猩和倭黑猩猩之间的差异说明，即使没有大脑容量的差异，南方古猿和早期人属之间也可能存在很大的差异。

黑猩猩和倭黑猩猩在社交行为、社会结构和性情上的差异很吸引人。尽管它们在进化上非常接近，在身体上甚至在基本的社会组织上都有相似之处，但这两个物种在生活习性方面有着根本的差异，而这些差异影响着它们的合作能力。

冒着过于简单化的危险，黑猩猩选择了战争，倭黑猩猩选择了交配。物种生物学的这两个方面可能是公众最熟悉的。当然，现实比这两种对立的流行形象更加复杂和模棱两可。倭黑猩猩可以很暴力，它们猎杀其他哺乳动物（Hohmann和Fruth, 1993），并会互相攻击（Hohmann和Fruth, 2003; White 和Wood, 2007）。黑猩猩的性行为也相当惊人。尽管黑猩猩和倭黑猩猩之间的区别可能不像普遍认为的那么大，程度也不同，但是上面的概括是有根据的。雄性黑猩猩会聚集在一起巡逻领地，在它们附近遇到的其他雄性有被攻击甚至被杀死的危险（Wrangham和Peterson, 1996; Mitani, 2006）。即使在群体中，黑猩猩通常也会通过威胁、恐吓和身体攻击来获得优势。与此不同的是，倭黑猩猩以在几乎所有的社会交往中使用性而闻名（de Waal和Lanting, 1997）。这并不是说倭黑猩猩的生活没有冲突，事实上，冲突经常发生。倭黑猩猩行为的关键在于，个体之间冲突的解决与和解通常涉及性行为（de Waal和Lanting, 1997）。

雄性和雌性之间的关系也不同。这两种动物的相似之处在于，它们的分布模式都不同于其他灵长类动物。在大多数灵长类动物中，雌性留在出生群体中，与母亲和姐妹建立持久的关系，而雄性分散，必须找到进入另一个群体的方法。在黑猩猩和倭黑猩猩中，雄性留在出生群体中，雌性成年后离开族群，必须融入另一个群体中。对黑猩猩的长期观察（Goodall, 1986）和对野生倭黑猩猩粪便中的DNA进行分析（Gerloff

等，1999）都证明了这一点。在野生倭黑猩猩群体中，大多数成年和亚成年雄性倭黑猩猩的DNA可能与群体中一只成年雌性倭黑猩猩的DNA相匹配，这只雌性倭黑猩猩很可能是它（们）的母亲，而这种情况在成年和亚成年雌性倭黑猩猩身上通常不会发生（Gerloff等，1999）。

尽管黑猩猩和倭黑猩猩具有相同的分布模式，但它们的雄性和雌性个体的社会行为却是不同的。雄性黑猩猩的行为符合基于分布模式的预测行为，即结成联盟、互相合作，彼此了解对方生活，相互间常常有血缘关系。它们也相互竞争，但合作得更多。雌性黑猩猩与雄性黑猩猩，尤其是它们的儿子常有联系，但它们不结成联盟，通常是独自生活或与后代生活在一起。倭黑猩猩的情况正好相反，雌性倭黑猩猩会结成联盟，即使它们相识的时间很短，而且很可能没有血缘关系；而雄性倭黑猩猩则倾向于独立行动，即使它们可能认识了很久，甚至可能是兄弟。倭黑猩猩的社会组织一直被称为雌性主导，很大程度上是因为雌性联盟，尽管现实往往更复杂（White和Wood，2007）。雄性倭黑猩猩由于体型更大、更强壮，能够从雌性倭黑猩猩手中获得食物或其他想要的东西，但如果此时雌性倭黑猩猩的朋友在身边，雄性倭黑猩猩就惨了！当然，把雄性倭黑猩猩赶回它自己的领地后，雌性倭黑猩猩可能会与其进行交配。然而，总的来说在很多情况下，雄性个体听从于雌性个体似乎是一种更好的策略（White和Wood，2007）。

以上是对这些物种之间差异的简单、粗略描述。我们对倭黑猩猩社交行为的了解大多来自圈养动物。来自野生动物的数据表明，野生倭黑猩猩比圈养倭黑猩猩更暴力，但性行为更少。倭黑猩猩可能被神化为一种性感、爱好和平的嬉皮士的流行形象。但黑猩猩和倭黑猩猩在性情上的差异是真实存在的，即使这种差异可能被夸大了，也会导致合作行为上的显著差异。

合作和公平

倭黑猩猩和黑猩猩在圈养环境中都很容易学会相互合作，这些非常聪明的动物会很轻松地使用工具和其他策略来获得奖励。两个物种都被训练来完成一项简单的合作任务，需要两只个体拉动杆子或绳子，把一个装食物的碗带到伸手能拿到的地方（Melis 等，2006）。两个物种都能完全胜任这一任务，但是结果却有所不同。如果任务由两只黑猩猩完成，合作行为的频率就会降低，很多时候，其中一只黑猩猩会拒绝。这在一定程度上可以解释为，如果它们合作会产生一个共同的结果，黑猩猩通常不会分享奖励。占主导地位的动物（有时是最先到达的那一只）会获得食物奖励，而同伴什么也得不到。宽容的个体（比如那些分享得分高的个体）在这个合作任务中是最成功的，但前提是它们与一个宽容的队友配对（Melis 等，2006）。相反，倭黑猩猩总能分享，伙伴关系中的两只动物都会得到一些东西（Hare等，2007）。毫不奇怪，倭黑猩猩几乎总是在任务中互相合作。

在另一种合作游戏或任务中，黑猩猩与人类有所不同。人类版的游戏叫作"最后通牒"，奖励被展示出来，这样两个人都能看到它。只有在另一个人同意的情况下，这个人才会得到奖励。第一个玩家提议平分奖励，第二个玩家可以接受或拒绝这个提议。如果提议被接受，玩家将获得商定的奖励，如果提议被拒绝，玩家将一无所获。

从经济学的角度来看，第二方会接受任何出价，毕竟第二个玩家是免费获得东西，拒绝意味着没有任何奖励。但人类不会这样做，如果分割太不平等，人们会拒绝这个提议。人类有一种公平的观念，这种观念极大地影响着他们的行为。如果认为出价不公平，他们愿意做出牺牲来惩罚贪婪。研究表明，这种行为有遗传因素，与异卵双胞胎相比，同卵双胞胎玩这个游戏时做出的选择（即提出和接受提议）（Wallace 等，2007）更相似。

黑猩猩似乎具有经济头脑，它们会与另一只黑猩猩合作获取食物奖励，无论食物的数量是多少，只要它们能得到一些奖励即可（Jensen 等，2007）。如果能在倭黑猩猩身上重复这个实验，看看它们是否更像人类，那将会很有趣。如果分配太不平均，它们会拒绝合作吗？这种公平的概念或者是惩罚"骗子"的进化倾向，是在人类与猩猩科动物分离后发生的吗？这是增加的大脑皮层的一种选择性优势特征吗？

公平的概念似乎是人类社会饮食的一个重要方面。用餐有关合作和食物分享。黑猩猩和倭黑猩猩都会分享，但对黑猩猩来说，分享主要是交易性的，用于分享收益，并不是默认条件。倭黑猩猩的行为证明分享作为规范的概念可能早期就存在了。

捕食者和猎物

捕食行为从两个方面来讲都对人类进化产生了深远的影响，我们的祖先是捕食者也是猎物（Hart和Sussman，2005）。早期人类的一种关键适应优势是他们成了更好的捕食者。但他们也是猎物，环境中有很多食肉动物可以杀死并吃掉他们。化石证据表明南方古猿曾被大型猫科动物和老鹰捕食（Hart和 Sussman，2005）。黑猩猩和倭黑猩猩的体型与南方古猿和早期人属相似，它们是豹子的猎物（Zuberbuhler和Jenny，2002；D Amour等，2006）。在我们的进化过程中，避免被吃掉可能是一种强大的选择压力。

在早期人属中，捕食压力对其体型和脂肪的影响是有限的（Speakman，2007）。简单地说，高捕食率有利于更小、更瘦的表型。尽管Speakman（2007）依靠小型哺乳动物的数据表明这种情况普遍存在，但确切的原因还不清楚。同样的结果是否也适用于相对较大的动物如南方古猿，还不确定。Speakman的观点更多地关注BMI而不是整体体型，当然也有理由认为，如果逃跑是一种重要的反捕食策略，那么肥胖的个体也许是更理想的猎物，更容易捕获。Speakman（2007）认为，随着合作反捕食者策略在人属中的发展——包括工具（武器）和射击，捕食压力带来的BMI的上限会有所放宽。虽然外部因素仍然普遍限制个体的高BMI，但增加肥胖倾向的基因变异不再被积极地选择性排斥。结果，平均来说，随着时间的推移，人类变得更大、更胖。

合作和效率

对我们的祖先来说，猎物尸体附近可能会有危险。从尸体那里可以获得营养，但也存在被捕食的风险。反捕食者行为需要与进食行为结合起来，合作是有利的，既能发现和阻止捕食者，又能尽量减少在尸体附近停留的时间，因此避免可能发生的危险。

关于早期人属动物对猎物的实际行为有很多猜测。尸体已被屠宰并就地吃掉了吗？是在一个地方被屠宰，然后被带到另一个地方吃掉的吗？这两种行为有利有弊。最后，第二种情况变得普遍。在进化的某个阶段，猎物和其他食物经常被带到营地。

无论哪种情况，迅速将其屠宰都能减少吸引其他捕食者的危险，这样在速度和效率上会有优势。这种优势在黑猩猩的肉食分享中并不明显，一只红色疣猴的尸体可能需要一整天的时间才能被黑猩猩吃掉。据推测，我们祖先的进食速度要快得多，至少在吃肉成为主要的进食策略之后。

耐心是一种美德，人类当然能够延迟满足。有趣的是，研究结果显示，在某些情况下，黑猩猩的表现可能与人类一样好甚至更好。来自马克·豪泽实验室的数据（Rosati 等，2007）表明，当在立即获得1份喜爱的食物或两分钟后得到3份喜爱的食物之间进行选择时，黑猩猩等待更大回报的可能性是人类的4倍。

人类快速有效地切分动物尸体的策略就是劳动分工。我们还不知道在进化的哪个阶段出现了这种认知能力，不知道是否所有个体都参与其中，或者是否需要执行某些角色任务。是每个人都自己制作石片来把骨头上的肉切下来，还是有制作工具的"专家"或其他使用工具的人？性别扮演不同的角色吗？在埃塞俄比亚，有些部落的女性仍然使用她们自己制作的石器来处理兽皮。对她们来说，石器制造是女性的工作（Weedman，2005）。100万年前，制造工具的女性会用石片来切割野兽的尸体吗？团队中是否有成员充当哨兵，监视捕食者，随时准备向团队发出警告，甚至试图赶走其他食肉动物呢？还是每个成员都冲进去抢夺食物？

化石和考古记录可能不会告诉我们答案。哨兵的行为不会留下记录，但许多动物（如猫鼬、土拨鼠、红腹绢毛猴）都会这样做。在人类进化的某个阶段，确实存在这种行为。我们知道，现代人类的大脑有能力处理这些行为，因此在某种程度上，我们的祖先也有这种能力。我们要考虑的关键点是用餐行为的复杂性，以及这个概念的组成部分是如何为我们对食物和饮食的行为与态度提供强大的选择压力的。

一顿具有象征意义的现代的正式用餐，会有人准备食物，有人把食物端上桌，有人负责发出开始用餐的信号（也许是祝福），有人会切菜上桌，毫无疑问会有人确保每个人的份额公平。如果这是在白宫举行的国宴，甚至会有警卫（特勤局特工）监视一切。有人可能有多个分工，也有人可能只有一个。除了合作，角色和各种事情之间也需要协调。

在本书中，我们的祖先何时能够进行这种行为区分并不重要，重要的是一旦出现了合作进食行为，用餐对进食行为来说就变得重要了。一整套合作的、协调的社会行为就有了潜在的选择优势。这些行为需要宽容、分享，甚至公平感。这些行为致力于信任和延迟满足，现在就执行一项任务，这样以后就会得到团队的奖励。合作进食为大脑皮层的增加提供了选择压力，也开始将进食与社交行为内在地交织在一起。

小结

过去的饮食、觅食和进食行为对我们最终成为一个成功的物种产生了很多重要影响。人类祖先和南方古猿的重要区别之一是饮食，不仅是吃什么，还包括食物是如何获得和如何食用的。我们的祖先很早就使用技术了（Leakey和Roe，1994），石器、挖棍和火是人类用来获取食物并在食用前将食物进行处理的一些工具。在进化的某个阶段，合作行为与食物和进食紧密相连。当然，合作狩猎并一起进食和分享食物的概念也成为我们内在的进食生物学的一部分。这些适应性以及其他因素，使人类离开非洲并"征服"了世界。

为了了解用餐是如何导致现代人类肥胖的，我们需要考虑用餐在现代社会中的功能。单纯从营养角度来考虑进食不能完全解释人类的进食行为。进食代表营养也代表社会交易、政治，甚至道德。在某个时刻，进食变成了用餐（见图3.1）。

我们的进食行为是大脑进化的主要选择压力。食物和社交行为紧密相连，食物和进食建立了关系并具有营养功能。食物可以给人安慰，在很多方面都有益。吃远远超出了营养功能，人们不仅喜欢吃，也喜欢看别人吃，尤其是在社会规范之外的一些方面，比如集市上的吃派比赛，这种比赛已经演变成了无数的吃东西比赛，人们会庆祝他们惊人的进食壮举。现代人类已经把吃变成了一项竞技运动（图3.3）！要了解我们为什么要吃以及现代社会食物对我们意味着什么，就需要超越营养和食欲的范畴。

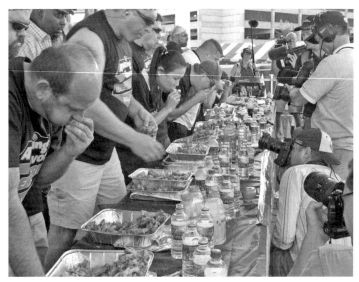

图 3.3　吃东西比赛很受欢迎。照片：Jay Kuzara。

人类的进食行为需要忍耐力。人类是有竞争力的物种，但是我们有能力在特定的环境下约束自己的禀性。用餐当然是一个例子，但还有很多其他的例子（图3.4）。人们相互合作、协调努力的能力是我们成功的一个关键因素。

用餐首次出现在什么时候呢？我们可能永远不会知道，但可以合理地假设，这是南方古猿向人属转变过程中进食—觅食行为变化的一个

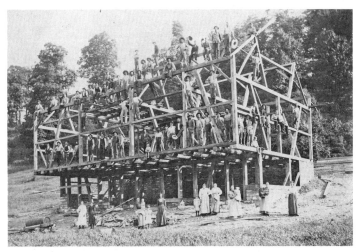

图 3.4　合作和协调是人类重要的行为特征，就像 20 世纪早期的谷仓搭建所描述的那样。请注意图中人由低到中等的 BMI。照片：萨默塞特郡的历史和系谱学会，宾夕法尼亚州。

重要方面。进食行为是由增大的大脑尤其是大脑皮层的选择压力所促成的。大脑皮层的增加有助于制订计划、提高忍耐力，促成有的放矢的合作行为，从而使用餐成为可能，也许还会采取角色分工。

　　下次你在餐馆、美食广场或其他公共用餐场所小坐时，花点时间想想这种行为有多不寻常，这种对他人如此宽容的能力是如何在祖先身上产生的，以及它在人类的成功进化中扮演了什么角色。

第四章
进化、适应和人类肥胖

在本章中，我们将研究所谓的错配模式（Gluckman和Hanson，2006），这是进化医学的核心原则（Williams和Neese，1991）。一般来说，医学包括人医和兽医，通常都关注疾病机制，病症的内容和方式。进化医学研究疾病发生的原因，例如，对于大多数脊椎动物来说，有一种常见的感染反应称为急性期反应，其症状包括发热、转运铁和锌的能力下降、食欲丧失以及急性期时相蛋白（如C-反应蛋白和纤维蛋白原）的合成和释放增加（LeGrand和Brown，2002）。这些反应会使人衰弱，而标准的医疗做法通常是通过减少急性期反应来缓解症状。但是这些反应是对感染的适应，在许多情况下（但不是所有情况）能使被感染的动物存活下来。例如，发热和转运铁的能力下降协同作用抑制细菌感染（Kluger和Rothenberg，1979）。因此，由感染性疾病引发的病症在某些方面直接归因于病原体，但其他方面与宿主防御反应有关。总体来说，改变生病动物的新陈代谢和生理机能的方式会增加其生存的机会，但可能在短期和长期内造成不良影响。

现代医学中，可能会用适当的抗生素治疗感染，使用缓解药物治疗宿主防御反应，以减轻发热和不适感。这样做当然有很多好处，至少感染源会被杀死，患者则能摆脱（或至少缓解）由适应性宿主防御反应引起的衰弱，让人们即使生病也能工作和正常生活。当然，宿主和病原体都会进化，有一些致病菌株已经进化了，对许多抗生素都有抗药性，耐抗生素病原体正迅速成为一个主要问题。对于许多相对较小的感染（如鼻窦感染），目前的医疗标准是让身体的自然防御发挥作用。必须就个体利益和产生耐药菌株风险之间进行权衡。

肥胖及由肥胖引发的相关疾病当然不同于感染性疾病，但也有共同之处。肥胖与细胞因子如白介素1、白介素6和组织坏死因子❶-α引发的急性期炎症反应有关，所有细胞因子都是由脂肪组织产生的（见第二章）。由肥胖引发的相关疾病的某些方面是由正常的适应性反应引起的，在某种意义上是由于脂肪组织的数量异常引起的失衡。在许多情况下，肥胖本身可能是由于正常的适应性反应刺激食用高能量密度食物，同时限制能量消耗而产生的。食物是有益的，过去在可能时限制能量消耗具有适应优势。的确，现代社会的很多方面是建立在让我们吃得好而花费少的基础之上的，经济决策和商业决策会改变我们的偏好。我们努力劳作来克服外部约束，这些约束曾迫使我们的祖先要花费大量能量才得以勉强糊口。现在，对于很多人来说，摄入热量的动机和生理需求超过了热量消耗的动机和生理需求。

在本章，我们将研究错配模式和体内平衡、应变稳态和非稳态负荷的概念。生理系统是有限的，虽然我们可以适应环境，但持续的生理反应虽然必要，却往往也会产生成本，这称为非稳态负荷（McEwen，1998）。器官系统包括大脑会被长期的或急性的生理反应所改变

---

❶　坏死因子：TNF，1975 年 Carswell 等发现接种卡介苗的小鼠注射脂多糖后，血清中含有一种能杀伤某些肿瘤细胞或使体内肿瘤组织发生坏死的因子，称为坏死因子。1985 年 Shalaby 把巨噬细胞产生的 TNF 命名为 TNF-α，把 T 淋巴细胞产生的淋巴毒素命名为 TNF-β。——译者注

（Schulkin，2003；McEwen，2007），如果超出了正常的时间范围，器官就会处于病态，正常的生理机能就会产生病症。

错配模式

人类占据的栖息地数量比其他任何物种都多。我们现在生活的环境与进化中的环境相去甚远，我们改变环境以使其适应人类生理机能的能力无与伦比。但是这并不意味着我们已不再遵循生物学特征，而是仍然保留着进化来的环境适应能力。事实上，人类经常面临进化后的生理机能与我们所处的也是自己创造的环境之间不匹配的情况。一般来说，错配模式（Gluckman和Hanson，2006）是进化医学的主要组成部分（Williams和Nesse，1991；Trevathan等，1999，2007）。简而言之，进化赋予了我们（或强加给我们，这取决于你的观点）与环境线索相结合的发育程序，进化出符合祖先预期的生理机能。大部分结果是令人满意的，人类很好地适应了世界。然而，不仅是因为我们居住的栖息地非常多样化，而且更重要的是，我们有能力创造新的环境条件，所以有许多例子表明我们的生理机能与环境不同步（见Gluckman和Hanson，2006），这种情况在我们的进食生物学中显然存在。

"适应"这个词在生物学上至少有两个含义。在进化中，适应是指一个物种能够提高生存能力或提高繁殖成功率或两者兼而有之的特征。进化适应是我们的祖先应对挑战的一种特征，这种特征是否仍然适用取决于目前的状况。如果挑战不复存在或者已经改变，那么这种特征便不再具有适应性。它会在后代中得以传承还是消失受许多因素影响：种群中存在多少变异？这种特性的成本是多少，有什么优点？人口数量是增长、下降还是保持稳定？在最初的挑战不再是一种选择力之后，许多之前的适应性还能在种群中长期存在。

进化倾向于用简单、粗暴的解决方式来应对挑战。这并不是说复杂的、有针对性的适应性不会出现，相反，它们确实出现了。但问题是，什么样的适应性最有可能持续下去呢？与狭隘的、有针对性的解决方案相比，能够为一系列相关挑战提供广泛优势的适应性更有可能持久存在。

在生理学上，"适应"一词是指在生理机能和新陈代谢上为应对某些挑战而发生的短期变化。通常这些变化是为了保护体内平衡，保持稳定的内部环境（Bernard，1865；Cannon，1935）。比如，如果你在大热天锻炼，很快就会出汗，蒸发冷却效应将有助于降低由于运动而增加的体温。

当然，从生理机能上适应环境的能力代表一种进化适应，所以进化使我们的身体有能力从生理机能上适应环境。因此，我们不必使预期环境和实际环境完美匹配，我们可以适应不匹配。但这种不匹配越大，我们的适应性反应就越有可能出现问题。即使能够从生理机能上适应环境，但随着时间的推移，进化出来的适应性反应也会导致健康状况恶化，所以说，生理适应是有代价的。

体内平衡模式

外部环境的变化有的可预测，有的不可预测，动物必须能够对这两种挑战做出反应（Wingfield，2004）。动物身体的内部环境必须从外部环境的极端变化中得到缓冲。简单点说，一个有机体要生存，它的内部环境必须保持在一定的限制之内，有些限制相当广泛，有些则十分狭窄。生理学很大部分是在研究这些限制以及它们的调节方式。坎农生理学（1935）的一个关键方面是，"器官和组织设置在液体基质中……我们每个人生活、活动并存在于一袋盐水之中，只要保护这袋盐水不受变化的影响，我们就能避免严重的危险"。对坎农来说，体内平衡是流体基质的稳定状态，而体内平衡的机制和过程用于维持流体基质的稳定性。为了达到这个必要条件，动物已经进化出无数的适应能力，从细胞膜到复杂的中枢神经系统（CNS），这些调整有助于保持"内部环境"（合理的）平衡。

体内平衡的概念已经发展成熟，超越了"流体基质的稳定性"这一范畴，但它仍然被视为生理调节的基本解释原则。稳定的概念，即对变化的抵抗，仍然是体内平衡的根本。体内平衡系统抵抗变化，当受到干扰时，系统参数值返回至合适的范围内，这个范围通常称为"设定值"。抑制和负反馈是体内平衡过程的重要方面。

然而，并不是所有的生理过程都适合于体内平衡模式。许多科学家[Mrosovsky（1990），Bauman 和Currie（1980），Sterling和 Eyer（1988），McEwen（1998），Schulkin（1999, 2003）等]指出了体内平衡观点的不足。有一些生理调节的例子不是严格的体内平衡。内部环境的许多方面都在不断地变化和适应中。许多生理参数并不保持恒定，而是不断地适应环境。这不是体内平衡的内在矛盾，坎农曾引用查尔斯·里切特的话："我们之所以稳定，是因为我们在不断变化。"但体内平衡的概念必须加以扩展，或者在生理调节中补充其他术语和概念。

Mrosovsky（1990）提出"变阻器（rheostasis）"一词来描述生理设定值发生变化，继而维持在新的水平上的情况。Bauman和Currie（1980）提出了"谐调机制（homeorhesis）"这个术语用于描述生理机能发生变化以满足需求状态（如生殖）的现象。Moore-Ede（1986）提出，生理参数的昼夜节律可以纳入体内平衡，方法是将其标记为"预测性"体内平衡，而不是"反应性"体内平衡，后者会遇到急性的、不可预测的挑战。事实上，生理机能的中枢性协调、预期生理反应以及生理机能和行为的相互作用，似乎被经典的体内平衡模式忽视了。Sterling和Eyer（1988）提出了"应变稳态"的概念，以解释不属于体内平衡过程经典概念的调节系统。例如，有不同的设定值或根本没有明显设定值（如恐惧）的调节系统，或者行为和生理反应是可预期的，而不是简单地反映监测参数的反馈信息。

当考虑进化的生理适应性时，"稳定性"一词可能有误导性。生理系统用于保障生物体的生存和繁殖能力（适应性）。当然，某些参数的稳定是必要的，但一个真正稳定的生物，在最严格（和不合理）的意义上说，最终会灭绝。生物体必须能够改变并对挑战做出反应。也许比稳定性更适合的术语是"生存能力"，它被定义为成功或持续有效的能力。在进化意义下，生存能力意味着遗传物质的传递能力。调节生理功能可以使生物体达到并保持生存能力，这就要求生物体根据季节、年龄或紧急需要及挑战来改变其生理状态。一定有一些生理过程并不保持体内平衡，至少暂时与稳定性相对立。针对这种过程，有专家提出了"应变稳态"一词（Sterling和Eyer，1988；Schulkin，2003）。简单地说，应变稳态是一直变化的生理机能（Sterling和Eyer，1988），通过改变状态来保持生存能力，不同于体内平衡通过抵抗变化的方式（Schulkin，2003；Power，2004）。

体内平衡和应变稳态可以被视为生理调节的补充。体内平衡过程围绕一个设定值来维持或调节生理机能，而应变稳态过程改变生理状态，包括改变或放弃生理设定值。体内平衡过程与负抑制和抗干扰有关；应变稳态过程与正诱导、干扰系统和改变生理状态有关。我们将修改Sterling和Eyer（1988）最初对应变稳态的定义，从"通过变化达到稳定"改为"通过变化实现生存能力",并将体内平衡的定义改为"通过抵抗变化实现生存能力"。

对于理解生理调节来说,应变稳态的概念是必要的吗?体内平衡既可以做出预测(Moore-Ede, 1986),又可以做出反应。上述的应变稳态概念与Mrosovsky(1990)的"变阻器"概念非常相似。更广泛的观点是,Mrosovsky将变阻器的变化限制在某一可控标准之上,然后进行防御;而应变稳态不需要用于防御或保持稳定的新标准。许多生理现象具有可预期性和自我平衡性,至少在体内平衡的广义概念下如此(Moore-Ede,1986)。体内平衡和应变稳态之间的区别往往很难区分。

应变稳态调节的一个重要方面是生理机能的中枢性协调。许多体内平衡调节以局部反馈为中心(通常是负面的)。相反,预期的前馈系统是应变稳态机制的一致特征。许多应变稳态调节的例子(见Schulkin,2003)涉及类固醇激素诱导的神经肽,还有一种观点认为,调节外周生理以应对挑战的激素也参与了大脑中枢状态的改变,从而诱导动物做出有助于迎接挑战的行为。大脑中表现出来的外周生理和功能通常由控制外周功能的相同的信息分子进行编码和调节。大脑和外周通过大量信息分子联系在一起(见第七章)。行为和生理机能共同作用以保持生存能力的观点是应变稳态调节的核心。

非稳态负荷

McEwen(1998)将应变稳态的概念扩展到易受生理机能过载影响的调节系统,从而造成疾病的发展。非稳态负荷(McEwen, 1998, 2000, 2005)是与健康、疾病和病理相关的生理调节中的一个相对较新的概念。非稳态负荷的概念源于许多生理适应都是短期的解决办法,它们可以在有限的一段时间内承受负荷，但如果继续发展就会影响健康。拿我们出汗的例子来说，如果环境持续过热，而你继续运动，最终，出汗会导致脱水和钠的消耗过量，可能会造成严重的甚至威胁生命的后果。虽然出汗可以在短期内降低体温，但我们最终必须要采取其他措施（比如喝水、退到凉爽的地方等）。

错配模式和非稳态负荷之间的一致性相当直接：一个有机体的生理机能越是与它所处的环境不匹配，在试图进行生理适应的过程中它所付出的努力/代价就越大，而生理适应就更有可能无法实现，甚至可能适应不当。越不匹配，非稳态负荷越大，越有可能引发适应性反应，这种反应可能永不停止或调节不当。正常的、适应的（进化意义上的）反应变成了不适应的反应。

在人类肥胖的例子中，我们并不是在食物供应充足、几乎不需要努力的条件下进化的，相反，我们必须为食物努力劳动。现代世界也存在诸多挑战，但对于大多数人（不幸的是，不是所有人）来说，通过努力获取足够的食物已不再是什么问题。但在过去，食物资源往往有限，现在，我们似乎还保留着以前的适应性反应，造成饮食过量和脂肪组织积累的结果。脂肪组织不光以脂肪的形式被动地储存能量，在新陈代谢和生理机能中也扮演着积极的角色（见第十一章）。实际上，脂肪组织是一个内分泌器官，与其他末端器官系统相互作用。当脂肪组织相比于身体其他部分变得过大时，非稳态负荷的条件就会积累并产生病症。这种非稳态负荷是由正常的和异常的脂肪组织功能共同作用引起的。

来自过去的身体

作为一个物种，我们在生物学角度适应了过去，在这一点上，我们和地球上现存的其他物种基本相同。不同之处在于，我们一直在不断地改变世界，我们的技术能力使我们能够构建提供挑战的环境，这些挑战在过去是极其罕见的，甚至我们吃的食物也与之前大不相同（Eaton 和 Konner，1985）。我们遗传的生物反应并不总充分，甚至不恰当，这并不奇怪。

许多研究者将体内平衡的概念应用到体重上。大量可靠的证据表明，动物在许多情况下都试图保持体重稳定。最近，脂肪稳衡理论受到人类肥胖研究者的青睐。瘦素是一种由脂肪组织（主要是身体的脂肪细胞）产生的肽激素（Zhang等, 1994），其分泌量通常与脂肪组织量成正比。瘦素的发现为极具吸引力的脂肪稳衡理论提供了一种可能的近似机制，即我们的能量摄入和能量消耗（至少在一定程度上）是由身体的脂肪量来调节的。现在，脂肪组织被认为是重要的能量储存器官和调节新陈代谢的重要内分泌器官（Kershaw和Flier, 2004）。

脂肪组织和瘦素等大量信息分子在调节新陈代谢和进食行为中的作用将在后面的章节中详细讨论，本章的重点是人类物种可能的进化趋势和特点，这些趋势和特点可能使我们倾向于违反脂肪稳衡理论。也就是说，过去通过协助维持身体总能量（脂肪）来促进健康的适应性，在现代世界却导致非脂肪稳衡物种的产生。

懒惰是适应吗？

在本书中我们认为，祖先通常要比今天的我们付出更多的体力和精力来生活，但并不意味着懒惰就没有好处。最起码，什么都不做可以节省能量。

但懒惰这个词并不恰当，野生动物是根据进化的行为策略行动的，总的来说，这些策略产生了最好的适应性。任何观察过野生动物一段时间的人都知道，很多时候什么都不做也许是一种成功的策略。休息是一种常见行为，许多动物一天中大部分时间都在休息，例如，疣猴清醒时有一半以上时间都在休息（图4.1）。为了锻炼肌肉而消耗能量的健美操在很大程度上是人类才会做的运动，当然许多动物会在社交和独处中消耗体力。有一种观点认为，从事体力劳动具有适应功能，但体力劳动也有成本。可以说，动物通常应该消耗尽可能少的能量来实现它们的适应目的。

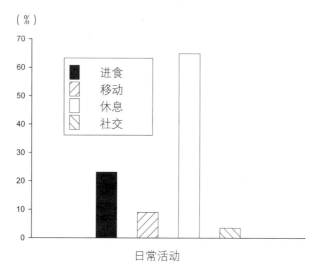

图 4.1 在自然界中，什么也不做是很常见的。疣猴清醒时大部分时间都在休息，晚上睡觉。图表显示了加纳的 6 个花斑疣猴的日常活动。数据来自 Wong 和 Sicotte（2007）。

旧石器时代的饮食

远古祖先吃的食物与今天的不同。过去的食物在形式、可消化性和营养素含量等方面都不一样（Eaton和Konner, 1985）。了解祖先食物的所有这些方面对于理解我们的进食适应性进化非常重要。营养素含量的差异可能是特别关键的因素，虽然动物也进食，但它们需要的是营养。营养缺乏会对生理机能和新陈代谢产生重大影响，因此很可能会对行为产生影响。我们对缺乏的定义非常宽泛，在这里不是医学意义上的可导致可测病症的缺乏。生理适应使我们至少在中短期内能够适应大多数营养物质的摄入量不足，但是这些生理适应改变了我们的生理机能和新陈代谢，它们可以影响进食行为。

再来看看出汗的例子。过了足够长的一段时间，我们会感到口渴，对钠的味觉感受也会改变。钠有咸味，经过几个小时的流汗，我们可能会感觉咸味不那么强烈了，同时也令人愉快。除了喝水，我们可能会想吃咸的食物（Schulkin，1991；Fitzsimmons，1998）。

钙是一种重要的营养物质，在祖先饮食中的含量可能比今天饮食中的含量高（Eaton和Nelson，1991）。随着农业的发展，人类饮食中的种子食品（谷物）显著增加。种子的营养构成往往是高磷低钙。现代人类饮食中，总钙含量可能较低，而磷含量较高。人类钙调节生理机能可能在进化上适应了相反的情况，即高膳食钙摄入量和高钙/磷摄入比例（Eaton和Nelson，1991）。和祖先的这种不同与体重增加和肥胖有关联吗？一些有趣的数据表明这种关联是可能的。

许多研究发现，习惯性钙摄入量与BMI、体重增加和脂肪总量呈负相关（Heaney等，2002）。高钙摄入与瘦有关，低钙摄入与高脂肪量有关。在受到热量限制的转基因小鼠中，低钙饮食降低了脂肪损失，而高钙饮食加速了脂肪损失（Shi 等，2001）。膳食钙和体脂之间相互作用的机制尚不清楚，但除了钙本身外，钙调激素（维生素D和甲状旁腺激素即PTH）似乎也发挥了作用（Zemel，2002）。低钙摄入的一个副作用是钙调激素系统的上调，这可能会影响脂肪组织的新陈代谢（Sun和Zemel，

2004，2007；Morris和Zemel，2005）（见第十一章）。

过去的人类饮食还有哪些重要特征可能会影响人类现在的进食行为呢？我们认为，在祖先饮食中或罕见或普遍存在的营养素和食物类型最有可能塑造我们的进食行为和偏好。

什么是物以稀为贵？

价值往往与稀缺有关，这一概念适用于人类经济学：一件稀有的物品通常比一件普通的类似物品更有价值。进化中也有类似的原理。环境中有些资源是制约因素，因为它们稀少或难以获得，需要努力得到。如果获得它们可以提高存活率或繁殖能力，那么选择压力就可能有利于那些更有动力获得它们的个体，这些人会更愿意付出努力。如果资源是一种食物或食物类型，那么食物的味道可能会成为首选。

例如，狨猴是一种松鼠大小的新大陆猴，主要以树胶为食（Coimbra-Filho和Mittermeier，1977；图4.2）。这是一种非常特殊的饮食策略，但对狨猴来说是成功的。圈养的狨猴喜欢阿拉伯树胶溶液，动物园经常给它们喂食（McGrew等，1986；Kelly，1993）。研究者用注射器给瘦小的狨猴喂食阿拉伯树胶溶液，这只重约100克的小狨猴疯狂地抓着注射器，防止注射器拔出。对人类来说，这种溶液味道确实不咋样。其他种类在野外不吃树胶的小新大陆猴对这种溶液不感兴趣，要么无视，要么努力躲避注射器。作为训练的一部分，所有的动物都习惯了从注射器中获得甜味溶液，以促进药物输送。那些发现阿拉伯树胶溶液美味的狨猴，就有进食的动力，而其他动物则没有。

在野外，狨猴通过在树皮上挖洞促使树胶流出来获取食物（Coimbra-Filho和Mittermeier，1977）。它们在树胶所在位置花费大量时

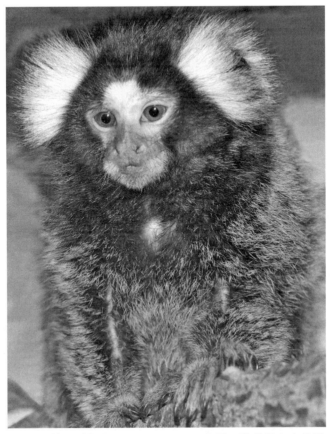

图 4.2　普通狨猴（*Callithrix jacchus*）是一种松鼠大小的巴西本土猴子。照片：Michael Jarcho。

间，消耗大量能量，让自己处于被捕食的危险之中，但它们的积极性很高。味觉生理是协调它们的动机行为和饮食策略的一个因素。

我们看另一个例子。大约20年前，一位研究人员受国家动物园的动物护理人员邀请为袋鼠群检查饮食。在例行体检中，有几只袋鼠腿部骨折了。这不是由于工作人员粗暴对待所致，而是由于袋鼠的骨头看起来很脆弱。兽医和护理人员担心可能是饮食造成了袋鼠骨骼矿化不良。

袋鼠的饮食主要由啮齿类动物食物、几种类型的种子（袋鼠在野外是高食谷类的）和卷心莴苣组成，其中，卷心莴苣是首选食物。根据这些饮食成分比例计算的营养含量表明，袋鼠的饮食是均衡、健康的。但是食物总量明显超过了袋鼠所需，甚至可能吃不完。因此，它们会从这些食物中进行选择。在接下来的一周，研究人员对实际的进食量进行了监测，所有食物都称了重，没有吃完的也都收集起来，结果很有启发性。

研究人员发现：啮齿类动物食物很少被吃掉；种子会被轻而易举地吃掉，动物们对某些种子有各自的偏好；卷心莴苣总是被吃光。总体上营养素含量中钙含量不足。

解决办法很简单。大大减少种子提供量，偶尔喂食卷心莴苣。结果，袋鼠开始吃大量的啮齿类动物食物，腿部也就不再骨折了。

为什么食谷类袋鼠更喜欢卷心莴苣呢？袋鼠是沙漠动物，以种子、昆虫和树叶为食，这些食物只有在季节性降雨前后植物生长的短暂时期才会有。像卷心莴苣这样叶片汁液丰富的食材很少见，但对袋鼠来说非常有价值，因此它们喜欢吃。圈养的袋鼠是按照它们的生物学指令做出反应的，但在发生进化的条件下，外部环境总是限制了它们获取这种食物的能力。我们在无意中把圈养动物置于一个食物永恒富足的条件下，它们的生物适应性便不适合当下了。

圈养动物已经远离了进化的环境，但这并不完全是件坏事，现实生活和大自然可能是艰难的，甚至是残酷的。圈养动物从圈养的许多方面获益，但也处在新的进化环境中。它们的进化系统和适应能力与圈养环境之间出现不匹配的可能性很高。此时，圈养动物就像现代环境中的人类。我们每天都要面对新的进化环境，许多环境没有反作用，而且确实有许多环境是有益的。现代环境与之前相比有很多优势，但我们的偏好和倾向源自过去，是为了解决进化挑战而形成的，这些挑战在当今世界已大大减少，甚至被彻底颠覆。食物偏好就是一个很好的例子。现代人类的能力从根本上改变了稀有和有价值的概念。我们的食品经济体系致力于生产人们喜欢的食品；口味偏好可能曾促使人们努力获取稀有或有风险的食物，现在则促使食品生产商将这些食品生产得无处不在。虽然它们很普遍，而且很容易就能吃到，但我们仍然非常想吃。事实上，过去获取食物的动机很重要，因为食物很难获得，而现在的情况是，获取食物的动机和现代获取食物的难易程度不匹配。不足为奇的是，我们很多人都过度饮食。

　　在过去的环境中，什么食物稀有、珍贵呢？什么样的食物会让我们的祖先非常积极地努力甚至冒着风险去获取呢？可以说，对祖先而言高脂肪和单糖的食物稀有、珍贵。当然，这些都是我们今天相当偏爱的食物。过去什么样的食物会有这些特点呢？

蜂蜜

　　蜂蜜是一种高热量、高单糖食物。它的果糖含量相对较高（通常超过10%），果糖比葡萄糖和蔗糖口感更甜（Hanover 和White, 1993）。人类有史以来就吃蜂蜜，毫无疑问，更久以前就开始吃了。在祖先的生活环境中，包括我们最早的祖先生活的非洲环境中，含有蜂蜜的蜂巢相当普遍。如果早期祖先能够制造石器工具、挖掘棍棒、搬运工具以及其他所有可用的技术工具，那么他们就能够找到蜂巢并获取蜂蜜了。一旦他们可以使用火，任务就会简单得多，将蜜蜂熏出蜂巢是一种相对安全的获取蜂蜜的方法。

　　在非洲有一种叫黑喉响蜜䴕的鸟，它能引导哺乳动物进入蜂巢。响蜜䴕不吃蜂蜜，它以蜜蜂的卵、幼虫、蛹和蜂蜡为食。黑喉响蜜䴕是少数几种能消化蜡的鸟之一，其他有这种能力的鸟通常是海鸟，以产生蜡酯的水生动物为食（Place，1992）。专家认为黑喉响蜜䴕会把蜜獾、狒狒引导到蜂巢处，然后在它们吃完蜂蜜后清理剩下的蜂巢。事实上，并没有科学记录记载有关黑喉响蜜䴕引导蜜獾或狒狒进入蜂巢的案例，这个说法主要来自土著居民口中的传说。但人们已经观察并记录下了这些行为（Friedman，1955）：黑喉响蜜䴕会跟随机动车辆中的人（Friedmann，1955），会被伐木声吸引（Friedmann，1955），还会对人类的哨声做出反应（Dean和McDonald，1981）。这种鸟还会发出独特的叫声，在飞向蜂巢过程中时而停下来，重复这种叫声（Short和Horne，2002）。

人和鸟之间的奇妙联系可能是人类和其他脊椎动物之间最早的共生关系之一，也许比人类开始向非洲以外地区扩张的时间还要早。然而，这种联系也许正在消失。在较为发达的地区，人们通常在商店买糖，很少寻找野生蜂蜜，而且这种行为正在消失，也许不久后就仅局限在非洲的野外地区了（Friedman，1955；Dean和MacDonald，1981）。

在我们的进化过程中，蜂蜜可能是一种重要的食材。祖先从什么时候开始食用蜂蜜很难确定，因为食用蜂蜜无法留下任何化石或考古证据。但我们可以进行合理假设：迷恋蜂蜜的味道是祖先想方设法获取它的动力之一，而个人通过努力而获益可能增强了我们对甜食的喜爱。

当然，对我们的祖先来说，蜂蜜并不是唯一的甜食，许多成熟的野生水果也是甜的，但很少像我们现在培育的水果那样甜。大多数甜食都相对罕见（比如季节性的）或很难获得或两者兼有。我们认为，人类偏爱甜食的部分原因是甜食激励了祖先去努力获取，但现在这种激励却使我们摄食甜食过度。当外界条件限制了高糖食物的供应量时，高糖食物于人有益；当它们量足且廉价时，便会影响我们的行为和生理系统。

美味的食物可能会改变我们的食欲调节系统（Erlanson-Albertsson，2005），即激活大脑中的奖赏回路❶，从而刺激食欲。高糖和高脂肪食物对人类特别有吸引力，从进化的角度来看，这些食物在提供能量方面非常有用，还能激活人体的内部奖赏系统。然而，无节制地进食和吸毒成瘾之间有相似之处（Berridge，1996；Nesse和Berridge，1997）。

脂肪

在人属的早期进化过程中，膳食脂肪与大脑体积的增大有关（Leonard和Robertson，1994；Aeillo和Wheeler，1995；Cordain等，2001）。脂肪被认为是由于大脑体积增大导致觅食策略改变所产生的优势，同时也是能够在新陈代谢上支持较大大脑的必要组成部分。对于大脑体积增大的进化模型的可能机制直接（Leonard和Robertson，1992,1994；Leonard等，2003）或间接（Martin，1983，1996；Foley和Lee，1991；Aiello和Wheeler，1995；Aiello等，2001；Cordain等，2001）的研究发现，相对于南方古猿，饮食质量的提高在支持较大大脑和身体更高的能量需求方面发挥了关键作用。膳食脂肪的增加是早期人类从饮食策略的改变中获益的方法之一。

从生态学的角度来看，相对于南方古猿，人类饮食范围的增加可能产生了大脑体积增大的选择压力。假设找到和获取大量肉类食物的任务比食草策略需要更多的认知判断，那么这表明了一种可能的反馈回路，

---

❶　奖赏回路：也称边缘系统多巴胺奖赏回路，是包括伏隔核、尾状核、壳核、丘脑、下丘脑、杏仁核等大脑深部核团以及内侧前额叶等部位共同组成的神经网络。其功能是加工与奖赏有关的刺激，或是对奖赏的预期。——译者注

即较高的认知能力（假设与相对脑容量的增加有关）会增加个体的觅食回报和饮食质量，进而促使其选择更高的认知能力来获取资源（Aiello和Wheeler，1995）。早期人属考古遗址的数据表明，脑化（脑容量增加）和获得高质量食物（如成年有蹄类动物）的能力之间存在联系（Stiner，2002）。

在祖先的饮食中，脂肪可能稀有而珍贵。现在，我们进化出了对脂肪的钟爱，甚至可能在舌头上长有特殊的脂肪味道传感器（见第九章）。脂肪在大脑进化过程中可能是必要的，既为其生长和维持提供能量，也作为一种选择压力。食用更多的脂肪可能需要更大的大脑，同时也会使大脑增大。

大脑和脂肪酸

大脑是一个高脂肪器官，脂质（脂肪）含量占大脑总量的1/3。大脑形态和结构的某些功能是由脂质构成的，而一些脂肪酸是大脑正常生长和发育所必需的。因此，除了能量之外，膳食脂肪的增加对支持较大大脑的生长是有益的，甚至是必要的（Decsi和Koletzko，1994）。

长链多不饱和脂肪酸（LCPUFA）是含有18个及以上碳的多不饱和脂肪酸。某些LCPUFA（如二十二碳六烯酸和花生四烯酸）可能在调节脂肪酸代谢和脑内基因表达中发挥重要作用（Kothapalli等，2006；2007）。哺乳动物的大脑生长与LCPUFA的增加有关，主要在大脑皮质上（Farquharson等，1992）。人类胎儿通过胎盘转移获得大部分LCPUFA（Brenna，2002）。婴儿出生后，由于脂肪酸前体转化为二十二碳六烯酸和花生四烯酸的效率相对较低，母乳可能成为主要来源（Brenna，2002）。

饮食中LCPUFA的来源可能对祖先在妊娠和哺乳期间都至关重要。动物组织，特别是大脑和骨髓，会提供大量LCPUFA。所需的绝对量并不大，而且大脑的发育需要多年才能完成，对于早期祖先来说可能也是如此。有可能LCPUFA资源在人类进化中是不受限制的，但这个假设很值得进一步考证。这些脂肪酸已被证明会影响狒狒和人类的大脑生长和发育，母乳替代品配方现在已经添加了适当的LCPUFA。对妊娠和哺乳期女性食用鱼类的矛盾建议源于，LCPUFA对大脑有积极影响，在鱼类中含量较高，而汞对大脑有负面影响，不幸的是，鱼类中汞含量也较高（美国食品和药物管理局，2007）。

Martin（1981，1983）提出，由于大脑变大，母乳可能已经发生变化以支持大脑对LCPUFA需求的增加。人类大脑的大部分生长是在出生后，进而依靠哺乳支持，早期祖先也是这样。人属物种的骨盆围度不足以让出生婴儿的大脑容量远大于300毫升，这相当于一只成年黑猩猩的脑容量，且只有成年人类大脑容量的1/4。早期人类的乳汁是否必须改变才能支持我们较大大脑的生长呢？

母乳中确实含有必需的LCPUFA及其前体细胞，虽然浓度不是特别高，但远远高于普通牛奶（German和Dillard，2006），这就是为什么LCPUFA必须添加到以牛奶为基础的婴儿配方奶粉中。但是比较早期人属和南方古猿的乳汁会发现什么呢？虽然无法直接验证这一点，但我们可以比较现代人类和其他灵长类动物。

Lauren Milligan 检测了包括野生和圈养物种在内的14种猴子和猩猩科动物乳汁（Milligan，2008）。样本包括我们的近亲黑猩猩、倭黑猩猩、山地大猩猩（*Gorilla beringei*）、西部大猩猩（*Gorilla gorilla*，图4.3）和婆罗洲猩猩（*Pongo pygmaeus*）的乳汁。猩猩科动物乳汁与猴子乳汁不同，营养素构成差异较小，但平均而言脂肪含量较低，因此能量也较低

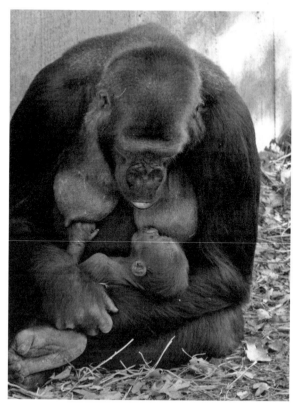

图 4.3　一只西部大猩猩正在哺育幼崽。大猩猩乳汁与人类母乳的大部分营养素含量相似。图片：杰西·科恩，史密森国家动物园。

（Milligan，2008）。脂肪酸组成存在一些差异，但对于LCPUFA，物种间的差异大多与饮食有关，而与系统发育无关（Milligan 等，2008）。更重要的是，猩猩科动物乳汁在脂肪酸组成或脂肪、蛋白质和乳糖总量上似乎与人类母乳没有明显区别，而在基本的营养素含量上，人类母乳和猩猩科动物的乳汁没有区别。

　　不过，乳汁中的脂肪酸组成受到膳食脂肪酸摄入量的影响（Milligan 等，2008）。当利用储存在脂肪组织中的脂肪酸以满足泌乳需要时，乳汁中的脂肪酸成分会反映目前和之前的摄入情况。有一种说法很有道理，那就是婴儿大脑的新陈代谢需求作为一种选择压力，增加了女性祖先食用脂肪的动力以及在脂肪组织中储存脂肪的能力（见第十二章）。

小结

在很大程度上可以这样说，人类创造了自己的栖息地。我们创造了生活空间、食物、社会机构，控制工作和生活场所的温度和湿度，以及可以决定什么时候光明、什么时候黑暗。我们所创造的东西在一定程度上（我们认为在很大程度上）反映了进化的偏好和特征。但这并不意味着我们创造的环境与我们的生理机能完全同步。创造的环境与进化时所处的环境非常不同，我们因此会患有由环境诱发的疾病不足为奇，而肥胖只是其中的一个例子。

进化的生理机能常常与环境发生冲突，有时是因为人们选择生活在极端地区（高海拔、极冷或极热、极端干旱），有时是因为人们创造了一些新环境。我们可以适应这些环境，但环境和生理机能条件越不匹配，我们就越有可能付出健康代价，错配模式和非稳态负荷的概念就体现了这一逻辑。这种不匹配越大，从长远来看，我们的生理反应就越有可能失败。对环境的生理适应通常需要以消耗新陈代谢作为代价，但我们是有限的有机体，对环境进行新陈代谢上的高成本调整最终会导致机体崩溃并产生病症。

人类已经进化出了如何生活的偏好。我们有感觉舒适的温度范围；我们喜欢甜食和高脂肪食物；我们有能力做出很大努力，但这并不意味着如果可以选择我们就会选择努力。过去所有的偏好都有适应意义，但现在我们已经建立了一个无论天气如何，大部分时间都可以在舒适温度下生活的世界；我们可以想吃多少甜食和高脂肪食物就吃多少，如果不想的话，也不必强迫自己。如今，我们创造了一个致胖环境，我们的行为给自身生理机能造成了潜在的问题。例如，我们可以沉溺于偏爱的食物，其程度远远超过了生理机能在过去可能接触到的程度。我们进化于非洲大草原，而现在生活在糖果乐园。

第五章
进化、适应与现代生活的风险

前面章节研究了人类进化史中与人类生物学相关的一些方面，下面我们来探索与进化生理相互作用的现代环境是如何导致我们不断增重进而肥胖的。

现代食物和饮食方式在过去的几十年间发生了巨大变化，更不用说史前祖先所经历的了。甚至我们现在吃的肉也与从事狩猎的祖先吃的肉不同。与非洲野生反刍动物相比，通过谷物饲养的牛的肉脂肪含量较高，脂肪酸含量也有所不同（Cordain等，2002）。当然，饮食习惯只是问题的一个方面，另一方面是现代富裕国家人的体力活动在数量和质量上都与过去不同。我们还研究了居住环境的结构形式，也就是所谓的建筑环境，看看它是如何降低体力活动的。所有这些因素连同家族特征、遗传、社会经济和文化因素等一起创造了现代的致胖环境（图5.1）。

我们研究了发展中国家由于现代经济和科学进步而发生的变化。正在发达国家肆意发展的肥胖，在发展中国家才刚刚开始流行（Prentice，2005）。这给了我们一个观测人口统计特征、饮食和文化变化的机会，这些变化可能是造成我们易胖的原因。

讽刺的是，肥胖常常与营养不良有关，不仅发生在同一个区域同一人群中，还可能发生在同一个人身上！肥胖和贫穷在今天并不少见，事

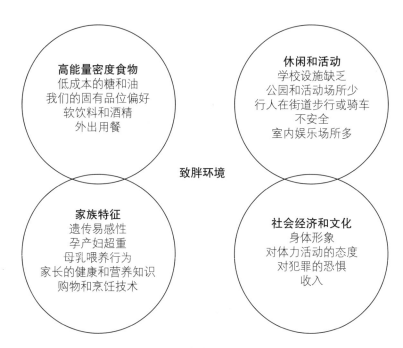

图 5.1 致胖环境示意图

实上在许多国家，穷人中的肥胖比例高于富人（Brown 和Condit-Bentley，1998）。不幸的是，摄入足够的热量并不一定就能满足营养需求。就此，我们研究了与肥胖相关的营养缺陷的证据。

最后，我们将讨论一些关于肥胖如何在人类中传播的有趣观点。肥胖真的会以某种方式传染吗？肥胖通过社交途径和生物学途径进行接触传播。

在现代社会，影响饮食、活动、体型以及最终造成我们易胖或不易胖的行为动机的因素不能全部用生物学解释。这些因素和人体生物学因素相互影响，但肥胖流行还与一些非生物学因素有关。我们承认这些非生物学因素，也不低估它们的重要性。但笔者是生物学家，本书探讨的是人体生物学及其与人类肥胖的关系，对于那些认为我们对导致人类肥胖的非生物因素视而不见的读者，我们必须声明：我们仅就知道的内容进行严谨地写作。

现代食物

把食物作为起点是合理的。虽然肥胖的形成因素有很多，但最基本的原因是摄入的食物量超过了维持体重所需要的食物量，导致多余的食物能量以脂肪的形式储存在体内。这是正常的适应生理。问题是，为什么现在有那么多人吃的比消耗的多？

在现在饮食中，肉类、淀粉、单糖和脂肪中的一种或几种食物类型通常占比较高，而纤维素和其他难消化物质的占比较低。现代食物易于消化，能量密度高，这些食物曾经稀有且受人追捧，我们的祖先愿意付出大量的努力并通过冒险来获得它们。当然，现在这些食物可以送货上门，但不幸的是，我们对它们的喜爱程度并没有降低。

为什么现代食物能量密度这么高呢？部分原因是市场反馈，这可以理解。工厂正在生产我们喜欢的食物，而我们的许多口味偏好在很久以前就设定好了。当时祖先们喜欢高热量食物是适应性的，因此他们有付出努力并冒险去获取它们的动力。过去，外界因素限制了我们获取高热量食物的途径，但现代经济和技术让这些高热量食物唾手可得。我们对那些高能量密度食物的获取欲望不再为了满足过去的适应性目的，但它仍然存在。

还需要考虑一些近期的历史因素。在20世纪初，英国和美国关注的是营养不良，尤其是工人阶级的营养不良。缺乏热量是工作表现不佳的一个重要原因，人们担心工人的饮食中没有足够的脂肪，因而不能提供足够的热量来维持体力劳动。以前流行的经济理念是工资应建立在最低

生活水平之上（Oddy，1970）。饥饿被认为是一种激励。根据Townsend
（1786，引用Oddy，1970）的说法，"饥饿是工业和劳动最自然的动
机，它唤起了最强大的努力"。19世纪中期到末期，英国劳动人口的平
均能量摄入量处于稳定或下降状态，然后在20世纪初上升。现在认为这
种能量摄入水平（2000—2300卡路里）勉强够用，特别是考虑到当时的
体力劳动能量需求更大。当然，当时的平均身高要矮一些，这表明有相
当一部分人营养不良，无法开发他们的生长潜力。

随着经济和商业哲学的转变，人们把工人的健康和福利视为促进生
产力发展的一种积极因素，生产高热量的廉价食品成为一个经济问题，
有益于工业发展。总的来说，吃得好的工人工作往往更有效率。

现代数据显示，这种说法是有根据的。20世纪90年代初研究人员对
孟加拉国工人进行了一项对前一个月因病无法工作的男性比例（该研究
特别排除了事故）的调查。结果显示，BMI对结果产生了很大影响（图
5.2）。超过40%的BMI低于16 kg/m^{2}的男性和35%的BMI在16—17 kg/m^{2}的

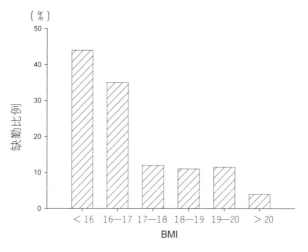

图 5.2　孟加拉国在上个月因病没有工作的男性。排除事
故原因，低 BMI 与缺勤有关。数据来自 Pryer，1993 年。

男性无法工作。BMI在17 — 20 kg/m^{2}之间的比例显著下降，稳定在12%左右。BMI大于20 kg/m^{2}的男性因病不能工作的比率最低，不到5%（Pryer，1993）。较高的BMI可以预防疾病，还能提高生产力。当然，接受调查的孟加拉国工人没有一个BMI超过25 kg/m^2。来自发达国家的证据表明，高BMI与由于健康原因造成的较高的工作（Bungum等，2003）缺勤率和上学（Geier等，2007）缺勤率有关。因此，BMI的高低都有健康风险。

整个20世纪，营养不足和营养不良是许多国家严重关切的问题，有些国家现在仍是如此。营养不良的原因已经变了，过去营养不良的主要原因是缺乏粮食，现在的原因往往是政治不稳定和暴力因素。这些原因导致某些地区的人缺乏食物，但并不是因为食物不足，而是食物无法送到那些需要它们的人手中。过去和现在，世界上对营养不良的担忧都是关于经济生产和道德的。富裕国家的人民有去帮助贫穷国家的人民减少饥饿的动力。推动以更低的成本生产更多热量是全世界的首要任务。

我们成功地生产出了廉价、高热量食品，同时，市场体系与技术相结合，解决了世界各地的粮食分配问题（至少在政治和社会稳定的情况下）。但是工业产出不再依赖于肌肉和强烈、持久的体力劳动，我们已经找到了问题的解决办法（这个问题在许多国家已不复存在），同时产生了一个新的卫生问题。

具有讽刺意味的是，食品经济学正在发生变化，可能正在扭转廉价食品的"问题"。包括气候变化、肉类消费的增加（将粮食喂给动物而不是人类）以及把粮食和其他食物转化为生物燃料，这些因素造成了全球食物价格的上涨。尽管肥胖人数在增加，但营养不良和饥饿可能再次成为世界上最贫穷人口的主要问题。

液体热量

我们还开发了一种相对较新（从进化角度来说）类别的热量来源：饮料、酒精和高糖。在所有已知的历史和大部分史前时期，人类都饮酒。饮酒可能早于农业，因为有些地区的狩猎采集者可以用水果（如椰子）来酿酒。酒精饮料的确可以提供热量，但这通常不是人们饮用它们的目的。高糖饮料，其实就是加糖的水，是近些年出现的一种调和物饮品。人们担心这些饮料在我们进化的大部分过程中几乎是不存在的，可能会成为一种缺乏生理监控的热量来源。

显然，各个年龄段的人都喜欢苏打汽水，各厂商也做出了反应。目前，市场上不同口味、不同品牌的苏打汽水数量惊人。超市里通常有一整条过道摆放的都是苏打汽水，同时，出售的单瓶饮料重量也有所增加。可口可乐经典玻璃瓶中的饮料重量是6.5盎司（1盎司=28.35克），现在每个罐装或瓶装饮料中饮料的重量是这个量的2—3倍。当餐厅引入苏打汽水时，麦当劳只提供7盎司的分量，这个分量甚至在今天的菜单里已经没有了，取而代之的是12盎司、16盎司、21盎司、32盎司和42盎司。苏打汽水的最高纪录是7-ELEVEN便利店的64盎司，而且通常是一个人的量。此外，餐厅里的苏打汽水一般都是免费续杯，但果汁或牛奶就不是了。可以说，苏打汽水是现代环境中最便宜的热量来源。毫不奇怪，饮用大量苏打汽水的人超重的概率会增加（Schulze等，2004；Fowler等，2005）。

现在不仅仅是苏打汽水了，还有加糖果汁、加糖加味的运动饮料，以及加糖加味的咖啡和茶。有些公司专门向人们出售高热量的饮品，仅咖啡店就无处不在，现在一杯咖啡饮料所含的热量（来自添加的糖和脂肪）相当于一顿早餐。

我们的身体如何评估这些液体热量呢？流体食物和固体食物一样可以饱腹吗？我们是否要将双份拿铁浓缩咖啡列入菜单中？如果没有增加活动量或减少其他食物的摄入作为补偿，那么一年内每天从16盎司的苏打汽水中摄入的热量会使体重增加20磅。如果女性将含糖饮料的摄入量从每周不到一杯增加到每天至少一杯，那么她们平均每日热量摄入量会增加358千卡。将含糖饮料的摄入量从每天最少一杯减少到每周最多一杯的女性，几乎平均每日减少了相同的热量摄入量（319千卡/天，Schulze等，2004）。在长达8年的研究中，一直饮用大量苏打汽水的女性平均每年增加1千克，患2型糖尿病的相对风险几乎增加了1倍（Schulze等，2004）。

当然，我们有零热量的无糖苏打汽水，所以它们不会导致体重增加，但显然这不是真的。在最近的一项研究中，喝无糖苏达汽水的人明显更容易变胖（Fowler等，2005）。当然，这里的因果关系很微妙，也许体重增加会促使人们饮用无糖苏打汽水，可能这是真的。可以说，喝无糖苏打汽水并不是对抗体重增加的成功策略。

有证据表明，人造甜味剂实际上会增加食物的摄入量。喂食人工甜味剂的老鼠食用的鼠粮更多，因此总能量摄入也更高（Tordoff和Friedman, 1989）。甜味会使食欲增加有些合理的机制。头期胰岛素反应（在第九章讨论）可以由无热量的甜味物质触发（Powley和Berthoud，1985；Tordoff和Freidman，1989）。如果单独饮用苏打汽水，那么胰岛素分泌增加会导致血糖浓度短暂下降，且会缓和任何与之一同食用的食物所引起的血糖浓度升高。同时，还能使新陈代谢加速进入储存状态，避免氧化，这样大量的新陈代谢燃料便会进入血液（Tordoff和Friedman，1989）。所以，餐前喝无糖苏打汽水会导致食物摄入量增加并提高脂肪储存量。

果糖

上面提到的许多饮料都加入了蔗糖或高果糖玉米糖浆。蔗糖是一种双糖，也就是由两个糖分子（葡萄糖和果糖）结合在一起组成。果糖对人类和许多其他哺乳动物来说非常甜，比蔗糖更甜（Hanover和White，1993）。过去高果糖食物很少，也令人垂涎（例如蜂蜜和许多成熟水果的果糖含量都比较高）。在食物中添加果糖无疑增强了口感以及人们的喜爱程度。

果糖具有促进新陈代谢的作用，因此很容易成为一种致胖食品。果糖的肝脏代谢有利于脂肪的重新合成（Bray等，2004；Havel，2005），高果糖摄入与高甘油三酯血症有关（Lê和Tappy，2006）。果糖摄入不会刺激胰岛素分泌（果糖进入细胞是通过GLUT5非胰岛素依赖机制，而不是GLUT4），也不会促进瘦素的分泌（Havel，2005）。人类摄入高果糖食物会降低胰岛素和瘦素的分泌，并减少对饥饿素的抑制作用（Teff等，2004）。这种内分泌模式会降低饱腹感，抑制食欲减退，最终可能导致热量摄入的增加。

高血糖食物

对食物的血糖应答是反映食物的潜在影响和进食者葡萄糖调节系统状态的重要指标，这种应答取决于食物和进食者的特征。血糖应答一般用血糖应答曲线（IAUC）下的增量面积来测量。通过测量可以计算出几种血糖应答的相对测量值并用于食物的比较，最明显的是血糖生成指数、血糖负荷❶和升糖作用（Monro和Shaw，2008）。

高血糖生成指数食物对长期健康和体重增加有显著影响，但还不能确定其程度有多大。低血糖生成指数食物确实可以减少随后的能量摄入（Flint等，2006），这一证据支持了低血糖应答食物对血糖调节受损者有益的假设，但影响有限，目前还不清楚这些食物对血糖调节未受损者是否有益处（Howlett和Ashwell，2008）。

不仅仅是热量的来源

研究表明，食物不仅仅是新陈代谢燃料和组织合成原料的来源，食物成分还可以作为信号分子，具有表观遗传学效应❷。在妊娠大鼠的膳食中添加叶酸、维生素B₁₂、胆碱和甜菜碱，可能通过DNA甲基化作用，经由agouti基因的转座子❸翻转，改变后代的皮毛颜色（Waterland和Jirtle，2003）。

脂肪酸也可以作为信号分子。长链脂肪酸通过细胞表面受体增强胰岛B细胞分泌胰岛素（Poitout，2003）。热量的量和传递热量的代谢燃料都可以控制动物幼崽的生理机能。啮齿类动物幼崽出生后立即喂食高碳水化合物食物2天（而不是正常的高脂牛奶），会导致成年啮齿动物患上高胰岛素血症，并对葡萄糖高度敏感（Patel和Srinivasan，2002）。

---

❶ 血糖负荷：某种食物的血糖生成指数与其含糖量的乘积。反映食物本身的特性及其葡萄糖含量对血糖的影响。——译者注

❷ 表观遗传学效应：在不改变DNA序列的前提下，通过某些机制如DNA甲基化、组蛋白乙酰化等引起可遗传的基因表达或细胞表型的变化。——译者注

❸ 转座子：是一类在很多后生动物（包括线虫、昆虫和人）中发现的可移动的遗传因子。一段基因可以从原位上单独复制或断裂下来，环化后插入另一位点，并对其后的基因起调控作用，此过程称转座。这段序列称跳跃基因或转座子。——译者注

许多发生在胎儿和产后早期的事件会影响成人对疾病的易感性。现代环境及其与生理机能的相互作用不仅会影响成年人，也会影响他们的后代，哪怕后代还未出生。母亲的饮食及其饮食相关行为会影响未出生的孩子。葡萄糖本身可以作为一种诱变剂，与糖尿病母亲的孩子出现的某些出生缺陷的病因有关（Lee等，1995）。本书将在第十三章更详细地讨论具有终生影响的早期生理设定。

外出用餐

不但吃什么、吃多少变了，我们的用餐方式也变了。由于人们工作很忙，而且可支配收入增加，因此外出用餐越来越频繁。从20世纪70年代末到90年代中期，人们在外出用餐中摄入的热量从18%增加到34%，而人们所吃的大多是高脂肪、低营养（特别是纤维和钙）食物（Bowman等，2004；Bowman和Vinyard，2004）。即使是最可能在家里吃的早餐，现在也经常是在餐馆吃或买了在路上吃。美国麦当劳超过25%的业务来自早餐。如今，我们再次把努力劳作和吃分开了，人们甚至经常不做饭，而且吃的时候几乎不需要付出任何努力。

与过去一致的是食物与社交间的联系。餐馆的广告不仅强调好吃（和丰富）的食物，还强调一种社交氛围。用餐是人们和朋友、爱人一起做的事情，一起用餐可以建立关系。用餐会有社交回报，至少这是许多餐厅广告所传达的信息。这可能确实反映了我们的生物遗传性。

作为进化的物种，集体进食以及食物采集和消费方面的合作是一种关键的适应性。食物和饮食与我们的社交行为和社会身份有着内在的联系。和我们一起用餐的人就是我们所在群体的成员，他们对群体中食物供应的影响很可能强烈影响到个人在群体中的价值。我们的文化中充满了支持这一观点的参考信息。面包赢家，养家糊口，这种表述表达了为群体提供食物具有价值这一概念。当然，它们反映了现代的文化和价值观，但其起源可能非常古老。

分量大小

在美国，似乎所有与饮食有关的东西都变得越来越大。食品的包装规格，餐馆供应的分量，就连用餐时使用的盘子现在也大了很多。20年前的面包圈直径只有3英寸，现在的直径通常为6英寸，这意味着每个面包圈所含的热量是原来的4倍多。根据美国卫生与公众服务部的数据，现在很多食品的热量含量是20年前的2倍甚至更多（例如，芝士汉堡、松饼、巧克力曲奇饼，甚至咖啡饮料）。

分量大小影响总能量摄入，在11天内每天将分量增加50%会增加每日能量摄入（Rolls等，2007）。减少食物的分量会整体降低能量的摄入（Rolls等，2006）。

在食物分量和饮食习惯上还存在着文化差异，例如法国和美国在饮食方面的社交文化行为是不同的。法国餐馆里的食物分量要小一些，而且法国人花在用餐上的平均时间比美国人要多，所以虽然他们的用餐时间更长，每餐摄入的热量却更少（Rozin，2005）。在美国，自助餐很常见，也很受欢迎，尤其是用餐时间有限的工作日午餐。

体力活动

如今，我们已经进化为身体强壮、工作努力的物种。人类每天能够消耗3000卡路里（动物营养学家认为是3000千卡）甚至更多的能量，其实相当于过去重体力劳动者的能量支出，大约是静息代谢率的2倍（见第六章）。对于自由生活的动物来说，这是合理的能量消耗，但并不意味着我们每天都会消耗那么多。其中一个可能导致超重和肥胖的不对称因素是，进食积极性大于从事体力活动的积极性。

过去人们清醒时的大部分时间可能都花在了体力劳动上，现在一些人清醒时的大部分时间都坐在椅子上。体力活动已成为许多人的休闲项目，是非工作时间的娱乐或健康活动。

NHANES进行了一项针对运动次数和运动强度的测量研究，结果发现只有不到5%的人达到了推荐的每周5天每天30分钟的适度运动。对体力活动的个人自我报告远不如直接测量准确，个人报告显示30%的人认为他们达到了当前锻炼指南的要求，这再次证明了自我欺骗是多么强大和普遍。很多人觉得他们比实际测量表现得更积极。

也许这反映了我们认知系统中源于过去经验的偏见。人们可能会认为运动所消耗的能量要比从含有等量热量的食物中获得的能量多，这也可能是因为缺乏判断经验所致。

人们肯定有能力完成持续、高强度的惊人壮举。伊利运河是由男人和骡子用铁锹和手推车（是男人使用，不是骡子使用）挖成的。19世纪西弗吉尼亚州的伐木工会徒步几个小时到工地，每天工作10—12小时，然后徒步几小时回家用餐、睡觉。过去，一个人经常带着斧头和午餐一天两次愉快而艰苦地背着背包去干一天的重体力活，这让今天的我们感到无比惭愧。而这种不寻常的事在过去常常司空见惯。

与久坐不动的生活方式相伴而来的是人们看电视的时间增加。2001—2002年，52.3%的人每天看电视的时间在3小时以上（NHANES，C. Tabak未公开数据）。儿童中的趋势也很类似。2003年，美国疾病控制和预防中心（CDC）的青少年风险行为监测系统发现，超过35%的儿童每天看电视的时间超过3小时，超过21%的儿童使用同样时长的计算机。每天看电视超过4小时的儿童比每天看电视少于2小时的儿童的体脂含量和BMI高（Andersen等，1998）。只有36%的孩子达到了体力活动的推荐量，只有不到33%的孩子每天上体育课。

缺乏体力活动会使体重增加。有可信证据表明，体力活动可以改善肥胖对健康的影响（LaMonte和Blair, 2006）。心血管健康对身体健康和幸福都有影响。

建筑环境

建筑环境由人为特征构成，为人类活动提供设施，其范围从最大规模的工程（例如，铁路和州际铁路）到个人空间，以明显和不明显的方式影响着我们的生活方式，并使我们容易肥胖（Brownson等，2001；Gordon-Larsen等，2006）。

人类生活的栖息地类型之广令人难以置信，条件从极热到极冷不等。但我们最初是在非洲进化的，因而散热可能比保温更重要。人类很适应散热，毛发相对较少，汗腺几乎分布全身，能够向环境传递热量。由于身边的建筑环境，我们能够生活在远离赤道的有些季节性寒冷的环境中。现在，我们更多地通过技术手段而不是通过新陈代谢和生理适应来调节体温。而且，人体由温度调节引起的能量消耗相当少，至少在发达国家中能够控制气温的建筑中如此。

现代建筑环境减少了日常活动。例如，交通路线是为汽车和公共汽车等机动车设计的，而不是为行人和自行车设计的。这与20世纪早期之前的用地格局不同，当时的用地格局是为方便购物和上学等日常活动而设计的（Sallis和Glanz, 2006）。随着汽车保有量的增加和郊区住宅的兴起，实施的土地使用政策有利于汽车出行，但往往不利于行人出行。另外，还包括分区法规，即将居民区与商业区和工业区分开。现在的工作地点和商店往往很难通过步行到达，大部分出行需要借助汽车（Sallis 和 Glanz, 2006）。

建筑环境影响了人们的行为和选择，并因此让我们更容易肥胖。研究结果部分支持了这一理论，例如居住在"可步行"社区的成年人更活跃，更不容易超重（Sallis 和 Glanz, 2006）。当然，因果关系走向是一个问题，也许只是重视体力活动的人更喜欢住在适于步行的社区。尽管如此，建筑环境影响体力活动的证据还是得到了充分支持。当然，建筑环境的某些方面可以显著妨碍步行和其他活动。

由于我们的生活地点、旅行和工作方式都发生了变化，体力活动大部分变成了娱乐活动，青少年和儿童尤其如此。现在很少有人在农场工作或从事体力劳动，大多数孩子甚至不用步行上学（Zhu 和 Lee, 2008）。即使在市内很多孩子住在学校附近，但由于交通安全和糟糕的街道和人行道条件所引起的安全顾虑也降低了步行学生的比例（Zhu 和 Lee, 2008）。

娱乐设施的使用率对儿童和青少年的体力活动水平影响显著。例如，在城市青少年中，进入安全的公园与体力活动水平呈正相关（Babey 等，2008）。不幸的是，鼓励体力活动的娱乐设施（如游泳池、公园、运动场、篮球场等）在美国分布不均。社区中青少年超重的相对概率几乎与社区内娱乐设施的数量呈线性关系（Gordon-Larsen 等，2006；图 5.3）。好消息是即使是一个娱乐设施也能降低青少年超重的概率；坏消息是许多青少年超重和肥胖比例较高的贫困社区，是不可能有此类娱乐设施的（Gordon-Larsen 等，2006）。社区环境也影响了成人鼓励孩子使用娱乐设施的可能性，垃圾、涂鸦和其他社区混乱的标志增加了安全隐

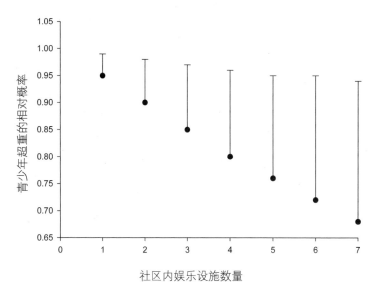

图 5.3　一个美国社区里即使只有一个娱乐设施，也能显著降低青少年超重的相对概率。数据来自 Gordon-Larsen 等，2006 年。

患，降低了成人鼓励孩子使用娱乐设施的意愿（Miles，2008）。

　　土地利用格局和建筑环境也可能影响食物选择。与去杂货店购物相比，到快餐店和超市购物相对容易，这在一定程度上导致了肥胖流行（Papas等，2007）。低收入社区通常很难获得高质量的农产品和其他健康食品，当地餐馆也很少有健康食材可供选择（Sallis 和Glanz, 2006）。然而，建筑环境对饮食选择的影响明显小于对体力活动的影响。事实上，大多数低收入消费者能够获得健康食品，但其成本明显高于不健康的一般食品（Jetter和Cassady, 2005）。

　　现代生活方式、技术和物质文化的最终结果是环境中含有化学物质。我们生产的很多新材料在生活中无处不在：塑料、硅芯片，甚至纳米颗粒。人们在制造这些新材料过程中使用了许多通常在环境中不存在或浓度极低的化学品（例如重金属、各种溶剂、多氯联苯、双酚A）。环境中这些化学物质的含量增加了，进而接触化学物质和肥胖流行联系了起来。

有什么因果关系吗？证据当然还不明确，但有数据支持化学物质接触可能是导致易胖个体体重增加的众多因素之一（Heindel, 2003）。在许多化学物质的毒性测试试验中，远低于毒性阈值的给药剂量（因此被认为是安全的）造成了实验动物的体重持续增加（Baillei-Hamilton, 2002）。许多释放到环境中的化学物质（如双酚A）具有雌激素或雌激素阻断特性（Heindel, 2003；Crews 和 McLachlan, 2006），这些可能扰乱内分泌的化学物质与人类健康和疾病有关（Crews 和 McLachlan, 2006）。

睡眠

人类进化为一整夜都要睡觉的物种。所有类人灵长类动物（猴子、猩猩科动物和我们人类）都习惯白天活动晚上睡觉，只有一种除外，中美洲和南美洲的夜猴（*Aotus trivirgatus*，也称为猫头鹰猴）是唯一的夜行猴。现代科技能够让人类改变作息时间，减少对自然光周期的依赖。许多职业需要人们24小时轮班，有些职业（如调酒师、夜间保安）主要在夜间工作。

一些潜在的破坏性因素会影响夜班工人的生活：有些是外部因素，例如必须适应世界上大多数人主要以白天为中心的日程安排；有些是内部因素，因为现在他们的睡眠和饮食模式与新陈代谢和内分泌功能的昼夜节律模式不同步。对许多人来说，长期颠倒作息时间会导致健康状况下降（Boulus和Rossenwasser, 2004）。人们对随时间变化的昼夜节律模式的适应能力存在显著差异，有些人在很长一段时间内都无法做到这一点。睡眠障碍可能是夜班工人最常见的问题（Boulus和Rossenwasser，2004）。睡眠障碍会引发许多疾病，包括癌症（Spiegel和Sephton，2003）。夜班工作可能成为一种致癌因素，因为有记录表明长期从事夜班工作会增加某些癌症如乳腺癌和前列腺癌的患病风险（Straif等，2007）。

睡眠中断和睡眠缺失会对新陈代谢产生影响，如果这些影响持续存在，可能会导致肥胖并引发2型糖尿病。睡眠呼吸障碍（如睡眠呼吸暂停）与糖尿病有关，并常常伴有肥胖（Resnick 等，2003）。男性睡眠障碍（Nilsson等，2004）和睡眠时间短（Mallon 等，2005）与糖尿病有关；女性睡眠时间长和短都与糖尿病有关（Mallon 等，2005；Ayas等，2003）。

在美国，人们连续睡眠的平均时间逐渐减少。1960年，成年人的睡眠时间为8—9小时（Kripke等，1979）；1995年，这一数值下降到7小时（盖洛普机构，1995）。最近，30—64岁的成年人中有近1/3的人自称每晚睡眠时间少于6小时（美国国家健康统计中心，2005）。睡眠不足和睡眠时间短的同时，伴随着肥胖和糖尿病的增加（Spiegel等，2005；Knutson等，2007）。

睡眠不足与一些容易造成体重增加和葡萄糖控制不良的新陈代谢疾病有关。事实上，睡眠不足与胰岛素抵抗增加有关。此外，睡眠不足的人体内的胰岛B细胞不会因胰岛素分泌增加而对胰岛素抵抗产生反应。睡眠不足会改变健康年轻男性的胰岛B细胞分泌（Schmid等，2007），减少基础胰高血糖素分泌，并在血糖较低时增加分泌。睡眠不足也会增加饥饿感（Schmid等，2007），每晚睡眠不足6小时的男性患2型糖尿病的风险增加一倍（Yaggi等，2006）。

睡眠不足会造成大鼠嗜食（Rechtschaffen等，1983）。下丘脑泌素，也称为食欲素，为睡眠和进食之间的联系提供了分子基础，这些分子对食物摄入和觉醒都有很强的影响（Sutcliff和de Lecea, 2000）。睡眠时循环儿茶酚胺会减少，睡眠中断与夜间循环儿茶酚胺的增加有关（Irwin等，1999）。食欲抑制瘦肽素的循环水平具有昼夜节律模式，在正常睡眠期间最高。连续6晚每晚只睡4小时的受试者，其血液中循环瘦素浓度的平均值和峰值水平显著降低（Spiegel等，2004）。睡眠不足还会增加胃饥饿素的循环水平（Taheri 等，2004），这是一种与食欲增加相关的脑肠肽（见第七章）。

睡眠中断也会促使妊娠后体重滞留❶。睡眠不足（每天不足5小时）与产后体重不降显著相关。生产6个月后，平均每天睡眠少于5小时的女性很可能在分娩一年后还有超过5千克的孕期增重（Gunderson 等，2008）。

夜间进食综合征的特征是夜间进食过量，夜间睡觉时经常醒来后少量进食（Stunkard 等，1955）。夜间进食综合征与抑郁情绪和肥胖有关（Stunkard等，1955；Birketvedt等，1999；O′ Reardon等，2004）。患有夜间进食综合征的女性明显比对照组的女性晚上吃得多，但有趣的是，日食物摄入量并没有增加。清晨，她们体内的循环饥饿素水平较低，而胰岛素水平较高，这可能是因为她们习惯醒来后吃东西造成的。同时，其抑郁症状也比对照组女性更严重（Alison等，2005）。

长期睡眠不足和睡眠障碍在当今社会很常见，许多睡眠障碍都与肥胖和糖尿病有关。事实上，许多睡眠障碍会因肥胖而恶化，这可能会

---

❶ 体重滞留：指妊娠期或产后一段时间体重还是难以恢复至孕前状态的情况。一般用不同时点的体重与孕前体重的差值表示。——译者注

形成一种反馈机制，使睡眠中断利于体重增加，从而进一步扰乱睡眠模式。睡眠模式的改变可能是导致肥胖易感性增强的另一个因素。

营养转变

在美国和英国等大多数欧洲富裕国家，肥胖正全面流行，在某些地区情况更糟，比如南太平洋岛国。同时，肥胖开始在许多亚洲国家和某些非洲国家流行（Prentice，2005），并开始影响亚马孙河流域的土著人（Lourenco 等，2008）。之前贫穷的国家肥胖也开始流行，这些国家中至少有部分地区的经济状况正在好转。在世界上最贫穷的国家，贫穷与体重不足和营养不良有关；在发展中国家，贫穷与肥胖易感性的增加有关（Hossain等，2007）。

肥胖正成为穷人易患的一种疾病。例如，在1975年的巴西，贫困女性体重不足的可能性远大于肥胖的可能性，而到了1997年，情况发生了逆转（Monteiro等，2004；图5.4）。贫困女性的肥胖比例一直在稳步上升，到1997年超过了富裕女性的肥胖比例（Monteiro等，2004；图5.5）。

在发展中国家，随着肥胖率上升，人们的生活方式也发生了改变。人口结构、职业、生活方式和营养等方面发生的变化与肥胖率上升及其对健康的影响有关（Popkin，2002）。从一个贫穷、经济不发达社会发展到富裕社会的转变具有一系列的特征。人口结构发生了转变，从高生育率、高死亡率变为低生育率、低死亡率。随之而来的是与饥饿和不良卫生条件相关的传染病流行率的下降，这也可能是人口结构变化的部分原因。人的寿命增加了，与其他年龄段的人口相比，老年人口比例更高。

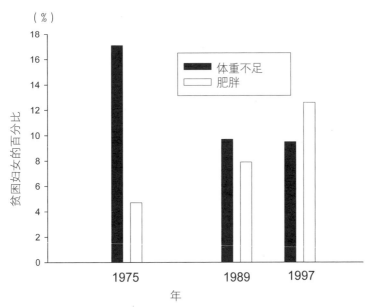

图 5.4 过去巴西的贫困妇女体重不足的可能性更高，而肥胖的可能性较低，但现在情况不一样了。数据来自 Monteiro 等，2004 年。

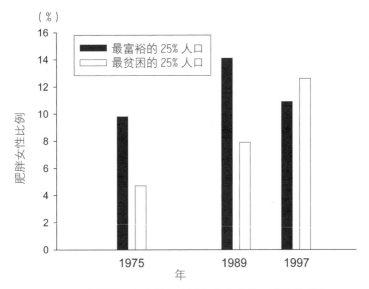

图 5.5 在巴西，现在贫困女性和富裕女性一样容易肥胖。数据来自 Monteiro 等，2004 年。

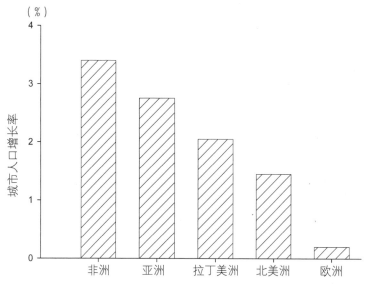

图 5.6　1995—2005 年，发展中国家的城市人口增长更快。联合国《世界城市化前景》，2005 年修订，表 A.6，见 www.un.org/esa/population/publications/WUP2005/2005WUP_FS1.pdf。

　　人口也开始从以农村人口为主变为以城市人口为主（图5.6），因为城市的就业选择更多。与这种变化相关的是城市工作中的体力活动减少，更普遍的工作是久坐不动。

　　饮食开始发生变化，食物中的脂肪和精制碳水化合物增加，即所谓的西方饮食特征（Popkin，2001；Prentice，2005）。Drewnowski（2000）说过："财富与更好的饮食有关。"进一步阅读他的论文就会发现，更准确的说法是"财富与高热量饮食有关"。随着一个国家平均收入水平的提高，人们的饮食习惯也开始发生变化，脂肪和单糖量普遍增加，纤维量降低。这一变化肯定会带来人均摄入热量的提高，但并不能确保健康水平或总营养量的提高。在美国，社会经济地位低与低营养食物摄入量有关（Bowman，2007）。

脂肪和糖的生产成本稳步下降（Drewnowski，2000；Drewnowski，2007），技术进步和发达国家的农业补贴，大大降低了生产植物油的成本。现在精制糖也非常便宜，在美国，1美元的糖或植物油足以满足一个人2—4天的热量需求。

随着饮食和生活方式的改变，人体内平均脂肪含量增加。其积极影响是极端消瘦率下降了，但弊端是肥胖率开始攀升，由肥胖引起的相关疾病的患病率也在上升。2000年，估计全世界有1.71亿人患有2型糖尿病，预计到2030年，这一数字将增加一倍以上（Wild等，2004；Hossain等，2007）。

肥胖和营养不良

讽刺的是，肥胖常常与营养不良有关，不仅发生在同一个区域或同一人群中，还可能发生在同一个人身上。可能感觉起来有悖常理，但仔细想想是有道理的。过多的热量并不能保证所有其他营养素的含量充足。过去这种情况不太可能出现，特别是在农业社会以前，动物组织是当时的主要食物来源。过去的食物可能已经包含了我们所需的营养，问题只是如何获得足够的食物。满足了热量需求，其他营养素就足够了。食物多样性的增加和低营养高热量食品的生产（如苏打汽水）把这个简单的等式变复杂了，同时还提高了营养不良的概率。

这与饲养野生动物时的复杂情况相似，用市售食品来重新制作适合大多数野生动物的自然饮食非常困难。幸运的是，大多数动物需要的是营养，而不是特定的食物。对于一些特例（例如考拉和桉树叶子）来说，饮食中需要专门的食物和充足的营养，但大多数时候，市售食品可以按配方成功生产。但是营养过剩和营养不足一直是令人担忧的问题。

有意选择低钙食物的袋鼠是沙漠动物对高水分食物适应性偏好的一个例子，每天摄入过量偏好食物（卷心莴苣）就会导致营养不良（见第四章）。热量充足的饮食并不是营养充足的饮食。

过去曾有过喂食动物园里的食肉动物生肉的例子，感觉上很有道理。这些动物都是专性食肉动物，那么为什么牛肉块或鸡肉块这类饮食不好呢？有一只小猫头鹰就被喂食了这样的食物，结果得了严重的骨病。只吃肉而不吃附着的骨头，会导致动物钙缺乏。单是肉类其营养素并不完全，毕竟猫头鹰和老虎等食肉动物吃的不仅仅是肉，而是猎物身上的一切。猫头鹰粪球至今仍用于科学研究，因为在其中可以找到小动物的骨头（主要是啮齿类动物），经过猫头鹰消化后虽然还可以找到并认出它们，但骨头中大量的钙已经被消化吸收了。

过去，我们在不经意间对圈养动物所做的事，似乎也在对我们自己做。人们（包括儿童和成年人）食用快餐时摄入的热量较高，但摄入的微量营养素较少（Bowman等，2004；Bowman和Vinyard, 2004）。关于儿童肥胖及其营养状况的数据令人不安。例如在美国，肥胖儿童更有可能缺铁（Brotanek 等，2007），缺铁性贫血与明显的行为和认知迟缓有关。Brotanek和他的同事通过NHANES Ⅳ调查1999—2002年的数据发现，有8%的幼儿（1—3岁）缺铁。在不同的小组中，幼儿缺铁率为5.2% —20.3%。数据表明，幼儿参加日托可对缺铁有抑制作用（缺铁率仅为5.2%），而超重或肥胖幼儿的缺铁率更高（缺铁率为20.3%）。其中，拉美裔幼儿的缺铁率（12.1%）高于白种人幼儿（6.2%）或非裔幼儿（5.9%），但造成这一结果的原因可能是拉美裔幼儿日托率较低且肥胖率较高（Brotanek等，2007）。结果与之前的研究一致，即缺铁与儿童和青少年肥胖有关（Nead 等，2004）。缺铁的原因及其与儿童超重或肥胖的关系尚不完全清楚，但长时间的奶瓶喂养可能导致牛奶和果汁摄入量较高（Brotanek等，2005，2007），这类流质饮食会使体重过度增加，而牛奶尤其是果汁含铁量很低。因此，热量过剩与缺铁相匹配，就会养育出贫血、肥胖的幼儿。

另一个与肥胖有关的营养问题是叶酸水平。肥胖女性通常比正常体重女性的血清叶酸水平低（Mojtabai，2004），这可能部分解释了肥胖女性所产婴儿神经管缺陷❶发生率较高的原因（见第十二章）。例如，在加拿大，即使在面粉中提高了叶酸含量，母体肥胖仍然会增加婴儿神经管缺陷患病风险。事实上，这种风险甚至比在面粉中添加叶酸之前更加明显（Ray等，2005）。

肥胖会传染吗？

有证据表明，友谊和伙伴对体重增加的倾向有很大的影响（Christakis和Fowler，2007）。人与人之间的社交距离是预测彼此体重增加的重要因素，与地理距离无关。例如，从统计学上看，邻居的体重增加对受试者的体重增加几乎没有影响，但是无论是否身处同一个地方，如果同性亲密朋友的体重增加，受试者体重增加的可能性就会显著提高。这种联系好像超越了社会伙伴和行为之间的内在联系。例如，朋友之间的运动习惯和对体力活动的态度并不一定相同，但有时确实会一样。这和人们从朋友圈中获取的外在标准是一致的。我们可以做出合理假设，一个重要朋友体重增加可能会让受试者对体重增加的接受程度提

---

❶ 神经管缺陷：又称神经管畸形，是一种严重的畸形疾病，神经管就是胎儿的中枢神经系统。胎儿神经管畸形主要表现为无脑儿、脑膨出、脑脊髓膜膨出、脊柱裂／隐性脊柱裂、唇裂及腭裂等。

高（Christakis和Fowler，2007）。

有人提出了其他有趣的观点，易胖可能确实有传染性成分。肥胖和个人的肠道菌群有一定的联系，一些共生肠道微生物在发酵底物并为自身和宿主提供能量方面效率较高（Dibaise等，2008），肥胖人群体内的肠道微生物更有可能主要是这类肠道菌群（Ley，2006；Turnbaugh，2006）。此外，革兰氏阴性菌脂多糖与高脂饮食的相互作用可能是一种与肥胖和新陈代谢综合征相关的慢性炎症的触发机制（Dibaise等，2008）。

食物选择肯定会影响肠道微生物的数量。一种有趣的假设认为，情况可能正好相反，肠道微生物可能影响我们的食物偏好。血浆和尿液中与肠道微生物活动相关的新陈代谢产物在爱吃巧克力和不爱吃巧克力的个体之间有所不同，这意味着肠道微生物新陈代谢的差异可能源于微生物种群的差异（Rezzi等，2008）。即使不吃巧克力，这些差异依然存在。

还有一种观点认为，病毒可以影响体重增加并可能与肥胖有关（Vasilakopoulou和le Roux，2007）。在动物模型（如老鼠、狗和鸡）身体中，有几种病毒和肥胖有关。人腺病毒36（Ad-36）能使鸡、小鼠、大鼠、猕猴和普通狨猴体内的脂肪量显著增加（Dhurandhar等，2000，2002）。肥胖人群中Ad-36抗体的血清阳性率高于非肥胖人群（30%对11%；Atkinson等，2005）。

小结

现代环境与我们祖先生活的环境大不相同，这些差异带来的后果有好有坏。我们改变了环境以使生活变得更容易，需要的体力更少，更易获得热量。设计和建造的物理结构一般都是为了减少能量消耗；我们调节环境温度，所以不会太热或太冷；机械设备（电梯、汽车）载着我们移动。人们对减少热量缺乏的渴望导致廉价、高能量密度食品产业的发展。许多情况下，市场体系已经将人们对高糖和高脂食品的偏好反应发挥到了极致。这些偏好很可能是以前的适应性行为，曾经激励祖先去获取自然界中稀有的、获取时具有潜在危险的、高能量密度食物。人类的技术能力使这些曾经的罕见特性在现代食品生产中无处不在。很多人在新的环境中变胖并不奇怪，令人奇怪的是，仍有很多人在同样的环境可以保持苗条。

第六章
能量、新陈代谢和生命热力学

从本质上说，肥胖源于持续一段时间内的正能量平衡。摄入的能量多于在生命活动中消耗的能量，多余的能量主要以脂肪的形式储存在体内。脂肪组织的增加是导致健康水平下降的新陈代谢级联反应[1]的核心。简单也并不现实的对策是逆转这一过程，消耗高于摄入的能量。但说起来容易，做起来难。

在本章中，我们将探讨与生物系统相关的能量的概念。能量是一个强大的、微妙的、有时又令人困惑的概念，它是现代科学的核心。1807年，英国的罗伯特·杨首次使用现代意义上的能量一词，代替了牛顿和莱布尼兹用来表示动能的拉丁语*vis viva*。热力学原理需要现代的能量概念。事实上热力学第一定律是能量守恒定律，能量既不能凭空产生也不能凭空消失。能量和热力学定律是了解新陈代谢的核心，新陈代谢是生物体中涉及的生化过程的集合。

能量是什么？首先，能量不是一个物体，而是可以计算一个系统的物理量。这一事实在人们逐渐接受现代能量概念的过程中起到了重要作

---

[1] 级联反应：指在一系列连续事件中前面一种事件能激发后面一种事件的反应，其化学修饰为酶促反应以及放大效应。——译者注

用。18世纪晚期，被人们视为现代化学之父的安东尼·拉瓦锡开展了许多对了解化学和新陈代谢至关重要的关键研究。他证明了质量在化学反应中是守恒的，换句话说，在化学反应中生成物的总质量总是等于反应物的质量。另外，还证明了我们现在所说的热能是守恒的，由此产生了热质说。热质说认为热量是一种坚不可摧的流体，从热到冷在物体之间流动。热是一种物质，就像质量守恒一样，热量也守恒。这无疑是迈向现代能量概念的一个开端，但它缺乏能量的根本性质，即能量可以毫无损失地在不同形式之间相互转换。

能量是一个强大、抽象和令人困惑的概念。对一些人来说简练又合理的内容，对另一些人来说可能是无法想象的。势能、动能、做功的能力、光子的能量、电子轨道能、化学键能、电磁能、弹簧的机械能，所有这些都是最终相同量的不同概念，而以上的所有能量都可由生物利用。

但能量不是一个东西，它是可以计算一个系统的标量。如果系统是封闭的，没有任何东西进入或离开，那么称为能量的计算量将保持不变，无论系统的其他特性改变多少。诺贝尔物理学奖获得者理查德·费曼（1964）或许说得最好：

"有一个事实或者说是一条法则，支配着迄今为止已知的自然现象，这个定律没有已知的例外，据我们所知是精确的。这个定律叫作能量守恒定律。其内容是有一个我们称之为能量的量，它不随大自然经历的种种变化而变化。那是一个最抽象的概念，因为它是一种数学原理，即有一个数值，当某件事发生时它不会改变，它不是对机理或任何具体事物的描述，只是一个奇怪的事实——我们可以计算一些数字，当我们看完大自然的表演，重新计算时，数字是一样的。"

赫尔曼·冯·赫姆霍兹可能是第一个将能量守恒定律用于生理学的科

学家。他极力主张生理学应该建立在物理和化学的基础上，并且反对生命力量以某种方式与无生命世界分离的观念（Helmholtz，1847）。他证明了动能守恒是假设功不能凭空产生的数学结果，还进一步证明了在某些情况下，能量看起来损失了，但实际上转化成了热能。

质量和能量守恒是我们了解生物体所进行的生化过程的基础，也就是我们所说的新陈代谢。当然，我们现在知道质量是能量的另一种形式。爱因斯坦的著名方程（$E = mc^2$）将物理学中的两个基本对象——能量和质量联系在一起，并将它们与第三个基本对象——光速联系在一起（爱因斯坦，1905）。因此，质量和能量是可以互换的，两者都表现出了与自身或另一个对象有关的方面。例如，光可以被引力作用后弯曲，引力是物体之间的基本吸引力。质量可以转化为光子，从而制造出核武器。

在物理学中，质量/能量是一个基本单位。在生物学中，虽然我们意识到它们是同一内在量的不同形式，但质量和能量仍然是分开的。据我们所知，没有生物在新陈代谢中直接利用核衰变，在生命的新陈代谢过程中，质量和能量都是守恒的，且不会相互转化。物理学和生物学关于质量的概念也有重要的区别。在物理学中，重要的是质量的数量，它的组成并不重要。无论一克铅还是一克羽毛（当然是在真空中），将其加速$9.8m/s^2$（地球表面的重力加速度）所需要的力都是一样的。换句话说，一克铅的重量和一克羽毛的重量一样，都包含相同数量的（爱因斯坦方程所给出的）总能量。

在生物学中，一克物质所含的生物能量取决于其成分。一克羽毛确实代表了一定量的生物能量，而一克铅则没有。本书中更重要的一点是，一克脂肪组织比一克肌肉、皮肤或骨骼所代表的生物能量要多得多。

能量和新陈代谢

生物体可以看作是自身进行能量循环的生物系统，可以在细胞、生物体或整个生态系统层次上研究能量循环。本书的目的是研究人类的肥胖问题，因此在生态系统层次上的分析与此并不是特别相关，尽管可以用食物经济学和社会学与其进行类比。事实上，了解过去的生态对了解现在生物很重要，本章重点关注的是能量和能量代谢，从最高层次的有机体到细胞水平的新陈代谢。

新陈代谢的核心是生物体通过不同形式进行能量循环以产生必需分子并实现生命必要功能的手段。新陈代谢把通过吃、喝、呼吸进入身体的原料与生命功能联系起来，是维持生命的所有化学过程的集合。分子被分解并释放能量（分解代谢）或由前体细胞利用能量进行分子的合成（合成代谢）。自发反应通常释放能量，其他反应需要能量。新陈代谢的一个关键方面是将产能反应和耗能反应结合，这个过程通常需要酶的参与。

1838年，热尔曼·亨利·赫斯发表的研究结果表明：化学反应释放的热量只取决于起点和终点，不管中间有多少步骤。这就是生命利用化学能的基本方式。新陈代谢以最简单的形式，将化学反应的多个步骤连接起来，以产生必需分子或能量来驱动其他反应。

许多新陈代谢反应与能量储存和能量恢复反应相结合，只会产生很少的热量。能量通过摄入食物的氧化释放出来，并最终转移到富含能量的磷酸键中，这些磷酸键以各种不同形式的磷酸化分子存在〔如三磷酸腺苷（ATP）〕。食物化学键中的化学能通过新陈代谢途径进行循环，成为储存在这些磷酸盐化学键中的化学能。进化产生了有效的新陈代谢途径，在将食物转化为生命活动所需能量的过程中，损失的能量很少。

但是等等，你可能会说，刚才我们说过能量是守恒的，永远不会消失。事实如此，宇宙的总能量是守恒的，不会消失，但是能量可以进入或离开宇宙的某一部分，即使真的有封闭系统，那也非常少，而生命系统肯定不是一个封闭系统，能量可以以各种方式进入和离开生物体。本章的一个关键方面是研究能量摄入和消耗，研究它们对体重增加和肥胖的影响以及科学家如何进行测量和研究。但在我们讨论能量摄入和消耗的各个方面之前，需要先讨论一下生物能量代谢中固有的另一个基本概念。分子中的能量总量与能量可用量是不一样的，能量可用量即在新陈代谢中可以利用的能量值。热力学定律的一个基本含义是，化学反应中做功时所释放的能量的比例是有限的，也就是说可用于新陈代谢的能量比例是有限的。

生命热力学

生命的存在受热力学定律的限制。事实上，生命系统是一台"生物机器"，已经进化为可以利用热力学特性来进行生存和繁殖。热力学第一定律指出，在一个封闭的系统中，能量是守恒的；热力学第二定律指出，任何封闭系统的总熵一定随时间而增加。这个物理定律的独特之处在于，它将时间和过程结合起来。

但是什么是熵呢？熵可能是一个和能量一样令人困惑的、强大的概念。与能量相同的是，熵也不是一个东西，而是一个系统的可测量值。与能量不同，熵不守恒，事实上宇宙的总熵在不断增加。熵有很多函数定义。熵在统计学上定义为系统可能的微观态数量的度量，它实际上是一个系统不确定性的度量；另一种理解方式是熵度量了我们对系统的无知程度。也许与新陈代谢研究更相关的是，熵是对一个系统发生自发变化能力的一种衡量。平衡系统具有最大熵，我们知道除非从外部输入或向外部输出能量，否则这个系统的守恒量（如质量和能量）不会改变，除此之外，我们对其历史知之甚少。一个低熵系统很可能处于不平衡状态，我们应该能够预测系统自发变化的方向。低熵系统稳定的概率很低，变化的概率很高，高熵系统则相反。

有一种误解认为，生物体在某种程度上违反了热力学第二定律，因为它们代表了次序的增加。实际上，生命系统是基于并利用第二定律原理的。某些生物学过程是自发进行的，这些过程使熵增加，而许多其他重要的生物学过程会降低系统的熵，这些过程利用能量。新陈代谢把熵的减少和熵的增加联系起来，生物体局部的熵可能减小，但生物体及其生存环境中的总熵却在一直增大。

生物系统中利用熵的一个很好的例子是细胞内的高浓度离子，例如细胞内液中的钙离子。细胞内钙离子浓度始终自然地高于细胞外钙离子浓度的可能性很低，这是一个低熵状态。浓度梯度是由细胞膜对钙离子的低渗透性维持的。如果细胞膜的通透性增加（通过打开细胞膜上的离子通道或其他机制），钙离子就会自发地从细胞内液流到细胞外液，熵就会增加。为了逆转这一过程从而回到低熵状态，就需要利用能量将钙离子泵回细胞内。当然，在相反的情况下，即细胞内钙离子浓度低于细胞外钙离子浓度时，工作方式相反。如果细胞膜上的离子通道打开，钙离子就会自发地流入细胞内，需要做功才能把它们释放出来。骨骼肌收缩就是这两种情况的一个很好的例子（表6.1）。

在这两种情况下，自发行为（钙离子从高浓度流向低浓度）增加了系统（定义为细胞内空间和周围的细胞外空间）的熵。为了降低这个子系统（重新创造离子浓度梯度）的熵，需要能量。我们有相当一部分的能量代谢是由运送各种离子（例如进入或离开细胞）以抵抗浓度梯度所必需的能量组成的。

对动物来说很重要且最常见的能量形式是化学键能，机械能以及各种浓度梯度中固有的能量，尤其是电能以及热量。热量通常被称为废物，因为它不能用来产生组织。热量是生命系统不可避免的副产品，符合热力学第二定律，它是一种能量的消耗，定义为有机体的能量损失。但同时热量也很有用。许多新陈代谢过程在一定的温度范围内效率最高。哺乳动物生理上的生存温度（与环境相比）范围相当狭窄，环境温度通常会低于哺乳动物体温的下限，因此热量将从动物身体流向周围环境，造成能量损失（Blaxter，1989；Schmidt-Nielsen，1994）。这实际上非常重要也具有适应性，对许多动物来说，更大的危险是新陈代谢和其他活动会导致体温上升，需要向环境中散失热量。为了保持体温，动物必须调节体温，有时通过增加热量散失，有时通过产生热量来补充热量损失。

表6.1 骨骼肌收缩

---

1. 来自中枢神经系统的动作电位❶到达α运动神经元，然后α运动神经元将动作电位传递到自己的轴突❷

---

2. 动作电位打开轴突上电压依赖性钙离子通道，由于浓度梯度，钙离子从细胞外液进入细胞内液

---

3. 钙离子使含有神经递质乙酰胆碱的囊泡与细胞膜融合，释放乙酰胆碱进入a运动神经元终端与骨骼肌运动端板之间的突触间隙

---

❶ 动作电位：是可兴奋组织或细胞受到阈上刺激时，在静息电位基础上发生的快速、可逆转、可传播的细胞膜两侧的电变化。动作电位的主要成分是峰电位。刺激只要达到阈值，就能引发动作电位。——译者注

❷ 轴突：指动物神经元传导神经冲动离开细胞体的细而长的突起。——译者注

4. 乙酰胆碱扩散穿过突触，结合并激活骨骼肌运动端板上的烟碱型乙酰胆碱受体。由于细胞外液的钠/钾离子浓度相对较高，烟碱型乙酰胆碱受体的激活打开了其内在的钠/钾离子通道，导致钠离子进入细胞内，钾离子离开细胞。由于离子通道对钠离子的渗透性更强，一组正离子进入细胞，肌肉细胞膜就带更多正电荷，进而触发动作电位

---

5. 动作电位使肌肉纤维内部去极化，激活与邻近肌浆网的钙离子释放通道（兰尼碱受体）靠近的电压依赖性钙离子通道，导致肌浆网释放钙离子

---

6. 钙离子与肌钙蛋白C结合，肌钙蛋白存在于肌原纤维中含有肌动蛋白的细丝上。然后，肌钙蛋白变构调节原肌球蛋白。正常情况下，原肌球蛋白在空间上阻碍细丝上肌球蛋白的结合位点，一旦钙离子与肌钙蛋白C结合并导致肌钙蛋白的变构变化，肌钙蛋白T就会使原肌球蛋白移动，解除结合位点的阻碍

---

7. 肌球蛋白（ADP和无机磷酸盐结合在它的核苷酸结合袋上，处于准备状态）与新发现的细丝上的结合位点相结合（与细丝结合和无机磷酸盐的释放紧密相伴）。肌球蛋白现在以强结合状态与肌动蛋白结合。ADP和无机磷酸盐的释放与动力冲程紧密相伴（肌动蛋白作为无机磷酸盐释放的辅助因子，加速其释放）。这将把Z-带拉向彼此，从而缩短肌节和I-带

---

8. ATP结合肌球蛋白，使其释放肌动蛋白，并处于弱结合状态（缺乏ATP会使这一步骤不可能完成，从而导致僵死状态）。然后，肌球蛋白水解ATP，并利用能量转化为向后翘起的构象

---

9. 只要有ATP和钙离子存在，那么重复步骤7和8

---

10. 钙离子被主动地泵回肌浆网。钙离子的主动泵入，使肌原纤维周围的液体浓度降低。这导致钙离子从肌钙蛋白中去除，因此原肌球蛋白—肌钙蛋白复合物再次覆盖肌动蛋白丝的结合位点，收缩停止

去除能量

热量是能量消耗的主要组成部分。安东尼·拉瓦锡和皮埃尔-西蒙·拉普拉斯设计建造了第一个量热计，他们把一只豚鼠放进一个被冰包围的室内，豚鼠产生的热量使冰融化。通过测量融化的冰的数量，能够计算出豚鼠的热量产出。通过对豚鼠融冰和火焰燃烧融冰的实验结果进行比较，拉瓦锡证明了动物的新陈代谢实际上是缓慢燃烧。这一概念在克莱伯（1932）的一本关于动物新陈代谢的书——《生命之火》中得到了阐述。

热量通常被视为一种废物。它在寒冷的环境中有用，但在炎热的环境里可能是致命的。新陈代谢产生热量，如果热量没有释放到环境中，动物的体温就会上升。哺乳动物的新陈代谢能够正常运行的体温范围相当狭窄。哺乳动物已经进化出许多身体结构上的、生理机能上的和行为上的策略来保存或释放热量。例如，海洋哺乳动物的脂肪层用于保存热量；大象的耳朵非常大，血液供应充分，便于散热。

向环境释放热量可能是新陈代谢中的一个限制因素。Kruk和他的同事（2003）在一组非常有启发性的实验中研究了处于不同环境温度下的哺乳期小鼠。与标准实验室温度（21℃）相比，高温（30℃）下，小鼠进食量和产奶量均有所下降，总能量消耗减少，断奶幼鼠更少，幼鼠总重量也更低。低温（8℃）下，雌性小鼠的进食量和产奶量增加，幼鼠断奶正常。有趣之处在于，在21℃时其他增加能量消耗的行为，比如哺育幼鼠，都不能增加小鼠进食量或产奶量（Johnson等，2001a）。因此，在8℃时增加的能量消耗不能简单地解释为用于满足需要而产生的新陈代谢上调。在8℃时哺乳期小鼠确实上调了新陈代谢以满足需要，但小鼠在较高温度下（如21℃）无法上调新陈代谢以满足其他需要。Kruk和同事

（2003）的假说是新陈代谢受热量散失能力的限制。在较高温度下，新陈代谢的上调超过限制水平会导致过热。在8℃时，由于较大温差而向环境中释放的热量增加，因此小鼠能够提高新陈代谢效率，成功应对额外的能量需求。

这说明了一个重要问题，许多因素会制约新陈代谢，有些是生物体内的内部因素，有些是外部因素，还有一些是内部和外部因素之间的相互作用。动物生命系统的能量有限，所以在能量代谢和能量消耗方面必须有一个内部上限。同时，也有一个动物生命系统所需的最低能量需要，至少在相当长的一段时间内，不能低于这个下限。然而，外部环境往往将新陈代谢限制在远低于理论上限以下，也迫使动物的能量消耗远远高于其理论下限。人类凭借技术和先进的基础设施，已经消除了许多对能量消耗下限的外部约束，我们对体温调节和活动所需能量的需求可以很低。

饮食和熵

进食过程包括将低熵物质带入体内（由其他生物体产生），将其分解以释放能量（熵增加），并利用这些能量来驱动熵降低的过程。这一过程是生物体的生命活动所必需的。生物体是一部通过自身能量循环来降低局部熵，同时增加整体熵的生化机器。原材料、能量进入系统，新陈代谢在热力学定律的限制下利用这些能量，最终使有机体内的化学组织增加，并排出身体的废物和热量。

身体从食物氧化中获取生命所需的能量，复杂的高能量化合物被氧化成简单的低能量化合物，释放出的能量被身体以不同的方式加以利用。食物氧化释放出的能量要想用于新陈代谢，就必须转移到其他分子中储存起来。磷酸酯是一类重要的能量转换分子，能与水发生反应，释放出大量能量。尽管这些分子在热力学上易于水解，但其中一部分分子在水中是相当稳定的，这使它们可以作为化学媒介，提供能量来驱动热力学上不易发生但在生物学上重要的生化反应。

因此，能量通过新陈代谢途径，由辅酶如ATP携带进行循环。分解代谢反应产生ATP，合成代谢反应将ATP作为能量来源。一般情况下，自发的分解代谢反应释放能量，增加熵；合成代谢反应需要消耗能量，降低熵。酶通过结合热力学上有利的反应促使热力学上不利的反应发生。其实，新陈代谢是一系列相关联的化学反应的综合。

贯穿本书的一个共同主题是，远古的信息分子已进化为可以在不同终末器官系统和不同新陈代谢途径中适应并执行多种多样的功能。在生命机制的基本信息分子和调节机体能量流动的初级磷酸酯之间有种有趣的关联。核糖核酸（RNA）是遗传密码[脱氧核糖核酸（DNA）]和生命所需的功能分子之间的桥梁。简单地说，编码在DNA中的信息被翻译成RNA，然后RNA指导氨基酸的合成形成功能性肽。形成RNA的碱基分子（腺嘌呤、鸟嘌呤、胞嘧啶和尿嘧啶）与一个核糖分子和一个磷酸基相连，形成线性聚合物。这些相同的碱基分子附着在核糖分子上，然后磷酸化成三磷酸盐形式。这些碱基分子是生命系统中主要的能量调节和能量转移分子，包括三磷酸腺苷（ATP）、三磷酸鸟苷（GTP）、三磷酸胞嘧啶（CTP）和三磷酸尿嘧啶（UTP）。新陈代谢所需能量的直接来源是ATP，而GTP参与蛋白质合成，CTP参与脂质合成，UTP参与碳水化合物合成。因此，构成生物信息传递系统的信息分子也是能量转换系统的基础。进化产生了使用相同的关键生命控制中心的多个系统。

能量消耗

能量消耗的基本组成包括基础代谢、体温调节、食物热效应（以前称为食物特殊动力作用）、机体活动、繁殖、生长和身体组成的变化（Kleiber，1932；Brody，1945；Blaxter，1989）。所有这些能量消耗组成部分在一定程度上都是可变的，并且受到一定的调控。各组成部分能量消耗的总和等于总能量消耗，其中一个组成部分的变化可能会造成总能量消耗的变化，但可能会被其他组成部分的变化所平衡。

能量消耗的各个组成部分可以分为三类：不可避免和必要的过程；必要但可减少的过程；可选的过程（图6.1）。第一类的例子主要是基础代谢率（BMR）。活动是能量消耗必要但可减少的一个例子。繁殖是进化的必要条件，但在短时间内它是可选的，动物的繁殖策略决定了它们何时或是否为繁殖消耗能量。

基础代谢率（BMR）是生命所需的最低能量消耗（McNab和Brown，2002）。它是在特定环境下对能量消耗的一种衡量，应尽量缩小可减少

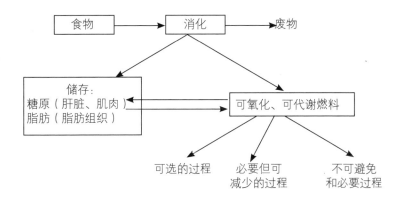

图 6.1　能量消耗的组成部分分为不可避免和必要的过程、必要但可减少的过程和可选的过程。改编自 Wade and Jone，2004 年。

的能量消耗，并消除大部分（如果不是全部）可选择的能量消耗。BMR的变化与许多生物学参数有关。恒温动物（所谓的温血动物：鸟类和哺乳动物）比变温动物（鱼类、两栖动物和爬行动物）的BMR要高。鉴于本书的目的，我们只讨论哺乳动物。

BMR的很大一部分能量消耗是由基本的细胞过程引起的，例如离子和分子穿过细胞膜的移动（Schmidt-Nielsen，1994）。一般而言，BMR所消耗的能量约占圈养动物总能量消耗的1/2（如Power，1991），占野生动物总能量消耗的1/3—1/2。在像美国这样的工业化国家中，推荐的现代人类热量摄入量约为BMR的1.5倍或更少。例如，一个60公斤重的女性的BMR大约是1 500千卡/天，如果她坚持每天2 000千卡的推荐热量摄入量并保持体重，那么她的能量消耗将是BMR的1.33倍，BMR将占能量消耗的3/4。这是表明我们在现代环境中的能量消耗可能低于进化过程中的能量消耗的另一个迹象。

系统发育、饮食和其他适应性，如动物对特殊环境的适应（如沙漠、海洋等），可以而且确实影响BMR （McNab和Brown，2002），但哺乳动物BMR的主要影响参数是体重（Kleiber，1932；Brody，1945；图6.2）。在几乎所有哺乳动物的体型范围内（这种关系在体重很小的时候就会发生变化）以及在所有哺乳纲动物中，BMR正相关于体重的0.75次幂，确切的指数数值还有所争论（在0.72—0.76之间），但对于本书而言无关紧要。重要的是，指数明显小于1。另一个需要记住的重点是，BMR的种间异速生长指数值约为0.75，同一物种内的指数不一定是0.75，实际上经常小于这个值。例如，金狮绢毛猴（小新大陆猴）BMR的种内异速生长指数估计在0.439—0.609之间 （Thompson等，1994）。因此，人体所需的最低能量消耗随着体重增加而增长的值，可能甚至比kleiber方程所预测的速度还要缓慢。

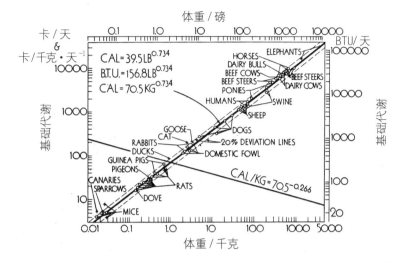

图 6.2　1945 年 Brody 提出的著名的 BMR 鼠—象曲线

　　人类BMR变化并不显著（图6.3）。尽管我们的大脑大、科技发达、社会适应能力强以及其他因素都能将我们与其他哺乳动物区分开来。但从基础水平上看，人类的能量代谢与其他同等体型大小的灵长类动物，或者说其实是与其他同等体型大小的哺乳动物并无不同。灵长类动物活动期的BMR回归线与原始鼠—象曲线差异不大（Kleiber, 1932）。当然，对灵长类动物新陈代谢率数据的仔细研究表明，测量的时间有显著影响。灵长类动物在活动期间（它们习惯性清醒时）的新陈代谢率随体重变化的模式与它们睡眠时的异速生长模式不同。一般来说，非活动期（睡眠）测量值在鼠—象曲线以下，而活动期的测量值位于鼠—象曲线上或高于鼠—象曲线。这种差异在较小的动物身上表现得更为明显。

　　和其他灵长类动物一样，人类一生中大部分时间都在睡觉，人在睡眠时的新陈代谢率测量值比在规定条件下的BMR测量值低约10%。许多动物已经证明，动物在习惯性不活动（睡眠）期间的新陈代谢率测

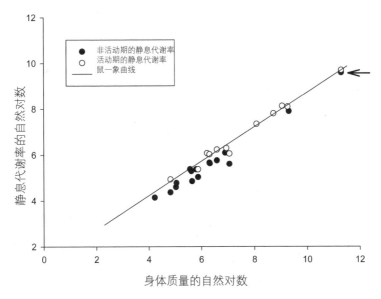

图6.3 灵长类动物静息代谢率（以 mLO$_2$/h 计算的耗氧量）的自然对数与灵长类动物身体质量（单位：克）的自然对数分布图。○表示活动期的测量值，●表示非活动期的测量值。人体 BMR 为箭头所示。直线来自 kleiber（1932）方程：BMR=3.48× 身体质量$^{0.75}$。

量值会明显低于动物在习惯性清醒和活动期间的测量值（Aschof和Pohl，1970）。对于小型灵长类动物来说，确实如此（Thompson等，1994；Power等，2003）。世界上最小的猴子侏儒绒猴（新大陆灵长目狨猴亚科），在夜间体温会降低几度，新陈代谢率也会降低25%—40%（Power等，2003）。这一结果并不仅限于灵长类动物，体重小于1千克的啮齿类动物在睡眠期间的新陈代谢率会平均下降25%，这种情况通常发生在白天（Kenagy和Vleck, 1982）。

新陈代谢率取决于许多因素，包括营养状况、环境温度、机体活动，甚至一天当中所处的时间。新陈代谢率是可调节的，它不是一个固定值，动物的能量消耗调节范围很大。BMR的概念用来衡量最低能量消耗，特别是用来衡量像我们这样生命中大部分时间都在睡觉的动物的睡

眠成本。总的新陈代谢率也有上限，通常是BMR的5—7倍。因此，BMR
可以很好地估计生命所需的最小能量消耗，并大致估计正常新陈代谢率
（BMR的2—3倍）和最大新陈代谢率（BMR的5—7倍），这取决于热量
损失的外部限制。

总能量消耗

　　总能量消耗是能量利用的所有组成部分的总和。通常使用的启发式
模型是一个由能量消耗的组成部分堆叠在一起形成的简单的柱状图。这
个模型有用，但也有一些误导。能量在一定程度上具有可替代性，能量
支出的某一部分变化可能会导致能量总消耗的变化，也可能不会，因为
其他部分的变化可能会弥补这些变化。

　　动物可以调节自身的能量消耗，体温调节或繁殖所增加的消耗
可能与体力活动的减少相匹配。例如，哺乳期小鼠的机体活动减少
（Speakman 等，2001），因此哺乳过程中的部分能量消耗补偿了行为
变化所产生的能量消耗。这可能会对健康产生影响，不进行机体活动可
能会产生机会成本，也就是说，机体活动带来的好处会丧失。但产奶时
的能量消耗并不仅仅是把其他消耗加到一起从而增加总能量消耗，实际
上，机体活动减少所降低的能量消耗平衡了产奶时的部分能量消耗。

　　在另一个例子中，小鼠在50天内的喂食量是正常进食量的80%，与
同一时期内随意进食的小鼠相比，被限制进食的小鼠体重确实要轻一
些。但是受限小鼠和对照组小鼠的总能量值差异仅能解释两组小鼠能量
摄入差异的2.2%。较低的静息代谢率（22.3%）以及（尤其是）机体活
动减少（75.5%）几乎完全补偿了受限小鼠能量摄入的减少（Hambly和
Speakman, 2005）。

以小鼠产奶为例，实际上减少机体活动可能是必需的而不是一种选择，因为产奶高峰时期，小鼠的能量消耗约为其BMR的7倍（Johnson等，2001a，b），在它们所处的温度下可能已经接近绝对新陈代谢极限。但在较低的环境温度下，小鼠的新陈代谢能够超过此极限。机体活动的减少可能更多地限制了由于高新陈代谢消耗而产生的大量内源性热量所引起的体温升高，减少机体活动可以减少肌肉产生的热量。

当然，能量消耗必须处于上限和下限之间，必须有生命所需的最低值，也必须有由内部和外部限制共同施加的最大值。但这两个限值之间有很大的灵活性，动物有多种策略来弥补增加的能量消耗或减少的能量摄入。

重新审视高耗能组织假说

我们在第二章讨论了人类大脑进化的高耗能组织假说。从根本上说大脑是新陈代谢非常活跃的组织。人类大脑比其他动物大脑消耗的能量更多，这只是因为人类大脑相对于身体其他部分来说较大。一些专家假设，早期的人属可能由于大脑更大而面临额外的能量消耗（Leonard等，2003）。他们预测早期人属的BMR应该高于Kleiber鼠—象曲线，因为其大脑更大，现代人的BMR并非不同寻常（见图6.3）。假设人属的饮食质量改善了，起初是觅食，后来饮食变为含有更多的肉类，最终由于烹饪和其他外部的食物加工使得我们的肠道变小。当身体中的一个组成部分（大脑）的能量消耗增加时，另一个组成部分（肠道）中的能量消耗便减少了。

这个有趣的假说在很大程度上依赖于能量消耗的加法理论。在这个假说中，专家认为能量本质上是结构上的和解剖学上的概念。这个假说没有反映新陈代谢和能量消耗的调节观点。例如，这个假说不仅假设大脑体积的增加会提高新陈代谢率（合理，但不确定），而且还假设新陈代谢率的增加会自动转化为总能量消耗的增加。但能量消耗的组成并不固定（大部分BMR除外）。没有一种先天的方法来预测较大的大脑增加新陈代谢的成本会不会影响机体活动、体温调节或能量消耗的其他组成部分。也许较大大脑的新陈代谢成本确实增加了总能量消耗，但也许较大的大脑能够在温度调节中节省能量，或者可能节省了其他部分能量。

例如，不同地点的短尾田鼠的静息代谢率（以耗氧量衡量）和使用双标记水法❶估算的日能量消耗呈正相关，即使考虑了体重与这些能量消耗指标之间的正相关关系，也是如此。但只有在不同位点的研究中才具有显著性关系，在一个区域内，个体的新陈代谢率和每日能量消耗之间没有联系。换句话说，在平均新陈代谢率较高的地点，动物的平均日能量消耗也较高，但在某一地点内新陈代谢率高于平均值的动物，其日能量消耗不一定较高（Speakman等，2003）。地点差异产生的外在效应对能量代谢和消耗的影响大于个体差异产生的内在效应的影响。

这并不是说高耗能组织假说没有价值，事实上它有价值。但通常就像生物学中的例子一样，现实无疑比简洁的理论所论述的情况要复杂和混乱得多。我们真的不知道在最早的祖先中，较大的大脑是如何影响平均能量消耗的。我们知道的是，无论较大的大脑带来什么能量挑战，祖先都能够应付，或者是通过减少其他部分的能量消耗，或者简单地增加能量摄入，或者是通过较大大脑改进觅食策略。

高耗能组织假说是否暗示了我们的食物偏好并因此造成现代人易于

---

❶ 双标记水法：让受试者喝入定量的双标记水，在一定时间内（8～15天）连续收集尿样，通过测定尿样中稳定的双标记同位素及消失率，计算能量消耗量。——译者注

肥胖呢？这一假说的主旨是，获取和食用易消化、高能量密度食物的动机是能够支撑较大大脑能量消耗的一个重要方面，这显然与我们对自己进化史的了解相符。随着觅食策略的不断改进，人类成为更高效、更致命的捕食者，同时大脑继续变大，直到几十万年前。人类可能也会更有效地利用其他食物，包括野生谷物、蜂蜜等。高耗能组织假说对人类为什么更喜欢高能量密度食物给出了另外一种进化上的解释：人类的肠道很好地适应了这些食物，而大脑可能也需要它们。

能量摄入

　　能量摄入最终必须满足能量消耗，动物必须吃食物。所有有机营养物质都含有能通过新陈代谢释放出来的能量。在确定食物的热量值时，通常要考虑的主要食物成分是脂肪、碳水化合物和蛋白质。当然，其他食物成分也有可用于新陈代谢的能量。例如，虽然我们通常不用喝酒来满足能量需求，但摄入的酒精确实为我们提供了可用能量，在酒精代谢为最终排泄物的过程中可产生ATP。然而，我们身体所需的绝大多数热量来自脂肪、碳水化合物和蛋白质，能量代谢适用于使用这三种底物。

　　食物中的能量有不同的表现方式，它们有不同的生物学和新陈代谢意义。最简单的测量方法是测量总能量（GE），即测量食物中的可燃能量。换句话说，总能量是食物被燃烧完全氧化后释放的总热量。它代表了生物体能从食物中获得的最大的生物能，因为蛋白质不会被完全氧化，因此尿素中仍然有可用能量。

　　可消化能量（DE）是食物产生的总能量减去粪便中损失的能量。食物的可消化能量不仅取决于食物本身，也取决于动物消化食物的过程。例如，对于马和人来说，干草的DE值差异很大。另外，尿液中还会有额外的能量损失，主要来自未被完全氧化的蛋白质，这些能量通常只占GE的百分之几（Blaxter, 1989）。总能量减去由粪便和尿液产生的能量损失后得到的能量，称为食物的代谢能（ME）。

简单碳水化合物（主要是葡萄糖）和脂肪酸是我们利用的主要的能量代谢底物。蛋白质（氨基酸）不是能量的主要来源，只有在饥饿时，身体才会分解自身组织提供能量。一般脂肪、蛋白质和碳水化合物的ME估算值分别为9千卡/克、4千卡/克和4千卡/克（Maynard等，1979；Blaxter，1989）。这些都是估算值，ME的特异性取决于被氧化的特定的脂肪、蛋白质或碳水化合物。

ME是否一直是衡量能量摄入的最准确、最恰当的标准呢？不一定。这取决于组织堆积的数量。例如，在哺乳期的哺乳动物身体中，大量乳蛋白（通常是乳脂肪）会直接堆积在组织中而不进行新陈代谢。这种食物成分的能量值是GE，而不是ME。如果在婴儿身上进行平衡试验（测量能量摄入和能量输出）或其他试验测量组织堆积，当然可以计算出牛奶的实际新陈代谢能量值。

能量平衡

肥胖的原因看似简单：持续的能量摄入超过了所需的能量消耗。这个概念通常被营养学家称为处于正能量平衡（Maynard等，1979；Blaxter，1989）。能量平衡的概念具有直观的直接含义。负能量平衡通常会使体重下降，正能量平衡通常会使体重增加。如果体重既没有减少也没有增加，那么能量平衡可能是零，但未必。能量平衡这个简单的概念，如果加以更详细的研究，就不那么简单了。能量平衡与体重变化没有直接关系，而与身体总能量的变化有关。身体总能量不仅取决于身体质量，还取决于身体质量的组成部分。

当然，肥胖实际上也与体重增加无关，而与脂肪的过量增加有关。一般来说，正能量平衡会导致体重增加，尤其是从营养学家或生理学家的角度来看，我们会从身体总能量的增加方面来谈论它。从实际和医学角度来看，关键问题在于脂肪组织中储存的脂肪的增加。对人类平均体重增加引起的医学担忧，并不是指我们的身体变得更有肌肉，更有水分，或者骨骼更密集，所有这些都会增加体重。超重所围绕的医疗和健康问题主要是脂肪。脂肪与能量紧密相连，储存脂肪是在体内储存能量的最有效的方法。因此，能量平衡和脂肪组织联系在了一起，正能量平衡所增加的能量储存，通常转化为脂肪组织的增加。

平衡试验

营养平衡的概念是营养学研究的一个重要工具。最早记录的代谢平衡试验❶是由桑托里奥（1561—1636）进行的，他是包括伽利略在内的意大利学者圈中的一员。桑托里奥是意大利帕多瓦的一名医生和教授，他发明了温度计和测量脉冲的装置，但这些是他自己的发明还是他与伽利略等人合作发明的，一直存在争议。我们所知道的是，他是第一个将数值尺度应用于测温仪的人。事实上，想要更好地了解他的才能可能要通过他致力于用数字来描述自然现象这件事，即测量，而不是亚里士多德所说的自然现象的"本质"。桑托里奥认为事物的基本性质是数学性

---

❶ 平衡试验：在机体相对稳定的条件下，测定一定时间内某物质的摄入量和各种排泄物的排出量，以了解该物质的摄入和排出关系。如测定结果为摄入小于排出，则该物质有丢失，为负平衡，如摄入大于排出，表明该物质在体内积存，属于正平衡；摄入等于排出，为平衡状态。——译者注

质，即可以测量的特性。他还认为，在对自然的研究中，需要考虑的最重要的证据是感官证据，其次是理性，只有这样权威才能得到信赖。

许多人将桑托里奥视为代谢平衡试验之父。在30年的时间里，他对自己所有的饮食和排泄物都称了重。为了说明他的排泄量比摄入量要少得多，他提出了一种不感蒸发❶的理论。虽然这一理论没有什么价值（但基于那个时代的知识基础，它是合理的），但桑托里奥因其实证方法而得到很多赞誉。对摄入和排泄进行严格的、实证性的测量，以了解体内能量的运作方式，这一方法仍然是营养和代谢研究的重要原则。

任何营养物质都可以用一个平衡方程式来检验。例如，钙平衡对骨骼健康非常重要。如果一个人持续处于负钙平衡，那么他将大量失去骨骼中的矿物质，最终这种损失将是不可逆的，骨强度将永久受损，这个人便很容易骨折（Power等，1999）。

对于不同种类的营养物质，营养平衡的概念略有不同。钙是一种矿物质，矿物质的平衡表示为摄入量减去排泄量。钙通过食物、液体和补充剂的摄入，是正输入；钙通过粪便、尿液和其他体液排泄，是负输入。正输入与负输入之差就是钙平衡。

任何元素的平衡方程都可以这样构造。但大多数营养物质不是元素，而是更复杂的生物实体。对许多营养物质来说，重要的不仅仅是排泄量，还有新陈代谢量。在某些情况下，这两种方法可以互补。氮平衡，即摄入量减去排泄量，可以作为蛋白质平衡（摄入量减去排泄量和

---

❶ 不感蒸发：人类的水分由机体蒸发，除发汗外，还可以由皮肤和呼吸道黏膜进行，后两者称为不感蒸发。不感蒸发是一种不间断的基本水分的损失。皮肤的不感蒸发是表皮细胞间隙中组织液的水分直接透过皮肤而蒸发掉，所以缺少汗腺的动物也可发生。人在通常的环境中，安静时的不感蒸发量，约为每小时每平方米体表面积30克。——译者注

新陈代谢量）的替代法。

就营养的定义而言，能量代表了一种极端。能量不像钙原子那样是一个东西，但同样真实。它可以被测量，可以通过新陈代谢途径被追踪。它在生物体中循环，虽然不会被破坏，但最终会以热量和其他排泄物的形式散失到系统中。

新陈代谢是一个动态过程，其结果可在平衡试验中加以衡量。然而，过于简单的营养平衡概念是不现实的。它让人联想到把一种营养物质从一个地方转移到另一个地方，就像在银行账户之间转移资金一样。但是生命机理很少是静态的，大多数营养物质不会一直在"仓库"里等着有机体来调动它们用于生命过程。新陈代谢是动态的，它由多条持续运作的新陈代谢途径组成，将营养物质、激素和其他分子在体内以不同的形式（代谢物）和不同的储存方式往复传送。

例如，在骨骼的诸多功能中就有，它是矿物质，尤其是钙和磷的主要来源。骨骼像所有的活体组织一样，不是静止的，而是被不断重塑。骨骼重塑有助于修复微损伤，使骨骼对机械应力做出反应和适应。同时，骨骼重塑也有助于维持细胞外液的钙平衡（Power 等，1999）。

无论何时，骨骼表面的一部分都含有破骨细胞产生的再吸收空洞。从"缺失的"骨骼中，钙被释放到细胞外液，被称为重塑空间（Heaney，1994）。成骨细胞修复再吸收空洞，总的来说，破骨细胞和成骨细胞的活性处于平衡状态。随着骨骼重塑率的增加，骨骼重塑空间增大，骨骼总矿物质含量降低。如果骨骼重塑率降低，情况则相反。矿物质（主要是钙和磷）会在骨骼中产生净通量。骨骼重塑的速率受到激素和钙摄入量的调节（Power 等，1999）。

同样，能量也在体内以各种形式不断转化。新陈代谢中直接可用的能量是以磷酸化分子（ATP、GTP、CTP 和 UTP）的形式存在的。首先被转化的是可氧化的燃料，如葡萄糖和脂肪酸，最后被转化的是能量的储存形式，主要是糖原和脂肪。

能量储存

动物不仅需要能量，它们还需要可氧化的燃料。如果动物处于负能量平衡状态，则会从各个存储组织中调动可代谢底物净量流出；如果动物处于正平衡状态，可代谢底物净量将流入存储组织。这两个过程消耗的主要燃料是葡萄糖和其他单糖及脂肪酸。能量底物在生物体中很重要，不同的代谢燃料有不同的优缺点，调节新陈代谢燃料的可用性与能量调节本身一样重要。

能量以多种方式储存在体内。可利用的能量储存方式主要有两种：糖原（葡萄糖的储存形式，主要储存在肝脏和肌肉组织中）和脂质或脂肪（储存在脂肪组织中）。蛋白质是积蓄能量的最后手段，在极端能量消耗或持续饥饿的情况下，肌肉和器官中的蛋白质会用于新陈代谢。这是一种成功的短期适应性，但如果长时间持续就会有生命危险。新陈代谢中能量的首选来源是肝脏和肌肉组织中的糖原以及由脂肪组织和少量肌肉释放的脂肪酸。

脂肪作为能量储存介质具有显著优势，其每克（干重）所含的代谢能大约是碳水化合物或蛋白质的两倍。此外，在体内与脂肪结合的水分非常少，相比之下，体内储存的1克糖原可以结合3—5克的水（Schmidt-Nielsen, 1994）。因此，以体内储存的每单位重量的能量值计算，脂肪比储存糖原的效率高10倍（表6.2）。能产生1千卡代谢能的糖原的质量约为1克，能产生1千卡代谢能的脂肪的质量约为0.11克（Schmidt-Nielsen, 1994），这会对运动活力及其他方面产生明显影响。以候鸟为例，研究表明脂肪量占其体重的40%—50%（Schmidt-Nielsen，1994）。对于飞行动物来说，这是一种非常有效的能量储存方式，如果通过糖原储存等量的能量，它们很可能无法飞离地面。

表6.2　碳水化合物、蛋白质和脂肪的近似代谢能值

	千卡/克干重	千卡/克湿重	千卡/LO_2
碳水化合物	4.2	1.0*	5.0
蛋白质	4.3	1.2*	4.5
脂质（脂肪）	9.4	9.1	4.7

* 准确数值取决于与碳水化合物或蛋白质结合的水的含量。

　　虽然对人类来说，体重超标的后果不像飞行动物那么极端，但超重仍然会对运动产生影响。因此，可以预测到储存在体内的糖原数量有一个最佳上限，超过这个上限能量就会以脂肪的形式储存，这些将大大减少额外重量。当然，糖原储存的主要器官（肝脏和肌肉）在大小上是相对固定的，而脂肪组织可以变得更大、更多，这是脂肪作为能量储存介质的另一个优势。

　　那么，为什么能量要以脂肪以外的形式储存呢？与脂肪相比，糖原储存能量至少有两个优点。第一，糖原可用于无氧代谢（Schmidt-Nielsen，1994），因此糖原储存能量可用于能量消耗超过有氧代谢能力的高强度活动。第二，糖原很容易转化为葡萄糖，葡萄糖是大脑、胎盘和胎儿生长发育的首选能量底物。在妊娠期间，哺乳动物的葡萄糖代谢发挥着十分重要的作用。

能量储存器官

　　肝脏和脂肪组织是人体最重要的能量储存和能量代谢器官。肝脏

更多地参与葡萄糖代谢，脂肪组织显然是脂肪的主要储存器官。这两个器官在不同的时间范围内起作用，肝脏与短期的能量代谢和能量需求更相关，而脂肪组织则主要对长期的能量代谢和能量平衡做出反应。这两个器官在调节食物摄入量方面都发挥着重要作用，这些作用可能是互补的，也可能是对立的，视情况而定。

能量储存不是静态的，因为生理机能和新陈代谢不是静态的。有许多新陈代谢过程在不断地调动和储存肌肉和肝脏中的糖原以及脂肪组织中的脂肪酸。不要认为营养稳态是一个静态的过程，相反这是一种动态平衡，储存器官不断地循环输入和输出营养物质。脂肪组织也不只是静态的能量储存。脂肪组织由活跃的内分泌细胞组成，这些细胞能够产生有效的信息分子，以调节食欲和能量代谢等其他生理功能（Kershaw和Flier，2004）。同时，肝脏也是新陈代谢的重要调节器（Friedman and Stricker，1976）。能量储存在能量平衡反应中起着积极作用。

能量储存与能量需求

能量需求的异速生长指数通常小于1，能量储存的异速生长通常是线性的，甚至可能大于1，这是基于实验测量的关键的生物法则（Schmidt-Nielsen，1994）。这是体型大的主要优势，大型动物的身体相应地可以储存更多的能量，它们进食的间隔时间更长，当遇到大量食物时，更有能力摄入过量食物以储存起来供以后利用。

以大象和田鼠（有时被称为草原老鼠）为例。两者都是后肠发酵食草动物，两者能量需求的重要部分都是由植物细胞壁成分发酵来提供的。当然，它们的大小也截然不同，大象的重量以吨计，田鼠以克计。大象体重约为田鼠体重的15万倍，但是大象的BMR约为田鼠的7 600倍。

再举一个例子，如果我们比较一只0.7公斤重的金狮绢毛猴（一种巴西猴）、一个70公斤重的人和一只7 000公斤重的大象的BMR，我们可以看到质量比是相同的：人的体重是金狮绢毛猴体重的100倍；大象体重是人的体重的100倍。但是BMR的比值只有32：人的BMR是金狮绢毛猴BMR的32倍，大象BMR是人的BMR的32倍。可以看出，体型大具有显著的优势。

在整个进化过程中，人类和大多数其他哺乳动物一样，都经历了可预测和不可预测的正能量平衡（储存能量）和负能量平衡（消耗能量）。事实上，机体活动的昼夜节律也代表着能量平衡的昼夜节律。我们晚上睡觉，至少过去是这样。在睡眠期间，身体处于负能量平衡。在活动期（人类和大多数猩猩科动物活动期是白天，大多数啮齿类动物活动期是夜间）摄入的食物通常超过了眼前的需要，因此可以储存能量。人类是大型动物，正能量平衡和负能量平衡之间的循环比小型哺乳动物所能承受的更极端，可以持续更长时间的负能量平衡，也可以在补充食物时处理和储存更多的能量。

例如，一只金狮绢毛猴每天需要摄入约114千卡的能量，才能满足圈养时的基本能量需求（Power, 1991），这大约是BMR需求的两倍（Thompson 等，1994）。人类体重大约是金狮绢毛猴体重的100倍，每天只需要摄入2 500千卡的能量就能满足需求，仅仅是金狮绢毛猴所需能量的22倍。像金狮绢毛猴这样的小猴子在圈养的情况下，体内的脂体量可能只占体重的10%，通常会更少（Power 等，2001）。这相当于它5天的能量需求，对于一个人来说，10%的脂肪量（对于一个非常瘦的人来说）相当于一个月的能量需求。我们庞大的体型需要更多的能量，但也能储存更多的能量。我们虽然幸免于饥荒，但不幸的是，食物过剩问题显然无法解决。

小结

　　能量代谢是影响肥胖的一个关键因素。庞大的体型使我们具有新陈代谢方面的优势，能够将大量的能量储存在体内。最有效的能量储存形式是脂肪。对祖先来说，能在身体里储存脂肪的进化优势来自基本的能量代谢、能量消耗和能量摄入。大脑变大导致的新陈代谢成本增加是我们这个世系的特征，也是祖先特有的适应性优势，这可能给能量储存和保存机制带来了额外的压力。

第七章
信息分子和肽革命

....

在上一章中，我们回顾了能量、新陈代谢和能量平衡的概念，能量摄入和能量消耗的区别，新陈代谢和能量消耗的调节，以及调节能量摄入的机制。在接下来的两章中，我们将研究与食物摄入或食欲调节有关的一些分子和途径。

在本章中，我们将追溯过去，有时可能会邂逅脊椎动物和无脊椎动物的共同祖先，来研究我们所谓的信息分子（也称为信号分子或调节分子）的进化和功能。本书中读者将要了解的大多数例子是类固醇和肽激素，这些强大的分子在生物中广泛存在，因此其起源可以追溯到地球生命的早期。我们可能永远无法完全了解它们最初的功能。但越来越明显的是，进化使大部分（如果不是全部的话）信息分子在不同组织之间以及相关调节过程中具有了不同功能。

....

进化论

进化的一个基本观点是所有物种都有同一祖先。对于任何两个物种，如果一直追溯血统，都会发现它们拥有共同的祖先。系统发育可以用来推测物种之间的关系并推算不同世系拥有共同祖先的历史时间。系统发育以解剖学、化石和分子为基础，从蛋白质研究到DNA研究。这一概念的含义是，参与生命过程的分子也有共同的原始分子。换句话说，两个相近物种的新陈代谢和信号通路❶可能有相似之处，因为它们源自相同的原始信号通路。亲缘关系越远的物种，其分子和信号通路相似的可能性就越小。以此形成的分子进化研究的基本原则，已经用于估算人类与猩猩科动物的分化时间（700万—5万年前），最近还被用于比较6500万年前的霸王龙和现代动物的骨胶原蛋白。结果颇具趣味性，在所有被测动物中，这种可怕的恐龙与现代鸡的亲缘关系最为密切（Schweitzer等，2007；图7.1）。

在本章中，我们将在一定程度上探索分子的起源。进化过程如基因复制、突变、选择和有性繁殖，会随着时间的推移造成分子和新陈代谢途径的分化。但是某些分子和新陈代谢途径似乎非常保守，它们可能参与关键的生命过程，因此它们的变异受到了限制。

由于DNA、氨基酸和结构的相似性，在不同物种中发现的来自同一原始分子的分子被称为直系同源分子。如果追溯得足够远，你会发现这些物种的原始分子是相同的。因为两个物种从共同祖先分化出来之后，各自的进化史是独立的，因此这两个物种中直系同源分子之间的差异会随着时间的推移而积累。同时，直系同源分子可以执行也可以不执行相同的功能。生物体之间的关系越密切，直系同源分子之间功能和结构越可能相似，但是功能也可能不同，特别是这些分子大多具有多种功能，可以随组织、年龄和外部环境的变化而变化。

基因复制是遗传变异的主要来源之一，而遗传变异正是进化所起的

---

❶ 信号通路：是指当细胞里要发生某种反应时，信号从细胞外到细胞内传递了一种信息，细胞要根据这种信息来做出反应的现象。这些细胞外的信号分子（称为配体）包括激素、生长因子、细胞因子、神经递质以及其他小分子化合物等。——译者注

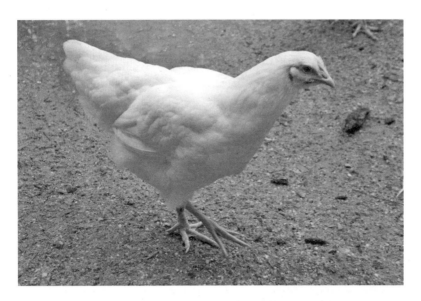

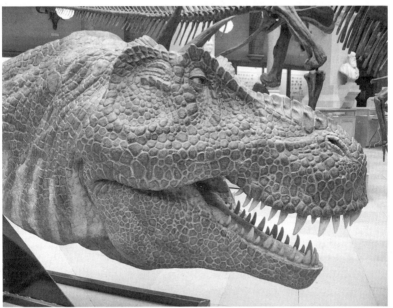

图 7.1 现代的鸡和霸王龙（*Tyrannosaurus rex*）似乎拥有共同的祖先。大多数古生物学家认为鸟类是从两足恐龙的一个世系中进化而来的。鸡的照片：杰西科恩，史密森国家动物园。

作用。换句话说，偶尔会有一段含有功能性基因的DNA片段在基因组中复制，然后产生两个（或更多）相同的基因。人类的淀粉酶基因是基因复制的一个典型例子（见第二章）。基因在复制后可以有独立的进化路径，尽管选择压力可能对两个基因起类似的作用，但其实这种预期还是会发生。

在人类淀粉酶基因复制的例子中，复制的基因保留了最初的功能。淀粉酶基因拷贝越多仅仅意味着分泌到唾液中并可能进入消化道的淀粉酶越多（Perry等，2007）。但复制基因仍然积累了不会改变功能的沉默突变❶，有些突变甚至可能对淀粉酶的分泌产生影响，但据我们所知，这一点还没有被证实。基因的多个拷贝个体之间的差异积累，可用于估计最初发生基因复制的时间。

基因复制在进化上的重要性在于它创造了一种可能性，使基因的其中一个功能从原来的基因中分离出来，而不会使机体失去原来的功能。由共同的原始基因经过基因复制后产生的不同基因是相似的，它们编码而成的信息分子❷称为旁系同源分子。例如，控制肌红蛋白和血红蛋白的基因被认为是古老的旁系同源基因，是由一个在生命早期被复制的共同基因进化而来的。肽类中的胰多肽折叠家族也很可能是由旁系同源基因组成的。

---

❶ 沉默突变：指基因突变导致了多肽产物氨基酸序列改变，但对蛋白质的生理功能没有影响的一种突变。这种突变可以在子代保留，并以变异体基因或等位基因的形式出现在群体中，是形成蛋白质遗传多态性的主要原因。——译者注

❷ 信息分子：生物体内外具有调节细胞生命活动的化学物质被称为信息分子。如激素、神经递质和淋巴因子等，它们主要是用来在细胞间和细胞内传递信息，统称为信息分子。——译者注

信息分子

有许多原始调控分子随着时间的推移，适应并发挥了多种不同的功能。这些调控分子作为信息分子，在各器官系统之间传递信息并协调外周器官和中枢神经系统的反应，以应对来自外部和内部的对有机体生存产生威胁的挑战。对于肥胖，本书将讨论的一些重要的信息分子是瘦素、胰岛素、胆囊收缩素（CCK）和促肾上腺皮质激素释放激素（CRH）、类固醇皮质醇、雌激素和睾丸激素以及这些激素的受体。

进化是受限的，因为它只能在已有的变异上起作用。但是一旦一个有效的调控分子和受体系统的基因存在，那么功能、调节和作用方式的分化潜力也就存在了。从进化的角度预测，这些分子将具有多种多样的功能，它们的调节能力、功能和作用方式将因不同的类群、类群内的不同组织甚至不同的发育阶段而不同。每个配体❶都可能与多个受体❷结合，每个受体都可能结合多个配体，功能的变化可能来自配体或受体的变化。每当科学家发现分子的一种功能时，这种功能很可能只是众多功能中的一个。

肽革命

自20世纪70年代中期以来，肽革命持续快速发展，科学家不断发现新的肽和已知肽的新功能。CRH作为一个有启发性的例子，最早发现于

---

❶ 配体：同锚定蛋白结合的任何分子都称为配体。——译者注

❷ 受体：是指任何能够同激素、神经递质、药物或细胞内信号分子结合并能引起细胞功能变化的生物大分子。——译者注

绵羊下丘脑的提取物（Vale等，1981），可能其最为广为人知的是它在下丘脑—垂体—肾上腺（HPA）轴的起始作用（Dallman等，1995）。在CRH发现25年后，我们知道CRH是CRH激素家族的一部分，这个激素家族由4种已知配体（CRH、尿路蛋白、尿路蛋白Ⅱ和尿路蛋白Ⅲ）、2个已知的受体（每个受体都有多个剪接变异体）以及结合蛋白CRH-BP组成。这些分子不仅作为神经递质和神经调节剂，还作为外周组织中的自分泌❶、旁分泌❷和内分泌❸激素遍布全身（见Power和Schulkin，2006）。

CRH激素家族是分子和信号通路进化所遵循原则的一个很好的例子。CRH分子本身在哺乳动物中是非常保守的，灵长类、啮齿类动物、食肉动物和马科动物的CRH相同，牛的CRH有几个氨基酸与以上几种动物不同（Seasholtz等，2002）。这可能反映了始新世晚期和中新世早期反刍动物的快速适应辐射❹，那时草在许多环境中占主导地位。

CRH分子在脊椎动物中普遍存在，在鸟类、两栖动物（Stenzel-Poore等，1992）和鱼类（Okawara等，1988）中均发现了直系同源分子，CRH分子在调节和协调某些对生物体生存能力产生威胁的外部和内部挑战的新陈代谢反应中发挥着多种作用（Denver，1999；Seasholtz等，2002）。在所有已测序的CRH同源序列中，残基9—21是相同的，鱼类CRH与哺乳

---

❶ 自分泌：由内分泌细胞分泌的激素在局部扩散又返回作用于该内分泌细胞而发挥反馈作用，称为自分泌。——译者注

❷ 旁分泌：由于某些内分泌细胞与相邻细胞间存在着某种特殊的紧密连接，内分泌细胞分泌的激素不能直接进入血液循环，只能通过弥漫作用于邻接细胞，从而在激素的产生部位局部发挥作用，这种传递激素的分泌方式叫旁分泌。——译者注

❸ 内分泌：机体组织所产生的物质不经导管而直接分泌于血液（体液）中，称为内分泌。——译者注

❹ 适应辐射：亲缘相同或相近的一类动物适应多种不同的环境而分化成多个在形态、生理和行为上各不相同的种，形成一个同源的辐射状的进化系统，称为适应辐射。——译者注

动物CRH的同源性达75%以上（Seasholtz 等，2002）。因此，CRH是一个信息分子，其结构和功能在大约5亿年或更久之前的世系分化中非常保守。

与此同时，这个有效分子在哺乳动物中引发了另外三种旁系同源肽激素。尿皮素，很可能是通过基因复制并在随后世系中的独立进化过程中产生的。在两栖动物皮肤中发现的一种肽（蛙皮降压肽，Montecuccchi 和Hensh en，1981）与尿皮素源自共同的原始分子，同时，鱼体内的尾加压素I也起源于所有脊椎动物共有的这种原始分子（Seasholtz 等，2002）。与哺乳动物CRH相比，蛙皮降压肽、尾加压素I与尿皮素的关系更为密切，这意味着三者互为直系同源，同时是CRH的旁系同源。因此，从CRH中分离出尿皮素的最初过程发生在哺乳动物和其他脊椎动物分离之前（Seasholtz 等，2002）。

对CRH受体的比较研究支持这一假设（图7.2）。1型受体（CRH-R_1）通常与CRH相关，而2型受体（CRH- R_2）主要是一种高亲和力的尿皮素受体（Lewis 等，2001）。这两种CRH受体在鱼类、两栖动物、鸟类以及哺乳动物中都有发现（Arai等，2001）。因此，在现存的所有脊椎动物的共同祖先中都存在一个CRH激素原始家族。在鲶鱼中发现了与CRH-R_1关系更密切的第三种受体类型CRH-R_3（Arai 等，2001）。该受体与鲶鱼的 CRH- R_1完全不同，因此无法确认以下几种可能性：CRH-R_3是鱼类特有的；鱼类和四足动物的共同祖先身上都存在CRH- R_3，但在四足动物的适应辐射中消失了；在哺乳动物、鸟类和两栖动物中还有第三种尚未发现的CRH受体类型。

在这些世系中还发现了CRH结合蛋白CRH-BP，且相当保守（Huising 等，2004）。迄今为止，所测序的脊椎动物CRH-BP中均有10个半胱氨酸残基，可形成5个连续的二硫键。有趣的是，在昆虫中也发现了CRH-BP，包括蜜蜂、疟蚊和果蝇（Huising和Flik，2005）。昆虫的CRH-BP与脊椎动物的CRH-BP有23%—29%的氨基酸相同，并保存有8个半胱氨酸残基（Huising 和Flik，2005）。

蜜蜂CRH-BP 直系同源的存在，支持了在昆虫和脊椎动物世系分离之前就存在原始形式的脊椎动物CRH信号系统的说法。基于结构、解剖位置和功能上与CRH的相似性，昆虫利尿激素I已被认为与CRH源自共同的祖先（Huising和 Flik，2005）。

因此，CRH反映了进化法则的许多方面。它的结构表现出相当大的

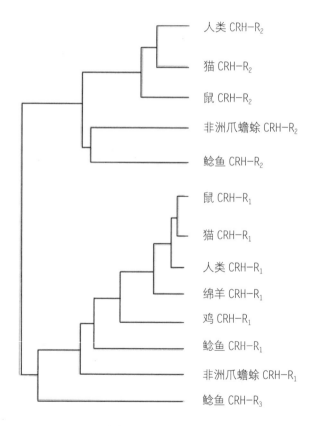

图 7.2　CRH 受体的系统发育树。改编自 Aria 等，2001 年。

保守性，这与其功能信号所造成的选择性限制有关。与此同时，几亿年前通过基因复制而分化产生的后代分子，也产生了大量变异。

在这段漫长的时期里，CRH激素家族似乎继续在其信号通路上增加新的功能。在哺乳动物中，CRH激素家族信号通路广泛存在，几乎所有被测组织（如皮肤、心脏、胃和肠）都有CRH激素家族成员的表达。灵长类动物已经进化出一种CRH信号的新功能，在胎盘中合成CRH，作用于胎儿肾上腺以调节和维持妊娠和胎儿发育（Power和Schulkin，2006）。这是进化的另一个标志：利用现有的结构，无论是解剖结构还是分子结构，来执行不同的功能。

激素和内分泌腺

人体有许多不同的器官，每一个器官都有特殊的功能。这些器官协同运作并受到调节，可以说，生命体不仅仅是各个部分的总和。中枢神经系统是身体各器官的主要调节器和协调者，通过神经系统和化学信使（信息分子）发送和接收信息，这些信息分子包括但不限于类固醇和肽激素。内分泌腺系统合成和分泌激素，以对内部和外部的刺激做出回应。有些腺体主要或完全发挥内分泌功能（如肾上腺、甲状旁腺），但是所有器官都有内分泌或外分泌细胞区域来合成和分泌激素（表7.1）。如今，内分泌腺的概念已经大大扩展了（详见第九章）。

类固醇激素可以通过血脑屏障❶，而肽激素则不能。有些肽通过转运机制穿过血脑屏障进入大脑（如瘦素、胰岛素），其他肽似乎仅限于

---

❶ 血脑屏障：是指脑毛细血管壁与神经胶质细胞形成的血浆与脑细胞之间的屏障和由脉络丛形成的血浆和脑脊液之间的屏障，这些屏障能够阻止某些物质（多半是有害的）由血液进入脑组织。——译者注

表7.1　一些分泌信息分子的内分泌系统

内分泌腺	分泌的主要激素
垂体前叶	催乳素、促肾上腺皮质激素（ACTH）、促黄体生成素（LH）、促甲状腺激素（TSH）、促卵泡激素（FSH）
垂体中叶/脑垂体后叶	催产素、精氨酸加压素（AVP）、内啡肽、脑啡肽
松果体	褪黑素
甲状腺	甲状腺素、降钙素
甲状旁腺	甲状旁腺素
心脏	心钠素
肾上腺皮质	糖皮质激素、盐皮质激素、雄性激素
肾上腺髓质	肾上腺素、去甲肾上腺素、多巴胺
肾脏	肾素、1,25二羟基维生素D
胰腺	胰岛素、胰高血糖素、胰多肽、胰淀素、肠抑素
胃肠	胃促生长素、瘦素、CRH、尿皮素、CCK、胃泌素释放肽、YY肽（PYY）、铃蟾肽、生长激素抑制素、肥胖抑制素
肝脏	胰岛素样生长因子、血管紧张素原、25-羟基维生素D
性腺：卵巢	雌激素、孕激素
性腺：睾丸	睾酮
巨噬细胞，淋巴细胞	细胞因子
皮肤	CRH、维生素D
脂肪组织	瘦素、脂联素、雄性激素、糖皮质激素、细胞因子

作用于血脑屏障外的大脑区域（室周器官）。许多肽激素在外周和中枢神经系统中都能产生，在外周的是肽，在中枢神经系统中的称为神经肽（表7.2）。这样，神经肽与外周产生的肽和类固醇激素之间相互作用。外周肽影响类固醇的分泌，类固醇穿过血脑屏障，影响神经肽的合成和分泌。

有时，神经肽和肽执行辅助功能，使中枢与外周对挑战的反应相一致。行为和生理机能是协调的，例如，在对钠损失或钠缺乏的反应中，用于保存水和钠的外周内分泌反应，与激发盐摄取行为的中枢系统反应一致。肾素—血管紧张素系统分布在脑和脑周，外周肾素—血管紧张素系统调节钠的保存和再分配，中枢系统产生寻找和摄食盐的行为（Schulkin, 1991）。

表7.2　一些重要的肽和神经肽

	大脑中合成	外周组织
β内啡肽	是	
强啡肽	是	
脑啡肽	是	
生长激素抑制素	是	
促肾上腺皮质激素释放激素	是	结肠、皮肤
尿皮素	是	胃、心脏
心钠素	是	心脏
铃蟾肽	是	
胰高血糖素	?	胰腺
血管活性肠肽	?	
加压催产素	是	

	大脑中合成	外周组织
神经传递介质	是	
神经肽Y（NPY）	是	脂肪组织
神经降压素	是	
甘丙肽	？	
降钙素	是	甲状腺
胆囊收缩素	是（？）	肠
催产素	是	乳腺
催乳素	是	
血管升压素	是	
血管紧张素	是	肾脏
白细胞介素	是	脂肪组织
促甲状腺激素释放激素	是	
促性腺激素释放激素（GRH）	是	
黄体生成素释放激素（LHRH）	是	
神经妥乐平	是	
钙网膜蛋白	是	
瘦素	否	脂肪组织、胃
饥饿素	是（？）	胃
胰岛素	否	胰腺

消化内分泌系统

在第二章中，我们概述了人的消化道。在本章中，我们将讨论人的消化系统，它由一套功能完备、协调一致的不同器官构成。整个身体可以总结为各种不同的器官系统以一种协调的方式运作，以实现机体的生存能力。对这些不同器官系统起调节和协调作用的主要是大脑。

消化系统分为不同的区域，以实现不同的功能。在每个区域内，内分泌细胞合成和分泌肽，作用于局部、系统和中枢部分，影响消化过程、新陈代谢和进食行为。辅助器官，如肝脏、胆囊和胰腺，也会分泌肽来应对进食行为。这些分泌物直接或间接地影响肠道分泌物，并经常受中枢神经系统机制的影响。

当然，消化道的主要功能是接收、消化、吸收并最终清除所摄入的物质，同时也是新陈代谢和免疫反应的积极参与者。进食就是故意把外来物质引入体内，这对生物体的生存能力当然必要，但也是对体内平衡和免疫系统的挑战。进食的矛盾之处在于，它既是体内平衡的必要条件，同时又是对体内平衡的威胁（见第十章）。胃肠道是保护体内环境的关键屏障，生存能力往往需要挑战体内平衡。但扰乱的程度必须保持在可忍受的范围内。脑—肠轴的功能之一是调节营养物质在体内循环中的进出。

当食物进入消化道的不同部位时，餐后阶段的肽分泌便开始了。许多肠内分泌细胞具有与舌头味觉受体细胞相似的特性，如人十二指肠L细胞和小鼠肠L细胞均表达甜味受体T1R3和味觉G蛋白味转导素（Jang等，2007；Margolskee等，2007），这些肠道味觉感应器能使肠道内的分泌细胞根据食物的营养特性调节肽的分泌（Cummings和Overduin，2007）。分泌物可以调节肠道运动、胃酸和消化酶的分泌以及胰腺的分泌，同时还可以刺激迷走神经，有些肽最终进入体内循环，作用于包括大脑在内的其他器官系统。例如，糖和人工甜味剂都能增加钠依赖性葡萄糖转运体亚型Ⅰ（SGLTⅠ）的肠道表达，从而增强葡萄糖吸收（Margolskee等，2007）。影响食欲、胰岛素分泌和肠道运动的胰高血糖素样肽-Ⅰ（GLP-Ⅰ）分泌，是通过这些味觉转导元件来调节的（Jang等，2007）。这些肽提高了消化和吸收营养物质的效率，但也启动了将要结束进食的生理级联。换句话说，其中一些肽起到了减少进食量的作用。

脑肠肽

大脑和肠道通过神经系统和大量的脑肠肽连接（表7.3）。其中，许多肽在肠道和大脑中都能产生，还有些只在肠道中产生，但会被运输到大脑区域与受体结合。其中一些肽主要作用于迷走神经传入。

这些肽在不同组织中具有不同的功能和作用，影响肠道运动、其他肠道分泌物、外周新陈代谢和中枢信号，从而导致进食行为的改变。它们是古老的信息分子，在生理机能、新陈代谢和行为方面进化出了不同功能。例如，胃中产生的肠肽饥饿素与生长激素分泌受体结合，刺激生长激素的释放（Kajima等，2001）。饥饿素是目前已知的唯一一种能够刺激进食的肠道肽，部分通过上调弓状核中的NPY和刺鼠色蛋白相关蛋白（AgRP）来刺激进食（Kamegai等，2001）。

脑肠肽不仅与进食行为有关，其中一些功能显然也对生殖产生影响（Gosman等，2006）。例如，胃促生长素升高会抑制黄体生成素，刺激催乳素分泌（Arvat等，2001）。PYY和NPY是胰多肽折叠家族的成员（见下文）。在啮齿类动物模型中，过度的NPY分泌与性腺功能减退有关，PYY抑制NPY分泌，因此可能影响生殖潜能（Gosman等，2006）。

表7.3　脑肠肽参与调节进食行为

肽	合成部位	与进食有关的作用部位			功能
		羟脯氨酸	后脑	迷走神经	
饥饿素	胃	×	×	×	刺激进食
瘦素	胃	×	×	×	抑制进食
GRP	胃		×	×	
NMB	胃		×	×	
CCK	小肠	×	×	×	终止进食
APO AIV	小肠	×		×	对脂肪吸收的反应
GLP1	小肠、结肠	×	×	×	延迟胃排空
胃泌酸调节素	小肠、结肠	×			
PYY	小肠、结肠	×		×	延迟胃排空
胰淀素	胰腺	×	×		抑制胃排空、胃酸和胰高血糖素分泌
肠抑肽	胰腺			×	对脂肪摄入的反应
胰高血糖素	胰腺				
胰岛素	胰腺	×			
胰多肽（PP）	胰腺		×	×	

仔细想想，进食和生殖联系在一起就不足为奇了。

尿皮素和CRH是脑肠肽。尿皮素与CRH_2型受体在胃中表达，在抗膳食诱导肥胖的实验小鼠体内，尿皮素和CCK协同作用可延缓胃排空并减少进食量（Gourcerol 等，2007）。CRH、尿皮素和CRH$_1$型和CRH$_2$型受体都在结肠中表达（Tache和Perdue，2004）。外源性尿皮素和CRH可以延迟胃排空，但可以增强结肠动力（Martinez等，2002）。大脑中的CRH信号系统与恐惧和悲痛有关。尿皮素和CRH对肠道功能的影响与因恐惧或悲痛而导致的延迟胃排空和刺激结肠排空的影响是一致的。因此，令人痛苦的刺激会导致肠内容物被排出肠道（肠道在消化时会刺激消化所需的血液流动和能量消耗），使大脑和肌肉组织优先利用血液流动和能量消耗来应对感知到的威胁（Power和Schulkin，2006）。出于适应的目的，恐惧确实会促进排便。

胰多肽折叠家族

胰多肽折叠家族是相关信息分子在不同组织中进化出多种不同功能的一个很好的例子。该家族包括同源NPY、PYY和PP。PYY有两种活性形式：PYY$_{1-36}$和活性裂解产物PPY$_{3-36}$。

这些配体有5个与抑制G蛋白相结合的受体（Y$_1$R、Y$_2$R、Y$_4$R、Y$_5$R和y$_6$R）（Cummings和Overduin，2007）。药理研究表明存在NPY优先受体（Y$_3$R），但尚未被克隆。证据表明，Y$_3$R的药理结合可能更好地通过对。其他受体的组织特异性作用来解释（Berglund 等，2003）。受体y$_6$通常以小写命名，因为它在人类和猪中似乎没有功能，在大鼠中缺失，在小鼠和兔中的药理特性非常不同，具有功能性（Wraith等，2000；Berglund等，2003）。配体对不同受体有不同的亲和性。这些配体主要由不同的器官来合成和分泌，其中，脑合成NPY，肠合成PYY，胰腺合成PP。

NPY是一种强效的食欲促进（增加或刺激食欲）分子。NPY的

mRNA在弓状核中上调以应对食物缺乏（Brady等，1990），同时脑室（icv）注入NPY刺激食物摄入，包括鱼类、爬行动物、鸟类和哺乳动物在内的许多动物，经常偏爱富含碳水化合物的食物（Berglund等，2003）。最近的研究表明，NPY除了具有中心效应外，还具有直接的外围效应。

在动物模型中，PYY和PP根据其作用部位的不同，具有促进食欲和减退食欲两种作用，可能是由于受体不同而产生不同的作用。例如，如果是外源性作用，PYY和PP都可以减少食物的摄入；PP和PYY_{3-36}如果作用于弓状核，那么可能分别通过激活Y_4R和Y_2R来减少食物摄入量（Cummings和Overduin，2007）。但PYY_{3-36}或PP的icv弥散注入可能是通过下丘脑YR_5受体来增加进食量（Batterham 等，2002；Cummings 和 Overuin，2007）。配体和受体系统确实复杂而灵活。

胰多肽折叠家族可能来自一个经过基因复制的单一的原始配体—受体对。该证据支持了NPY和PYY是首次基因复制的结果、PP是PYY基因复制的结果这一假设。鱼类缺乏PP，但有NPY和PYY直系同源，这意味着PYY-PP分裂发生在四足动物从鱼类分化之后（Berglund等，2003）。然而有趣的是，鱼类表达了第三种配体（PY），似乎是鱼体内PYY基因复制的结果（Cerda-Reverter 等，1998）。和鱼的NPY相比，这种肽和鱼的PYY更接近，但与哺乳动物的NPY和PYY远近相同，因此PY不是PP的一个同源基因。相反，在四脚鱼分裂后，似乎在两个世系中各发生了一个独立的PYY基因复制过程（Berglund 等，2003）。

Y_1、Y_2和Y_5受体基因位于人类4号染色体的一个簇中（位置4q31）。基于对人类、小鼠和猪的受体的检测，第一次复制的是Y_1和Y_2，其他受体（Y_4、Y_5和y_6）是Y_1受体的复制体，Y_4和y_6分别转移到人类的10号和5号染色体上（Wraith等， 2000）。有趣的是，在人类、小鼠和猪中，

Y_1、Y_2和Y_5受体有很大的保守性，而这些物种的Y_4和y_6受体具有更显著的变异性。

瘦素的故事

最后一个脑肠肽的例子是瘦素。虽然瘦素通常与脂肪组织有关，但也是一种肠道肽。据我们所知，瘦素是由胃而不是消化道的其他部分分泌的（Bado等，1998）。但是肠道确实表达Ob-Rb受体（Cammisotto等，2005），并且在肠道中检测到了瘦素蛋白（Cammisotto等，2006）。另一方面，重组瘦素在酸性和肽酶条件下（如胃中）会被迅速降解。胃细胞分泌的瘦素与可溶性短式受体（Ob-Re）结合，可以保护瘦素不被胃酸和肽酶降解（Cammisotto等，2006）。胃释放的瘦素可能通过肠道中的Ob-Rb受体来调节进食（Peters等，2005）和营养吸收（Pico等，2003）。

迄今为止，在所有被测哺乳动物中都发现了瘦素，包括澳大利亚有袋类食肉动物袋鼩（Doyon等，2001）。如果用袋鼩作为外群，那么一种基于瘦素分子氨基酸序列的真兽类哺乳动物的分子系统发育就与基于形态学、化石和DNA证据的成熟的系统发育相吻合。灵长类动物群体在一起，食肉动物组在一起，啮齿类动物是另一群体，而羊、牛、猪与白鲸组成了一个群体，依据是鲸鱼与偶蹄目动物有关（Gingerich等，2001）。到目前为止，氨基酸置换率在哺乳动物世系中没有差别。

瘦素的作用是什么？这取决于组织、生物体的状态，特别是其他信息分子的表达，如胰岛素、糖皮质激素、CRH以及生物体的年龄。瘦素有许多功能，随着时间、组织和环境的变化而变化。

50多年来，人们一直认为脂肪量与食欲和食物摄入量有关

（Kennedy，1953），瘦素是这种联系的一种主要介质。瘦素主要由脂肪组织合成和释放，并在血液中循环，它的量与脂肪组织成正比（Havel等，1996）。

甚至在产生动物基因敲除模型技术发明之前，谨慎的选择性繁殖已经产生了某些基因表达异常的啮齿类动物模型品系。50多年前建立的肥胖小鼠模型（Ob品系）提供了强有力的证据，证明存在一种或多种未鉴定的对调节食物摄入至关重要的体液因素，而这些因素的缺乏与肥胖倾向有关（Hervey，1959）。基于两种不同的肥胖突变小鼠模型实验，在瘦素肽被分离和鉴定之前很多年就已经预测了其存在。ob/ob和db/db小鼠模型均出现肥胖。异种共生实验中，两种小鼠的循环系统相互结合，提供了ob/ob小鼠缺少循环因子（Hervey, 1959）和db/db小鼠缺少受体（Coleman, 1973）的证据。简单地说，如果野生型小鼠与ob/ob小鼠配对，ob/ob小鼠会减少食物摄入量并减轻体重；如果ob/ob和db/db小鼠配对，ob/ob小鼠体重减轻，但db/db小鼠未受影响。因此Coleman（1973）得出结论，ob/ob小鼠缺乏一种抑制进食行为的循环因子，db/db小鼠缺少一种功能性受体。

20世纪90年代初，研究人员发现缺失的这种能造成特殊肥胖模式的体液因子是脂肪组织分泌的一种16 000道尔顿的蛋白质激素（Zhang等，1994），并将其命名为瘦素，这个词来自希腊语*leptos*，意为瘦。此后不久，该受体被克隆并证明存在于腹侧和下丘脑的弓状核中（Tartaglia等，1995；Mercer等，1996；Fei等，1997）。瘦素通过控制食欲也可能通过能量代谢参与体重调节，通过位于靶组织细胞上的一种特定瘦素受体（至少有5种异构体）起作用。瘦素受体B（Ob-Rb）是该受体最长的形式，能够激活目前已知的所有信号通路（Cammisotto等，2005）。Ob-Rb在下丘脑中高表达，通过对食欲和对食物的快乐感知的影响，在调节食物摄入中发挥重要作用（Isganaitis和Lustig，2005）。该受体有一种短的、可溶的形式，是长形式的裂解产物，充当了结合蛋白或载体蛋白，或两者兼有（Ahima和Osei，2004）。

有瘦素受体缺陷的小鼠模型也表现出了肥胖（Cohen 等，2001）。瘦素缺失的小鼠在恢复瘦素后体重显著下降，但对有瘦素受体缺陷的小鼠没有影响（Halaas等，1995）。瘦素通过饱和的主动运输系统穿过血脑屏障（Banks等，2000），其中枢注入可减少食物摄入量（Schwartz等，2000）。对于这种厌食效应，研究者提出了多种假设，包括认为瘦素影响了人体对食物的快感感知。例如，瘦素被认为是"脂肪稳衡"系统的一部分，这个系统试图将肥胖维持在一定范围内，至少在一定程度上可通过调节与脂肪储存有关的食欲来实现。这引起了很大的轰动，尤其是在小报上，人们认为发现了减肥的"灵丹妙药"。

循环瘦素水平也受到调节，不是简单地按身体脂肪比例进行循环。空腹后循环瘦素水平下降，再进食后恢复正常（Mizuno等，1996；Mars等，2005），这些变化与脂肪组织的任何变化都不成比例。循环瘦素水平也有昼夜节律，通常在人类和啮齿类动物的习惯性睡眠时间，循环瘦素水平最高（Licinio 等，1998）。

某些生理状态与瘦素抗性有关，也就是说，高瘦素血症不会导致食欲或食物摄入量下降。妊娠和肥胖的例子具有指导意义，因为这两种状态对厌食效应的抵抗机制似乎不同。瘦素由胎盘产生，妊娠期间母体循环中过量的瘦素很可能是由胎盘产生的。在妊娠期间，瘦素受体的可溶性短式也被上调，因此尽管母体循环中的瘦素增加了，但大部分瘦素很可能与可溶性短式受体结合而失活（Henson 和 Castracane，2006），妊娠期间循环瘦素的增加不会造成食欲下降，妊娠时处于嗜食状态，而不是食欲减退状态。

肥胖也被认为是瘦素抗性的一种情况。大量脂肪组织造成了高循环瘦素水平，但这种高瘦素血症不会降低食欲。在某种水平的循环瘦素中，瘦素降低食欲的能力被削弱了。一种潜在的机制涉及瘦素通过血脑屏障的主动转运（Banks等，2000）。当外周血清瘦素达到一定浓度时，系统就会饱和，循环瘦素浓度的增加不再使转运到中枢神经系统的瘦素增加，外周瘦素增加不会改变中枢瘦素信号。这进一步证明，瘦素的中枢功能和行为功能可能更多的是在低水平下起作用，而在肥胖者的高水平瘦素作用下较差。

然而，瘦素不仅仅与食物摄入和脂肪组织稳态有关，循环瘦素水平也可以作为生殖所需的最小储存量的信号。事实上，我们知道瘦素对生殖有重大影响，瘦素缺乏的肥胖老鼠也不育，雄性和雌性都是如此，恢复瘦素则会逆转不育（Chehab等，1996）。瘦素的生殖功能与青春期的开始有关，并在男性和女性的生育能力、卵泡形成和受精卵着床方面发挥作用。给小鼠注入瘦素后，小鼠的性成熟年龄明显提前（Chehab等，1997年）。男孩青春期开始时，循环瘦素浓度在短期内增加（Mantzoros等，1997）。瘦素在胎盘、脐带和其他胎膜中表达（Ashworth 等，2000），其受体广泛存在于胎儿组织中，因此瘦素可能在胎儿发育中发挥作用（Henson和Castracane，2006）。精子也可以分泌瘦素（Aquila等，2005），瘦素的许多功能都超出了任何潜在的"脂肪稳衡"功能。

奇怪的例子——鸡瘦素

瘦素是一种古老的分子，可能和CRH一样古老。在鸟类（Taouis等，2001；Kochan等，2006）、鱼（Johnson等，2000；Huising等，2006）、蜥蜴（Spanovich等，2006）和两栖动物（Boswell等，2006；

Crespi 和Denver，2006）中都发现了瘦素的同源物。科学家已经在家禽中鉴定出了瘦素分子及其受体，包括鸡和火鸡（Taouis 等，2001）。鸡和火鸡的瘦素之间以及与哺乳动物的瘦素之间有相当大的同源性，到目前为止，它们与哺乳动物瘦素的特征相似性超过80%。最初关于鸡瘦素序列存在一些争议（Taouis 等，2001），因为它与小鼠和大鼠瘦素有95%的一致性。鸡的瘦素序列已经被独立研究人员验证，同时令人费解的是，它与啮齿类动物的瘦素高度一致。这两个相当遥远的世系之间瘦素分子的高度一致性似乎是平行进化❶或趋同进化❷的一个典型例子（Doyon 等，2001）。

和哺乳动物一样，鸡体内的瘦素与脂肪有着密切的关系。然而，虽然脂肪组织也能合成和释放瘦素（Taouis 等，2001），但鸡体内瘦素合成的主要部位是肝脏（Taouis等，1998；Ashwell等，1999）。鸡的肝脏是相当脂肪化的，脂肪能增加禽类的能量代谢。肝脏也是鲤鱼瘦素合成的主要部位（Huising等，2006），这表明瘦素在肝脏中的表达可能是一种已在哺乳动物中缺失的原始状态。瘦素在鸡中的其他方面的功能和在哺乳动物中一样。进食后循环瘦素浓度升高，禁食后下降。提供外源性瘦素可以减少食物摄入量（Denbow等，2000）。给予瘦素的雏鸡性成熟较早（Paczoska- Eliasiewicz 等，2006）。瘦素对鸡的卵巢有很强的作用（Paczoska-Eliasiewicz等，2003；Cassey等，2004），并参与生殖的营养调节（Cassey等，2004）。因此，脂肪、瘦素和女性生殖之间的联系可能是自古就有的。

---

❶ 平行进化：指亲缘关系很近的生物各自适应于相似的生活环境而独立发展成形态上相似的进化现象。平行进化的结果产生异物同形。——译者注

❷ 趋同进化：即源自不同祖先的生物，由于相似的生活方式，整体或部分形态结构向着同一方向改变。——译者注

瘦素的营养功能

瘦素在生物体的不同生命时期具有不同的功能。胎儿组织和新生儿中的瘦素信号传递与成人的瘦素信号传递有很大不同。瘦素是幼小动物的一种发育激素，例如8周左右的人类胎儿，在从食道到结肠的胃肠道中都有瘦素受体（Ob-Rb）的表达（Aparacio 等，2005），同时也检测到了瘦素蛋白，但直到第11周才检测到瘦素mRNA。羊水中的高浓度瘦素，可能来自胎盘。胎儿大约在这个时候开始吞咽羊水，在检测到瘦素mRNA之前早期出现的瘦素可能是所吞咽的羊水中的瘦素（Aparacio等，2005）。这些数据表明瘦素通过其受体，在胃肠道的生长和成熟中发挥作用。

母乳中含有瘦素（Casabiell等，1997；Hou；senechte等，1997；Smith-Kirwin等，1998），出生后瘦素受体存在于胃肠道中（Barrenetxe 等，2002）。事实上，瘦素受体存在于成人胃肠道中（Cammisotto 等，2005），胃肠道的成熟至少要到婴儿一周岁时才能完成，并且可能从胎儿到成人，瘦素都一直扮演着重要的角色。然而，瘦素缺乏小鼠的胃肠道没有出现任何发育问题（Cammisotto等，2005）。因此，要么在胃肠道的发育过程中存在多种代偿机制，要么瘦素的有用但非必需。

瘦素在其他物种中具有营养特性。在非洲爪蟾（*Xenopus laevis*）中已经发现了瘦素的直系同源（Crespi和 Denver，2006）。瘦素的功能在变态发育过程中出现了变化，对变态发育后乃至变态发育晚期青蛙的食欲有调节作用，但对变态发育早期蝌蚪的食欲无影响，不过确实加速了变态发育过程，使后肢生长得更快，同时使脚趾的发育加速（Crespi和 Denver, 2006）。

瘦素对新生啮齿类动物的大脑也有营养作用。有趣的是，瘦素对新生大鼠或小鼠的食欲没有影响。瘦素缺乏小鼠在出生后的头两周内与野生型小鼠在体型或脂肪含量上并无差异，此后由于食欲过度，它们的脂肪含量迅速出现差异（Bouret和Simmerly，2004）。循环瘦素浓度在啮齿类动物出生后的第一和第二周急剧增加，这段时间对应于大脑发育的关键时期，在此期间，弓形核与其他下丘脑核连接。这些连接是由瘦素刺激的，瘦素缺乏小鼠的弓形核与其他下丘脑核之间的连接发育不良（Bouret和Simmerly，2004）。

因此，瘦素的功能不仅因组织而异，也因年龄而异。瘦素参与动物生命的关键发育阶段，有趣的是，瘦素在发育过程中发挥作用的许多组织也是在成人中发挥作用的组织。胃肠道、下丘脑核和性腺都是瘦素信号传递在发育期及发生期之后时期的目标，但是瘦素作用的性质不同，它在生命早期可以刺激和调节发育。

灵丹妙药还是无济于事？

当瘦素被首次发现并被证明是一种循环因子，而这种循环因子的缺失会导致啮齿类动物肥胖时，人们抱有极大的热情，希望能找到控制食欲的灵丹妙药。同时，人们也存有怀疑和谨慎的态度，因为过去吹捧的其他分子并没有达到预期的效果（例如CCK）。瘦素的特性确实大大提高了我们对食欲调节和肥胖病理生理学的了解。但很少有肥胖者存在已知的瘦素信号系统缺陷。大多数肥胖者都有高循环瘦素水平，也没有受体缺陷。虽然肥胖的人通常表现出瘦素"抗性"，但这种假设的抗性造成的饮食过量的机制尚未被证明。瘦素的生物学特性支持了一种假设，即从进化的角度来看，低循环瘦素水平远比高循环瘦素水平更为普遍。瘦素信号系统更能适应对低循环瘦素水平情况做出反应（例如低量脂肪组织或低进食量或不进食时期），而不是过量的情况。例如，肥胖者的运载瘦素从血液穿过血脑屏障的运输系统在血液循环水平上达到饱和，这一事实表明，高循环瘦素水平会损害瘦素对进食行为的调节。

瘦素的适应功能可能更偏重于对食物短缺时的反应，而非食物充足时。低循环瘦素水平可以促使动物增加进食行为，可能使食物在环境中更加突出。动物总是面临着一系列的行为选择，并不是每件事情它们都能做，因此有些行为有优先权。循环瘦素可能是赋予进食行为相对于其他行为具有优先权的一种方式。如果循环瘦素浓度较低，那么进食就变得相对更重要；如果循环瘦素浓度高，那么其他行为可能就具有相对较高的优先权。当然，在现代环境中，这种权衡大大减少了，食物无处不在，进食行为的成本（就必须放弃其他行为而言）很低，我们可以一边吃一边做其他事情（比如开车、读书甚至是写字）。

小结

生理机能和新陈代谢是复杂的多维现象。身体各器官之间必须协调，这是一个基本观念。器官间的协调是由神经系统和信号分子完成的。脑—肠联系对于理解进食行为很重要。

随着物种的进化，分子和生理途径也在进化。一系列具有协调和调节新陈代谢功能的信号分子所产生的令人难以置信的多样性功能，部分原因是这些高效的分子在不同组织中具有不同的功能，并具有组织和特定环境特异性调节的功能。许多原始分子通过基因复制分裂成信号分子家族和信号通路。信号分子在不同组织中具有不同的功能，其作用取决于与其他信号分子间复杂的相互作用。

第八章
食欲和饱腹感

我们要吃食物，因为我们需要营养。什么时候吃、吃多少、多久吃一次以及吃什么取决于很多因素。但是不管什么时候吃、吃多少等，吃东西一方面就是为了满足营养需求。

生物有机体有特定的营养需求，进化产生的适应性能在营养缺乏时增加某些（但不是全部的）营养摄入。最常见的是饥饿使动物吃东西，口渴使动物喝水。很多物种都有对盐（钠）的特殊嗜好（Richter，1936；Denton，1982；Schulkin，1991；Fitzsimons，1998）。简单地说，钠缺乏（或显著失水）会刺激肾素—血管紧张素系统，该系统在外周起到保护水和钠的作用，并诱导肾上腺释放甾体醛固酮。醛固酮通过血脑屏障诱导中枢血管紧张素，中枢血管紧张素通过各种脑回路，激发水和盐的摄入行为，作用是改变人对盐的快乐感知，因此会更偏爱咸的食物和溶液（Rozin和Schulkin，1990；Schulkin，1991；Fitzsimons，1998）。

对钠的食欲是一个很好的例子，它诠释了进食生物学中的许多重要概念。这是外周器官（在这里是肾脏）和大脑之间沟通和协调的一个例子，生理机能和行为是同步的，需要与动机和行为相匹配。这是同一肽（血管紧张素）在外周（调节生理来保存钠）和大脑（刺激寻找和摄入钠的行为）功能互补的一个例子。信息分子的数量虽然庞大，但也是有限的，与复杂的生物体构成相比甚至可以认为是很少的。这些信息分子在不同状态的不同组织中具有多种不同功能，正是这种功能的多样性使得生命具有复杂性。

人们对营养物质有特殊食欲的观点在学术上极具吸引力，但是除了钠之外，很难得到证明（Richter，1957；Rozin，1976）。例如，钙缺乏症会引起人们对钙的食欲，但也会诱发对钠的食欲，这种对钠的食欲在很多方面比对钙的偏好更强烈（Schulkin，2001）。在另一个例子中，尽管喂食缺乏维生素B_1食物的大鼠很容易选择富含维生素B_1的食物，但证据表明大鼠并没有检测维生素B_1的内在能力。相反，维生素B_1缺乏大鼠的行为可以解释为，这是一种将有缺陷饮食的经验性厌恶和利用新饮食恢复不适的经验联系相结合的行为（Rozin和Schulkin，1990）。维生素B_1缺乏大鼠可以学会避开缺乏维生素B_1食物的味道，而选择富含维生素B_1食物的味道，尽管食物味道是任意的。如果调换味道，大鼠会一度选择缺乏维生素B_1的食物，而避开富含维生素B_1的食物（Rozin，1976），尽管最终它们会再次学会避开缺乏维生素B_1的食物。

动物有许多策略来指导它们的食物选择行为，对于不同物种和不同营养素的策略是不同的（Rozin，1976）。时间尺度是一个重要的考虑因素，在上面列举的钙的例子中，让人困惑的部分原因可能是钙储备量（骨骼）大于需求量，短期膳食钙缺乏的后果远不如同等时间内钠或水缺乏的后果严重。钙缺乏的急性反应主要包括储存和动员储备，只有在成为慢性缺乏症之后，行为改变才会出现（Schulkin，2001）。

人类的饥饿作为对能量缺乏的反应，可能处于这两种时间尺度之间，不像对钠消耗或严重失水的反应那么迅速，但比钙缺乏的反应要快。人是相对体型较大的动物，所以能储存大量的能量，但是能量不足的发生方式也会影响生理机能和行为反应。短期到中期的空腹（如夜间睡眠）行为所引起的饥饿，可能与一段时间内的高强度劳作所引起的饥饿不同，两者与长时间的食物匮乏也不同。

可以用不同的时间尺度来考虑进食行为的调节，最短的是一餐开始和结束时的调节。这一过程涉及身体、生理机能和激素信号，一般都需要肠道、迷走神经和大脑的参与。

进食行为是受到调控的，我们很少能吃到身体所能摄入的最大量那么多食物。研究进食行为的调节有多种模式，原因很简单——进食有多种动机。获取营养的确是进食行为的一个基本动机，但不是唯一动机。进食也有享乐的目的，与上瘾有一些相似之处。同样，动物在不愉快、有压力的环境中会改变进食行为和食物偏好模式，许多人类的进食障碍都与社会心理环境不良有关（Dallman等，2003）。

饱食、饱腹和食欲

进食的调节依赖于食欲和饱腹感这两个相反的（或者可能是互补的）概念。这些因素调节进食时间、进食频率、食物消耗量和食物消耗的类型。肠道和大脑通过这些过程相互协调、相互作用，这种相互作用在食物被摄入之前就开始了。视觉、嗅觉甚至只是对食物的期待都会触发生理级联反应，让肠道准备好接受和消化食物，让其他器官准备对吸收的营养物质进行新陈代谢（这些头期反应将在第九章详细讨论）。

饱食感和饱腹感是两个相关但截然不同的概念。饱食感调节短期进食，动物吃饱了就会停止进食。饱腹感调节进食频率或两次进食间隔时间。因此，饱食感指的是结束一顿饭的过程（此处定义为一次进食），而饱腹感指的是调节餐数和用餐间隔的过程（Cummings和Overduin，2007）。

CCK是人类发现的第一个肠道饱食肽（Gibbs等，1973），产生于小肠和大脑中。有两种已知的CCK受体：1型受体（CCK$_1$R）主要在肠道中表达；2型受体（CCK$_2$R）主要在大脑中表达（Moran和Kinzig，2004；Cummings和Overduin，2007）。CCK外周注射以剂量依赖的方式减少餐量（Gibbs等，1976），内源性CCK的厌食作用强而迅速，但是其药效很短，注射后持续时间不足30分钟（Gibbs等，1993）。例如，给恒河猴静脉注射CCK可以显著减少其食物摄入量（Gibbs和Smith，1977；图8.1a），但15分钟后，食物摄入量恢复如初。因此，在注射CCK 3小时后，猴子吃得少了，但总食物摄入量的减少发生在前15分钟内（图8.1b）。

因此，CCK的作用是产生饱食感，而不是饱腹感。换句话说，CCK终止了进食，但对进食频率或每日总进食量几乎没有影响。事实上，慢性给药CCK会使大鼠少量多次进食，但总食物摄入量与对照组相同（West等，1984；Moran and Kinzig，2004）。无CCK$_1$R表达的大鼠，每次进食时间更长，食物摄入量更大，但每天的进食次数减少。本实验的净效应是总体上每日总食物摄入量增加，最终造成肥胖（Moran和Kinzig，2004）。因此，CCK的中断可以造成肥胖，但CCK的增加并不一定会使体重减轻。这种不对称可能很常见。

许多脑肠肽具有饱食作用，有些有相对特定的新陈代谢底物。例如，糖蛋白载脂蛋白A–Ⅳ（APO AIV）由肠道分泌以应对脂肪吸收，也合成于下丘脑弓状核中。外源性给药APO AIV可减少食物摄入量（Tso和Liu，2004）。厌食性肠肽PYY的分泌与热量摄入成比例，但对脂类的反应效力最大，其次是碳水化合物，最后是蛋白质（Degen 等，2005；Cummings和Overduin，2007）。

目前，我们仅知道一种具有促进食欲（食欲诱导）作用的脑肠肽：饥饿素。饥饿素最初是从啮齿类动物胃上皮细胞中分离出来的（大鼠，

a

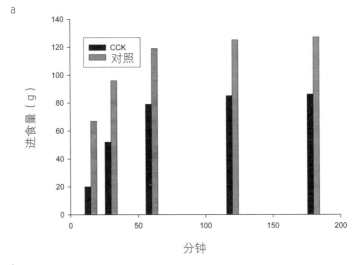

b

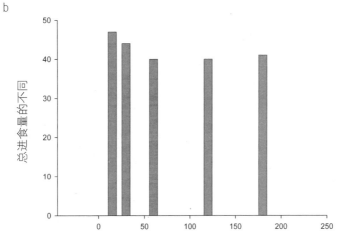

图 8.1 a. 恒河猴在被静脉注射 CCK 后食物摄入量减少。b. 食物摄入总量的差异可在进食的前 15 分钟内得到解释。数据来自 Gibbs 和 Smith，1977 年。

Kojima等，1999；小鼠，Tomasetto等，2000），通过增加食物摄入量和影响脂肪代谢来诱导啮齿类动物增肥（Tschop等，2000）。对进食行为的调节是通过激活弓状核以及大脑不同区域的NPY神经元实现的（Gil-Campos等，2006）。

饥饿素是由胃黏膜细胞和近端小肠合成并分泌的。饥饿素能增加肠道运动，减少胰岛素分泌，并显著提高许多物种的食物摄入量（Gil-Campos等，2006年综述）。饥饿素分泌通过禁食而增强，通过进食而受到抑制（Wren等，2001a, b; Inui等，2004），其循环水平在餐前激增。事实上，饥饿素的增加可以由一致的进食时间所产生（Cummings等，2001），因此饥饿素的餐前分泌似乎是一种头期或预先反应，以刺激进食行为（进一步讨论请参阅第十章）。

大脑中是否产生饥饿素还不确定。啮齿类动物大脑中的饥饿素细胞免疫染色水平勉强高于基线。但通过比较野生型小鼠和饥饿素基因敲除小鼠的大脑染色，检测到了低水平饥饿素信号（Sun等，2003）。所以要么饥饿素在大脑中的产生量很低，要么饥饿素通过血脑屏障运输。有趣的是，饥饿素基因敲除小鼠与野生型小鼠在进食行为上没有差异，甚至在任何测量参数上都没有差异（Sun等，2003）。饥饿素基因敲除小鼠对外源性饥饿素的反应与野生型小鼠相同，所以饥饿素功能信号在饥饿素基因敲除小鼠中是完整的，只能推测是由于配体基因的缺失而使其缺乏饥饿素。有多个冗余回路来调节进食行为，饥饿素也许并不是正常进食行为和生长所必需的，但它对进食行为有很强的影响。据我们所知，还没有对饥饿素基因敲除小鼠是否会由于昼夜节律的影响或调节而影响预期进食能力的研究。

饥饿素以酰化和非酰化形式循环，在酰化形式中，一种中链脂肪酸，通常是夜香酸，在3号位置与丝氨酸结合（图8.2）。酰化形式是作用于食欲的活性形式。非酰化分子具有外周作用，包括心血管效应，但其机制尚不确定（Gil-Campos等，2006）。

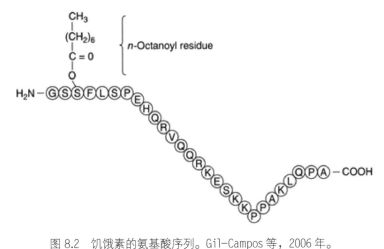

图 8.2　饥饿素的氨基酸序列。Gil-Campos 等，2006 年。

食欲调节信号

进食行为对生存的重要性表明，采用多种信号来调节食欲和进食动机是相当合理的，而且这些信号可能作用于不同的时间尺度。体型大小可能是短期能量状态信号和长期能量状态信号之间相对重要性的一个重要决定因素。一段时间不进食，小动物根本无法生存，因为它们无法通过糖原或脂肪来储存大量能量。大型动物的耐饥时间更长，因此有更多的选择来应对短期能量需求。由此可以推断，较大的动物会进化出更多利用长期信号来处理能量需求和能量调节的机制，也就是说，与脂肪和脂肪组织有关。

大鼠是小型动物。有充分的证据表明，大鼠禁食后的进食行为与肝脏能量状态有关（Ji和Friedman，1999）。从大鼠禁食24小时后的白天开始被随意投喂食物，它们通常在白天很少进食。但现在，禁食大鼠在白天比对照组大鼠吃得多得多。与对照组中饲喂的大鼠相比，禁食大鼠的肝脏糖原含量显著下降，但很快便恢复正常，并在再次喂食时超过了对照组中饲喂大鼠的糖原含量（Ji和Friedman 1999），但是肝脏ATP含量在较长一段时间内仍低于正常水平。进食行为与ATP和肝脏糖原含量的变化大致平行，进食量很高而肝糖原和ATP含量低于基准水平，然后在肝脏能量状态恢复后，进食量下降到对照组中饲喂大鼠的水平（Ji和Friedman，1999）。

瘦素对进食行为产生很强的影响。循环瘦素水平通常反映脂肪组织总量，但并非所有情况下都是如此，例如非常瘦的人循环瘦素水平与肥胖无关（Bribiescas，2005；Kuzawa等，2007）。在野生狒狒种群中，循环瘦素水平也趋于较低，而且与年龄的关系比与体重的关系更大（Banks等，2001）。当然，这些野生狒狒比圈养的狒狒更瘦。在低循环瘦素水平（表明脂肪组织量低）下，瘦素的浓度似乎反映了其他过程。一种可能性是，除了脂肪组织总量外，循环瘦素浓度还反映了脂肪组织中的脂肪酸通量。在禁食动物中，循环瘦素浓度的下降幅度远远大于脂肪组织变化所能预期的量（Weigle等，1997；Chan等，2003；MacLean等，2006）。同样，餐后瘦素浓度的升高也超出了脂肪组织变化所能预期的量。

大脑、食欲和饱腹感

从本质上说，进食是一种有动机的行为（Richter，1953；Stellar，1954；Berridge，2004）。一个简单但重要的原则是，动物无法在任何既定时间内进行无数的行为，它们必须做出选择。如果选择吃，那么它们默认选择不做其他事情。现实中，总要解决一些必须解决的竞争动机。饥饿感和饱腹感会影响人们选择进食还是选择其他行为。进食的动机与其他动机和感觉输入有关，饥饿感和饱腹感都可以被克服。

中枢神经系统可以协调和优先处理行为，它能够调节从苍蝇到人类的所有物种的进食行为。对于苍蝇来说，信号系统非常简单（Dethier，1976）。当苍蝇落在食物上后就开始觅食。有一种兴奋性反射可以通过进食行为对食物检测做出反应。当苍蝇吃饱时，抑制信号就会抑制进食行为。如果切断内脏的感觉神经来打断抑制反射，苍蝇就会继续进食，直到胃胀破死亡（Dethier，1976）。这个系统简单明确，对苍蝇的进食行为很有效，哺乳动物和其他脊椎动物都有更为复杂多样的神经回路来影响进食。可以说，哺乳动物与苍蝇的饥饿感和饱腹感不同（Berridge，2004）。

饥饿感和饱腹感是一种复杂的感知，整合了许多神经位点和外周组织的刺激（图8.3）。最重要的外周组织是消化道（从口/舌到胃到小肠和大肠）、胰腺、肝脏、肌肉和脂肪组织。从脑干到大脑皮层，大脑各个层级的神经组织都参与其中。当然，研究表明，有些关键区域与进食行为密切相关（例如，脑干中的臂旁核，下丘脑的弓状核，前额皮质），但构成进食行为基础的神经系统分布于整个大脑。即使是相对简单的嗜盐诱发行为也由广泛分布于脑干和前脑边缘区域的神经纤维系统进行编码（Fitzsimons，1998）。哺乳动物的进食行为是由复杂、综合、分布式的网络集中调控的，包括所有的神经组织。

饮食相关信息通过几种方式传输到大脑。血脑屏障内的大脑区域从外周器官接收信息输入至少通过4个机制：（1）直接通过神经连接。（2）能通过血脑屏障的类固醇激素。（3）肽激素和其他不能被动地穿过血脑屏障，但能通过可饱和且受调节的分子运输系统主动地运输到大脑的分子。（4）室周器官。室周器官位于血脑屏障外，能通过肽分泌和神经冲动对外周器官的输入做出反应，此外还能对循环代谢产物做出反

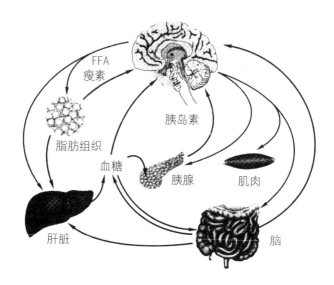

图 8.3　生理机能和行为以一种协调的、可调控的方式活动。大脑和外周器官都通过古老的、可靠的信息分子相互交流。注 FFA ＝游离脂肪酸。

应。从本质上说，它们可以"尝到"细胞外液的味道。因此，它们处于有利部位，可以调节生理机能和行为，对外周输入做出反应并向大脑其他区域传递信息。

　　大量证据支持了这种假设，即在没有前脑输入的情况下，尾侧脑干网络至少可以调节和支持一些类似的正常进食行为（Grill和Norgren，1978；Grill和Kaplan，2002）。有实验证明，去脑大鼠对各种味觉剂的口服注入表现出一定的口腔/面部反应。例如，Grill和Kaplan（2002）解释道，去脑大鼠对葡萄糖（甜）表现出积极的享乐反应，对奎宁（苦）表现出厌恶反应。以摄入的蔗糖溶液的量来衡量，正常大鼠和去脑大鼠的食物摄入量相差无几。注射CCK对正常大鼠和去脑大鼠食物摄入量减少的影响类似（Grill和Smith，1988）。但去脑鼠并没有表现出完全正常的进食反应（Grill和Kaplan，2002），没有根据需要调整食物摄入量，也无法学会味觉厌恶（Grill和Norgren，1978）。毫无疑问，对去脑大鼠进食行为的调节已经被削弱，正常的进食行为需要完整的大脑。

脑干中的孤束核整合了来自舌头和胃肠道的输入信号（Norgren，1995；Travers等，1987），然后这些信息通过脑干向前传递到达位于前脑其他区域的下丘脑。弓状核和室旁核是调节进食行为的重要区域（Woods等，1998；Bouret和Simerly，2004）。弓状核中的两种神经元类型在调节进食行为中起着两种相反的关键作用：NPY神经元和阿黑皮素原（POMC）神经元分别参与刺激或抑制进食。NPY神经元表达NPY和AgRP，两者都是强效的食欲促进肽。中枢注入NPY或AgRP增加了大鼠的食物摄入量并造成肥胖（Sahu，2004）。NPY/AgRP神经元表达饥饿素受体，而饥饿素刺激食欲的机制是通过刺激NPY/AgRP神经元来实现的（Zigman和Elmquist, 2003）。瘦素通过NPY和POMC神经元发挥作用，抑制NPY神经元并刺激POMC神经元，从而抑制进食行为。有趣的是，胰岛素也作用于NPY神经元（抑制）和POMC神经元（刺激）来抑制进食行为。瘦素和胰岛素激活同一神经元群中的一些相同的细胞内通路，但并不是在所有情况下都完全相同（Berthoud和Morrison，2008）。

与瘦素对成年小鼠的影响相反，给予新生小鼠外源性瘦素并不会造成其食物摄入量减少，至少在产后的最初几周内如此（Mistry等，1999；Bouret和Simerly，2004年）。这与瘦素缺乏小鼠在出生后的头几周内体型大小和脂肪量多少没有差异这一事实一致。之后，瘦素缺失小鼠才开始偏离野生型模式（Bouret和Simerly，2004）。新生大鼠下丘脑表达瘦素受体，外周给药瘦素确实改变了新生大鼠弓形核中的NPY mRNA和POMC mRNA表达（Proulx等，2002）。因此，新生小鼠和大鼠体内的瘦素信号显然是完整的，但是弓状核出生时并不成熟，在产后一周后开始发育（Bouret 等，2004），与此同时，小鼠和大鼠体内瘦素分泌激增（Ahima

等，2000；Bouret和Simerly，2004）。在瘦素缺乏的成年小鼠中，外源性瘦素导致弓形核的快速重组（Pinto等，2004）。瘦素在下丘脑食欲控制回路的发育中起着关键作用（Bouret和Simerly,2004）。

与下丘脑回路和弓形核调节进食行为同样重要的是其他大脑区域的作用。例如，瘦素受体遍布大脑，甚至脑干也是瘦素信号传导的目标（Hosoi 等，2002）。味觉回路通过脑干到达孤束核，然后到达臂旁核。从臂旁核开始有两条回路：一条通往杏仁核和终纹床核；另一条通过味觉丘脑到达味觉皮质（Norgren, 1995）。进食是一种复杂的行为，需要外周器官与大脑多个区域的相互作用和协调（见图8.3），对进食行为很重要的神经回路分布于整个大脑。

大脑皮层当然与进食行为有关，它可以决定吃不吃、吃什么、什么时候吃。下丘脑进食回路并不控制我们的进食行为，但确实提供了进食动机（Berridge, 2004）。研究表明，与苗条女性或之前肥胖的女性相比，肥胖女性的左前额叶在进食时的活性明显降低（Le等，2007）。前额皮质的作用之一是抑制行为，尤其是那些不再合适的行为。前额皮质对决策过程很重要（Heekeren等，2004，2006），并可能通过抑制促进食欲的大脑区域来调节进食（Gautier 等，2001）。在一项针对进食流体食物的男性和女性的研究中，前额皮层和下丘脑的激活与血清中终止进食的胰高血糖素样肽1的升高相关（Pannacciulli等，2007）。

因此，已经证明尾脑干、下丘脑区和大脑皮层等区域参与进食调节。进食行为在各个层级上都会被编码，并且通常与行为组织的层级观一致。英国神经学家约翰·休林·杰克逊（1835—1911）通过对脑损伤患者的临床观察得出结论，大多数心理功能涉及大脑层级。重要的是，神经组织的各个层级都体现出功能性。例如，微笑能力需要在脑干中编码运动模式，脑干这个区域的损伤会导致面部肌肉瘫痪，无法形成微笑，但是对微笑的渴望或适合微笑的认知仍然是完整的。另一方面，休林·杰克逊的一个病人由于运动皮层的特殊损伤，使病人的一侧脸无法自主微笑。但当给病人讲笑话时，他两边的脸都会笑。负责编码笑话有趣情绪的前脑下部区域仍然有效，负责编码肌肉微笑运动的脑干区域也同样有效，失去的是由运动皮层编码的自主控制。因此，在所有层级上都有功能的编码，但前脑对脑干的功能有一个一般的层级结构。

这种层级不是绝对的，大脑皮层并不是在所有情况下都能控制大脑其他区域。强烈的情绪反应可以影响自主调节（Berridge, 2004）。事实上，大脑层级的每一层都是半自主的（Gallistel, 1980），许多动作和行为的发生都可以在大脑皮层参与极少的情况下完成。例如，在决定什么时候吃东西时大脑皮层当然很重要，但是一旦食物入口，脑干就不需要大脑皮层来指导咀嚼和吞咽。脑干将信号发送到前脑，前脑通知和影响神经功能。例如，食物的味道或口感可能会使前脑指示脑干停止咀嚼，不能吞咽，并将食物吐出来。

前脑内部的层级结构更是问题多多（Berridge, 2004）。前脑神经回路很少是自上而下的线性结构，而是真正的回路，有着复杂的连接和反馈循环。大脑的不同区域相互作用产生行为。此外，信息分子（类固醇和肽激素）从外周器官释放，无论参与不参与脑干信号传导，它们都可以直接参与前脑信号传导。自下而上的信号传递和自上而下的进食控制的简单模型并不能描述进食生物学。

控制进食行为的神经回路分布在整个大脑区域，从脑干到边缘系统再到大脑皮层进行输入和输出。这些回路很古老，即使不是全部，也是在大多数哺乳动物中都起作用。我们对它们的大部分认识来自对实验室大鼠进食过程中神经连接的追踪。从研究大鼠进食神经生物学中获得的见解，广泛适用于包括我们自己在内的其他哺乳动物。

人类和其他哺乳动物最重要的区别可能是人类大脑皮层的大量增加。当然，我们还有其他独特的特点，所有现存的动物都有其特有的适应能力。我们和其他哺乳动物，尤其是灵长类动物，在生物学上也有很多共同之处。如果想研究我们与其他哺乳动物的进食行为有什么不同，一个合适的起点就是人类大脑皮层功能的增强。

传统上认为大脑皮层对行为起着重要的抑制作用，边缘系统对情绪和动机很重要，脑干对非自愿行为以及把输入信息传递到前脑，把输出信息从前脑传递到外周方面很重要。当然，大脑各部分是协同工作的，上面的划分是高度简化的。

想想过去和现在的进食行为。过去，外部因素往往限制食物供应。现在有没有食物通常已不是问题，商店和餐馆通常一周7天、每天24小时营业，食物储存方便，容易获取。我们的进食行为仍然受到限制，但更可能是来自内部的驱动。我们决定什么时候吃，饥饿是一种强大的动力，但我们可以延迟进食，有意识地选择何时吃。饮食也有社交方面的因素，可以和饮食的营养方面一样重要，尤其是用餐时间。一个人即使饿了，他也可能会克制自己不吃东西，因为他在工作或从事其他他不想被打断的活动。一个不饿的人可能会因为社交场合吃点东西，比如和商业伙伴或朋友的午餐会议。什么时候吃真的是由人来决定的。

新陈代谢模型

外周生理既影响进食行为，又受进食行为的影响，肠道、肝脏、脂肪组织和其他内分泌器官发送和接收信号，帮助调节进食行为。新陈代谢信号和新陈代谢过程可能和内分泌信号一样重要。

"新陈代谢"这个词可用于不同的语境中。根据本书的语境，词典中最恰当的定义是："通过活细胞中的化学变化，为生命过程和生命活动提供能量，新物质被吸收。"在这个定义中，涉及在不同时间范围上与不同器官相关的多个概念。提供能量、生命过程和生命活动以及吸收新物质都反映了不同的新陈代谢途径、器官系统和生理条件。新陈代谢是由许多信号调节的，有些由新陈代谢本身产生，代谢信号是新陈代谢的副产品或最终产物，其他的则由来自环境的外源性信号产生，并通过大脑进行传导。

能量代谢是本书的重点。当然，能量代谢论并不能包括进食生物学和肥胖易感性的所有代谢方面，但说到底，肥胖确实意味着储存了过多的能量，因此将涉及能量代谢系统。能量来自新陈代谢燃料，主要成分是碳水化合物、脂类或脂肪及蛋白质。

代谢灵活性，即在代谢燃料之间转换的能力（例如碳水化合物、脂肪或蛋白质氧化的上调或下调）在个体和群体中是不同的。这种变化使能量平衡的概念和调节食欲的可能的脂肪稳衡机制复杂起来。它提出了这样的问题：即使有能量代谢需求，但如果从食物中获得的能量被储存起来而没有用于新陈代谢，那么这是否会造成进食"过量"呢？在下一节中，我们将探讨研究人员所测定的食物摄入量和能量摄入量可能无法反映身体的感觉。

新陈代谢和肥胖

在大鼠中，高脂肪食物对体重增加的易感性存在差异。几位研究者研究了新陈代谢的不同方面，试图解析这种差异，以便能够预测哪些大鼠易受影响，哪些有抵抗力。Ji和Friedman（2003）表明，不善于上调脂肪氧化的大鼠在高脂肪食物中更容易增加体重（图8.4a和图8.4b）。

这是代谢底物理论调节进食行为和随后的体重增加的证据（Friedman 和Stricker, 1976）。该模型预测，当喂食高脂肪食物时，能够快速有效地上调脂肪氧化的大鼠能够为身体器官，特别是肝脏提供足够的能量（例如葡萄糖、糖原或ATP）。脂肪氧化能力较差的大鼠提供的能量较低，因为它们不能充分上调脂肪氧化来应对脂肪酸的流入，最终会直接在脂肪组织中储存更多的脂肪。食物调节的代谢燃料理论预测，感应器或信号（可能来自肝脏）将因此向大脑表明，用于新陈代谢的可用能量不足。换句话说，由于缺乏氧化脂肪的能力，可氧化燃料出现了短缺。这种行为反应可能会促使它们进一步进食，因此，储存在脂肪组织中没有被氧化以支持新陈代谢的能量，被进一步的进食行为有效取代，而没有被从脂肪中动员出来。因此，总能量摄入增加，造成储存在脂肪中的能量增加。

在研究体重增加和肥胖的原因时，这个模型提出了几个需要考虑的要点。虽然身体可以毫无疑问地识别出是否有可用能量的净增加或减少以及来自不同代谢燃料（脂肪、碳水化合物和蛋白质）的能量的相对比例，但它无法识别任何特定ATP来自哪种燃料，或者产生的ATP是从进食中获取的（外源性来源）还是来自身体储存（内源性来源）。生理机能或许能够检测到所需的ATP来源，但不能确定氧化性底物是否来自储存的能量，而不是新的食物摄入。其实，我们可以从进化论的角度来论证，在现有的食物情况下，摄入能量通常比储存能量更有利。储存在身体里的能量可以而且很可能以后会被使用，但在短期内，它们可能无法有效地影响能量代谢和食欲调节系统的某些方面。

其他研究人员观察了易肥胖大鼠和抗肥胖大鼠的同样现象，但重点关注了循环瘦素这一脂肪组织合成的激素。他们发现，吃高脂肪食物容易肥胖的大鼠对影响进食的瘦素抵抗反应增强（Leibowitz等，2006）。

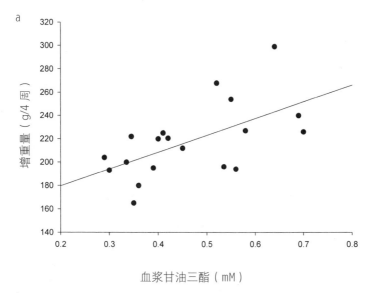

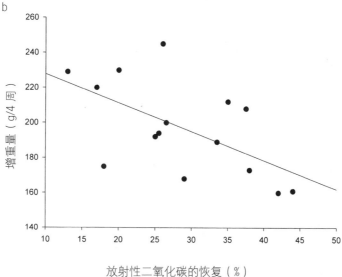

图 8.4　a. 大鼠禁食 18 小时，当被喂食高脂肪食物的 4 周中，血浆甘油三酯与体重增加量呈正相关。b. 在 4 周高脂肪饮食中，用标记棕榈酸喂养的大鼠放射性二氧化碳的恢复与体重增加呈负相关。因此，不善于上调脂肪氧化的大鼠体重增加更多。数据来自 Ji 和 Friedman，2003 年。

这个发现似乎有悖常理，既然瘦素通常会降低食欲，那么为什么瘦素的过度反应会使进食量增大呢？易肥胖大鼠确实摄入的食物更多。

答案可能在于脂肪组织中瘦素分泌的调节方式。尽管瘦素通常被认为是脂肪组织总量的可靠预测因子，但其结果反映了基础循环瘦素浓度或稳定循环瘦素浓度。循环瘦素浓度当然通常与肥胖有关，但由于昼夜节律和饮食习惯，循环瘦素浓度也会在一天中产生变化。一般来说，循环瘦素浓度在深夜最高，在清晨刚睡醒时最低（Licinio等，1998）。瘦素与肥胖的关联还会进一步受到进食时间长短的影响。例如，在急性禁食后，循环瘦素浓度急剧下降，远远超过脂肪组织的实际变化。因此，尽管瘦素在稳定状态下与总脂肪组织高度相关，但在禁食等分解代谢条件下，瘦素分泌的下降远远大于预期的脂肪总量变化。为了解释这些不同的发现，一种假设是，脂肪组织中瘦素的合成和分泌至少在一定程度上受到脂肪是被储存还是被动员的调节。脂肪的净动员使瘦素分泌减少，脂肪的净沉积使瘦素分泌增加。

如果我们从不同的研究中观察易肥胖大鼠和抗肥胖大鼠的特征，可以看到数据特征是一致的。易肥胖大鼠的脂肪氧化能力差，瘦素对高脂肪食物产生过度反应。结合这些发现可以得出一个推论：脂肪氧化能力差会导致摄入的脂肪大部分储存在脂肪组织中，这反过来促使脂肪组织分泌更多的瘦素。因此，易肥胖大鼠在提高脂肪氧化方面表现得很差，意味着当喂食高脂肪食物时，脂肪会大量流入脂肪组织，从而引发瘦素的过度反应。

这表明瘦素并不是造成肥胖的特殊机制中调节食欲的关键的代谢信号，但是对食物产生瘦素过度反应的大鼠在禁食时的循环瘦素浓度也可能过度下降。氧化脂肪的能力差会导致空腹甘油三酯水平高（在易肥胖的大鼠中可见），这是因为禁食期间脂肪组织释放的脂质氧化率较低。

这也意味着ATP产量的降低，除非通过上调碳水化合物或蛋白质的新陈代谢来弥补。在任何一种情况下，有利于脂肪组织进一步释放脂质的信号都会增强，使瘦素分泌大幅下降，当最终获得食物时，食欲会更大。但这些数据也表明，还有其他代谢信号可能与ATP的产生及在肝脏和肌肉等器官中的浓度更直接相关，这些信号促使食欲增加，使大鼠进食过量，进而体重增加。

代谢灵活性已成为研究人类肥胖易感性的一个重要因素。这一证据支持了这样一种观点，即人们在脂肪和葡萄糖氧化之间的转换能力存在很大差异。男性和女性的调节脂肪氧化的能力不同（见第十二章），种族和民族之间也存在显著差异（见第十三章）。

小结

进食行为当然受到调控，动物和人很少能吃到他们身体所能摄入的最大量的食物。动物可以决定吃什么，什么时候吃，吃多少。

进食是一种复杂的行为，它需要外周器官和脑内多个区域的相互作用和相互协调。对进食行为起重要作用的神经回路分布在整个大脑。输入信号通过神经系统，也通过类固醇和肽激素，经由脑干到达大脑，这些信息分子可以穿过血脑屏障，通过位于血脑屏障外的脑室外器官或者通过迷走神经到达大脑。

大脑组织有一个常规的层级结构，功能在大脑组织的各个层级间都会被编码，但大脑皮层可以"控制"边缘系统和脑干。这个层级结构并不完全，大脑是作为一个整体运作的，不能说任何一个特定区域用一个简单的自上而下的模式控制另一个区域。然而，人类大脑皮层的扩张提高了进食生物学的行为灵活性。我们可以抑制来自外周和大脑其他区域的食欲和饱腹感信号，从而在饿的时候克制进食，不饿的时候吃东西。

最后，代谢信号在进食行为中扮演着与内分泌信号同样重要的角色。在基本的生物学水平上，进食行为是为了获取新陈代谢燃料，这些燃料被氧化以产生新陈代谢能量，进而执行生命的功能。调节脂肪氧化能力的变化已被证明是食物诱导大鼠肥胖的一个危险因素。在葡萄糖氧化和脂肪氧化之间的转换能力方面，有文献证明在不同人群之间这种能力存在差异。代谢灵活性可能是西方饮食容易使人肥胖的关键因素。

第九章
准备进食

进食需要一系列复杂的、协调的身体、生理和行为动作。当然，我们不需要过多考虑就可以轻松自然地吃东西。但是从科学的角度思考，我们会发现吃是一个偶发的、非常复杂的过程。我们不会一直吃东西，甚至不会一直想着吃。

如果你有一段时间没吃东西，闻到一股诱人的香味从厨房里飘出来，身体就会做出反应，生理机能让你开始准备接收食物。你会想吃东西，也许从椅子上站起来，到厨房去看看晚饭什么时候准备好。此时，身体已经改变了它的新陈代谢状态，不管厨师怎么说，身体都做好了进食的准备。这种对食物的嗅觉、视觉和味觉的预期反应最早是由巴甫洛夫在19世纪末发现的。

再论巴甫洛夫

1904年，伊凡·巴甫洛夫因其在消化系统方面研究所取得的非凡成就而获得诺贝尔生理学奖。其研究的一个关键方面是证明了肠道和中枢神经系统在消化过程中协同工作，消化道分泌物、唾液、胃酸等都可以被大脑激发。因此，甚至在肽革命和许多脑肠肽被发现之前，科学家就已经提出了中枢神经系统和外周进食生物学之间相互联系这一观点。

"工厂"的概念对了解巴甫洛夫的科学方法和他对科学的贡献是很重要的：许多研究者在研究同一主题时共享资源和技术，内容相关但不相同。巴甫洛夫建立了一个研究生理学的工厂（图9.1），把消化系统想象成一个复杂的化工厂，许多部分协同工作，为生命提供必要的营养物质（Todes，2002），其条理性体现在他的研究方法和生理学观点上[更多关于巴甫洛夫生平和成就的细节请参见丹尼尔·P.托德斯的《巴甫洛夫生理学工厂》（2002）]。

在巴甫洛夫早期的研究中，关于神经系统是否有助于消化道分泌物的分泌存在争议。当时，生理学家的共识是中枢神经系统不参与其中（Todes，2002），但巴甫洛夫并不赞同。巴甫洛夫在他的工厂里进行了一系列实验，每一项实验都是在之前实验的基础上扩展进行的，通过研究消化系统生理学中现在被称为头期反应的现象，巴甫洛夫证明了大脑和肠道之间的联系（Smith, 1995）。

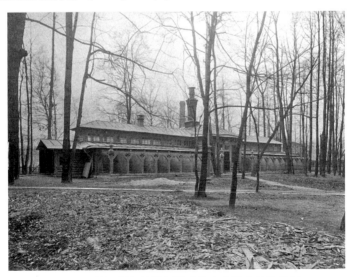

图 9.1　俄罗斯圣彼得堡巴甫洛夫实验室的植物园

本章研究了头期反应在进食行为调节中的作用。我们从适应的角度来研究头期反应，关注它的各种功能、适应价值以及影响其进化的可能的选择压力。

头期反应

我们吃食物，我们需要营养。营养素必不可少，但许多营养素在高浓度下也是有毒的。除了营养素之外，食物还含有许多其他有益和有害的东西。消化系统生理学的功能是安全有效地将食物转化为营养素。

头期反应是指与食物和进食有关的预期生理调节。它涉及中枢神经系统对食物产生的消化和新陈代谢反应，为有机体摄入、消化、吸收和代谢食物做准备（Pavlov，1902；Powley，1977；Smith，1995）。预期生理反应提高了生物体将食物转化为营养物质的效率，结果是在特定时间内可消化的食物数量增加了。这是进化上的一种优势，但也可能是人类在现代环境中容易肥胖的一个原因。对于进食某些食物（例如那些单糖含量高的食物），我们可能太有效率了。最新的证据表明，停止进食的生理反应也可以有头期效应，因此从吃第一口食物开始，甚至在这之前，生理过程就开始了，这将影响进食的时间和数量。

巴甫洛夫最初使用的短语是精神分泌物（见Powley，1977；Todes，2002），强调心理在消化道分泌物中的作用。"头期反应"这一术语的变化使这个概念同与"精神"一词有关的神秘概念之间脱离了联系，并反映了这样一个事实：有些头期反应不是分泌物（如胃蠕动、生热作用）。

巴甫洛夫最初研究的是胰腺分泌物和胃分泌物。他首次成功证明了迷走神经与胰腺分泌物有关（Smith，1995；Todes，2002）。阐释头期胃酸分泌反应需要较长时间，但他的研究小组能够用巴甫洛夫研发的经手术治疗的狗模型来证明，只要迷走神经完好无损，那么在品尝甚至看到食物的最初几分钟内胃酸就开始分泌了。切断迷走神经会破坏头期反应。与大脑之间的连接是这些外周生理反应所必需的。

对许多人来说，巴甫洛夫这个名字总是和流口水的狗联系在一起。对巴甫洛夫来说，唾液分泌物是消化道分泌物，与胃肠分泌物具有相同的内在功能，使动物能够利用食物满足身体的需要。他证明，狗的唾液分泌随食物的摄入而变化，例如摄入干性食物比摄入湿性食物刺激的唾液更多（Todes，2002）。著名的是，他还证明了一个著名的事实，狗在进食前会流口水，并且狗可以通过训练，将许多外部信号与即将进食的食物联系起来（Pavlov，1902）。是的，铃声就是刺激它进食的外部信号之一。

巴甫洛夫把这些对任意刺激的反应称为条件反应。分泌反应是对进食的预期反应，因此消化道分泌物既是反应性的，也是预期性的。肠道和大脑紧密相连，共同努力来获取和利用生命所需的营养。

自最初证实以来，头期反应的一般概念几乎没有改变。Powley（1977）赋予其新的活力，特别强调了头期胰岛素反应——一种重要的进食代谢反应。从功能上讲，头期反应是生理机能和新陈代谢方面的预先变化，为消化道消化食物和吸收营养做好了准备，也为其他器官系统（如肝脏和脂肪组织）代谢、储存和吸收营养做好了准备。自巴甫洛夫时代以来，头期反应分泌物以及出现的其他头期反应种类持续扩展（表9.1）。头期反应可以是身体反应（如肠道运动）、分泌反应（如消化酶、肽激素分泌）或新陈代谢反应（如生热作用），它们会影响消化、新陈代谢和行为。最新的证据表明，头期反应不仅为动物消化、吸收和代谢食物做好了准备，还可以通过刺激内分泌来促进食欲和饱腹感，因此头期反应可能会影响进食的开始和结束。

表9.1　一些已知的头期反应

头期反应	器官	功能
唾液分泌	口腔	润滑食物；开始消化淀粉；溶解食物残渣（品尝必不可少的）
胃酸分泌	胃	水解食物
胃泌素	胃	刺激胃酸分泌
脂肪酶	胃、胰腺	消化脂肪
胃排空	胃	调节食物通过
肠道蠕动	肠道	调节食物通过
碳酸氢盐	肠道	中和胃酸
CCK	小肠	终止进食
胰岛素	胰腺	调节血糖
胰多肽	胰腺	调节胰腺和胃肠道分泌物
消化酶	胰腺	帮助消化蛋白质、碳水化合物和脂肪
胆汁	胆囊	乳化脂肪
瘦素	脂肪组织、胃	降低食欲
饥饿素	胃	刺激食欲，刺激生长激素分泌，脂肪吸收
生热作用	很多器官	代表与进食有关的消化和生理过程所引起的能量代谢的增加

生理调节中预期反应的重要性

　　动物可以做预期反应。行为、生理机能和新陈代谢不仅仅是反应性的，这些感知可以将外界环境信息传递给中枢神经系统，中枢神经系统在经验（知识）的限定下解释这些信息，并根据内在的、进化的倾向（系统发育）以及当前状况（社会背景、营养状况等）进行判断。有威胁吗？有机会吗？中枢神经系统向周围器官发送信息，开始生理级联反应，以让机体准备好应对预期的挑战。动物在潜在需求之前就改变了自身的状态。

　　这些预期的生理变化可以是对环境的反应，也可以反映出内在的时钟一样的节奏。例如，许多激素（如皮质醇、瘦素、饥饿素）的分泌都有昼夜节律，可以使动物在不同时间点处于最适宜的生理状态。Moore-Ede（1986）为生理学上的这些预期变化提出了"预言性稳态"这一概念。预期反应与生理机能的中枢性协调以及生理机能和行为的相互作用有关。一些作者（例如：Schulkin，2003；Sterling，2004）强调，生理机能的中枢性协调、预期生理反应以及生理机能和行为的相互作用，似乎被经典的体内平衡范式忽视了。被定义为"有机体通过身体状态的改变来实现内部生存能力的过程"这一应变稳态的概念，已被提出作为一种替代方法（Schulkin，2003，P.21）。Schulkin（2003）提出了应变稳态调节的许多例子，包括激素在调节外周生理机能应对挑战时，也参与改变大脑的中枢动机状态，从而诱导有助于动物应对挑战的行为的观点（Epstein，1982；Herbert，1993；Smith，2000）。食物摄入量的调节是外周生理与中枢动机状态联系的范例，也是诠释行为和生理机能共同作用以保持生存能力这一观点的范例。

　　应变稳态，特别是非稳态负荷（McEwen，2000；Schulkin，2003）的

概念适用于肥胖对健康的影响。肥胖是脂肪组织过多，脂肪组织在新陈代谢和内分泌方面非常活跃，许多肥胖的健康后果可能是由正常生理机能的过度表达引起的。

进食生物学中预期反应的重要性

人类是一个按顿用餐的物种，用餐的时间是离散的，被大量不吃东西的时间分隔，因此食物以"顿"的形式进入我们的身体。大多数动物都是如此，但不是所有动物。例如，反刍动物，如牛至少保持一个最小的瘤胃随时填满，这样它们的消化道永远不是空的，并一直在向血液输送营养。大多数非人灵长类动物吃的草比所谓的饭要多。

在野外，非人灵长类动物可能会因为外部或内部的限制而不进食。例如金狮绢毛猴，一种小型的新大陆猴，从醒来就开始大量进食。但当到达有大量果实的果树时，它们通常会在短暂进食后停止进食并进行社交活动。20—30分钟后，社交行为停止，动物重新开始进食。在恢复进食之前，猴子的消化道消除了一场"种子雨"（MLP，个人观察）。换句话说，在食物丰富的情况下，摄入量会超过猴子的消化能力，它们被迫停止进食。

如今，人类很少能完全消化大量食物。当然，在遥远的过去，可能有一段时间，狼吞虎咽是一种适应策略，但人类通常不会因为肚子饱了而不吃东西。我们故意克制自己，直到在一个确定的、通常是社交活动决定的时间才吃东西。

这种进食方式可能在我们的进化史中一直存在。它不仅仅是一种对食物摄入量超过消化系统处理食物的速度的简单反应，还反映了合作收集和分享食物的适应性。用餐不仅具有营养价值，还具有社交意义。在我们的进化过程中，用餐可能是一种重要的行为适应性。

因为我们是进食者，所以我们的内部环境并不是一成不变的。消化系统和许多其他器官系统（如肝脏、肾脏、脂肪组织）的状态不断变化以适应营养过剩（进食）和潜在的营养不足（餐间）。营养物不断流入和流出储存部位，必须适应食物造成的内部环境的混乱（Woods，1991；参见第十章）。在进食过程中以"顿"的形式从消化道进入血液的营养物质必须被代谢或运输到适当的储存部位并隔离起来。一段时间后，当胃肠道基本上空空如也时，营养物质就会从营养库重新进入血液。调节营养物质吸收、储存和动员的分泌反应在一天中不断变化。

这些变化需要时间。头期反应，即对进食即将到来的信号做出的预期生理反应，使机体能够在进食过程中占得先机。它们可以提高动物消化食物、吸收、代谢和储存营养物质的效率，还能使机体做好准备，以应对营养物质流入所带来的体内平衡挑战，比如血液pH和电解质的变化。

偶尔会发生头期反应促使机体分泌消化道分泌物和新陈代谢分泌物，而后却没有进食的情况。有时是因为猎物逃跑了，有时是因为其他因素（捕食者，同种动物）干扰了进食行为。但预期反应的好处超过了浪费消化道分泌物和新陈代谢分泌物所产生的代价。

头期反应的证据

关于头期反应的文献相当多，最早可以追溯到巴甫洛夫的论著（Todes，2002）。在许多哺乳动物中，包括人类、非人灵长类动物、狗、猫、羊、兔子和老鼠，都被证实出现了头期反应（Powley，1977）。有些头期反应是普遍存在的，有些则是由味觉物质的营养特性决定的，也就是说，对甜味物质的反应不同于对苦味物质或高脂肪物质的反应。最早确定的是与食物的感官接触会刺激头期消化反应，使唾液（巴甫洛夫，1902）、胃酸分泌增加（巴甫洛夫，1902；Farrell，1928），胰分泌物包括酶、蛋白质和碳酸氢盐分泌增多（巴甫洛夫，1902；Preshaw等，1966）。即使是看到密封塑料容器中的食物也会刺激人的胃分泌物分泌（Feldman和Richardson，1986）。在感官体验中加入嗅觉和味觉可以增强头期反应（Feldman和Richardson，1986）。

在人类、狗和大鼠中，已经反复证明了所提供食物的适口性与头期唾液分泌物和胃分泌物的程度与量级呈正相关（Powley，1977）。因此，食欲或者说渴望食物的心理状态，直接影响消化和新陈代谢的生理过程（Pavlov，1902；Powley，1977）。

头期反应可以通过假饲法来证实，具体做法是人类通过咀嚼测试食物或味觉剂但并不吞咽的方式来证实头期反应；在实验动物身上，通过使用不同部位的胃肠道瘘管使动物能够咀嚼和吞咽，但食物不进入瘘管下方的胃肠道，因此食物的感觉线索可以被限制在消化道部分，以此来测定头期反应。巴甫洛夫（1902）使用食道瘘管，限制进入口腔和舌头的感觉输入，结果显示，假饲法刺激所产生的胃分泌物量超过了看到食物后刺激产生的胃分泌物量。许多实验人员倾向于使用胃瘘管，这意味着必须考虑食物接触胃的潜在影响。在这两种情况下，由于吸收营养物质而引起的新陈代谢变化即使存在，也是极小的。

假饲会激发胃肠道、血流和行为的一系列变化，例如增加了狗（例如，Pavlov，1902）、大鼠（例如，Martinez等，2002）和人类（例如，Goldschmidt等，1990）的胃酸分泌。假饲还能诱导胰腺的肽分泌，使血液胰岛素和胰多肽浓度上升（Teff，2000；图9.2a和b）。

巴甫洛夫（1902）证明，直接把食物放进狗的胃里会造成消化不

a

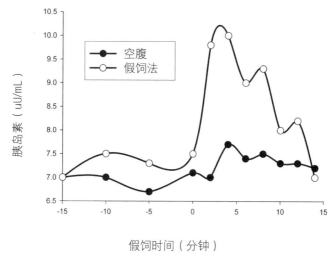

假饲时间（分钟）

b

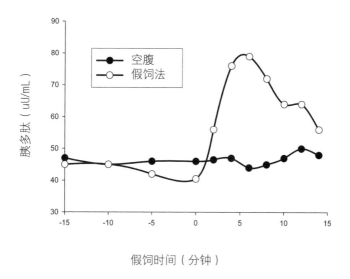

假饲时间（分钟）

图 9.2　人类对假饲的反应：头期胰岛素（a）和胰多肽（b）。数据来自 Teff，2000 年。

良，但如果在胃内插管前进行假饲，则会促进消化。19—20世纪初，一些临床医生分别发现，必须通过在胃内插管进食的患者，如果允许他们在食物真正进入胃肠道之前进行咀嚼和品尝，他们的食欲将大大改善，同时也能更好地维持体重。有一个病人坚持吞咽咀嚼过的食物，即使很快就从他的食道袋反流（Powley，1977）。这些观察结果夯实了大脑在协调消化反应中的重要性。

另一种证明头期反应与反应性反应的方法是通过证明生理变化发生在进食后效应之前。例如，正常体重的男性在进食10分钟内出现胰岛素分泌的初始脉冲（峰值出现在进食后4分钟），这发生在营养物质被吸收而使血糖浓度发生变化之前（Teff 等，1991）。头期胰岛素反应也可以由非营养性甜味物质，如糖精（Powley和Berthoud, 1985）触发。

并不是所有的实验都能证明头期胰岛素反应。例如，人类与老鼠的不同之处在于，仅仅品尝一种甜味物质不足以在人体内产生头期胰岛素反应，口服葡萄糖溶液会刺激大鼠的头期胰岛素反应（Berthoud等，1980）。摄入糖精溶液的大鼠出现明确的剂量依赖性头期胰岛素反应（Powley和Berthoud, 1985；图9.3）。在人类受试者中，摄入加糖溶液或吮吸加糖片剂不能确定促使胰岛素分泌（Bruce 等，1987；Abdallah等，1997）。在一项研究中，受试者品尝了甜味液体，但没有吞咽，结果发现没有发生头期胰岛素反应，血糖未受影响（Teff等，1995），但在同样的研究中，假饲苹果派产生了确定的胰岛素反应。

大多数人类假饲研究都确实发现了头期胰岛素反应。食物刺激的复杂性影响了人类的头期反应，参与的模式越多，反应越大（Feldman和Richardson, 1986）。也许仅仅是味觉刺激，而没有与进食相关的运动和其他分泌器官的参与（例如咀嚼、唾液分泌），不足以提示人类大脑的全部新陈代谢反应。仅仅是甜味可能不能保证预期进食，而正是这种预

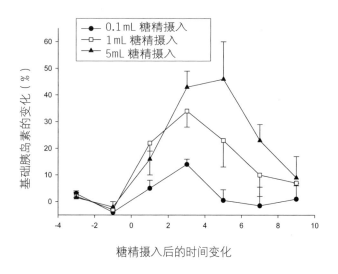

图9.3 大鼠摄入不同体积0.15%糖精溶液的头期胰岛素反应。
血糖水平没有变化。数据来自 Powley 和 Berthoud，1985 年。

期奠定了头期胰岛素反应功能的基础。

味觉的作用

嘴是有机体的"交流中心"（引用巴甫洛夫的话；Smith，1995），
是消化道的近端，是消化的第一阶段。食物被咀嚼并与唾液混合，开始
消化过程。同时，食物也被品尝。

味觉在食欲、进食行为和消化中起着多种作用（Norgren，1995）。
食物具有享乐特质，这些特质会影响食物的选择，包括食物的种类和数
量，但味觉在预期生理调节中也有作用。味道直接暗示消化道进食已经
开始，需要消化的食物正在进入消化系统，来自食物的营养即将流入血
液。对人类来说，营养是以一顿饭的形式出现的，而不像反刍动物那样

是以或多或少连续不断的形式出现的。我们必须在调动能量储备（获取食物；能量消耗）和把能量分配到储存部位（消化、吸收和储存）之间转换。食物要被消化，营养物质要被吸收，然后储存在适当的贮藏器官中，大量生理过程必须发生。含淀粉酶的唾液分泌提高了初步的淀粉分解，胃酸分泌增多，蛋白水解酶分泌到小肠内，而胰腺释放出用于消化脂肪的胆汁，这些变化使消化道做好了消化食物的准备。胰岛素甚至在血糖水平上升之前就被释放到血液中。这些头期反应（Powley, 1977）预测即将到来的营养负荷，并为身体吸收和同化这些营养做好准备。营养物质的消化、吸收和同化的生理过程既是反应性的，也是预期性的，味觉在这一预期调节中起着关键作用。

有许多所谓的基本味道（确切的数字存在争议）可能会根据定义而变化，例如有些人认为涩味是一种味道。人类能够辨别至少5种基本的味道：甜、酸、咸、苦和鲜。有证据表明，可能还有一种脂肪味人类可以辨别。味觉有两个主要的功能：促进或抑制进食，并为身体利用或代谢摄入的食物做好准备。头期反应通常为动物消化、吸收和储存摄入的营养物质做好了准备，但也可以抑制进食并让动物做好处理有毒或受污染食物的准备，例如苦味物质会降低胃蠕动（Wicks等, 2005），有些味道和气味令人厌恶，无论是固有的还是后天形成的。对这些刺激的反应先于进食行为产生的任何实际的生理的或代谢的影响。

甜味通常会刺激老鼠和人的进食行为，并刺激头期消化反应和新陈代谢反应。对于有营养和无营养的甜味物质都是如此（例如糖精，见图9.3）。在自然界中，甜味与高浓度的单糖有关。对于杂食性或食果动物来说，它们会自然地以成熟的水果、花蜜和其他含有大量单糖的植物部分为食，这种感知甜味的能力和对甜味食物的偏好具有内在意义。然而，有些动物似乎无法感知甜味，严格的食肉动物如猫科动物，好像已经失去了感知甜味的能力（Li 等，2006）。

酸味与酸有关，能产生厌恶反应，尚不清楚是否产生某种头期反应。鲜味与含有高浓度游离谷氨酸的发酵食品有关，还与高蛋白食物和感知氨基酸的能力有关。食品添加剂味精（MSG）通过刺激口腔谷氨酸受体产生鲜味。味精的味觉敏感性与男性和女性对高蛋白食物的偏好有关（Luscombe-Marsh 等，2007），口服味精溶液可产生胰腺的头期分泌（Ohara等，1988），包括头期胰岛素反应（Niijima等，1990）。胰岛素对氨基酸的新陈代谢很重要。

咸味与钠有关。钠缺乏能使人对咸味物质产生强烈的食欲（Richter，1936；Denton，1982；Schulkin，1991；Fitzsimons，1998）。如今，有很多关于对盐的食欲的文献。与口服蔗糖或味精相比，清醒时比格犬口服氯化钠溶液后体内发生的胰腺反应要明显低很多（Ohara等，1988）。

苦味通常对进食有抑制作用，植物中发现的许多有毒物质（例如生物碱）尝起来基本都是苦的。人类在感知某些苦味物质的能力上存在显著的遗传差异。同时，苦味会使胃蠕动减缓（Wicks等，2005）。

存在脂肪味吗？

人类通常喜欢食物中的脂肪。食物中的脂肪可能是通过多种机制识别出来的（Mattes, 2005）。质地被认为是食物中脂肪含量的线索，在食品工业中被称为口感。但是单凭质地不能解释人类感知脂肪含量的能力（Mattes, 2005）。老鼠似乎能够通过嗅觉探测到脂肪酸，但人类具有这种能力的证据充其量是混合的（Mattes, 2005）。越来越多的证据表明，口腔中的某些化学受体可以检测到脂肪酸。其中之一是CD_{36}（也被称为脂肪酸转位酶，或FAT），它是一种跨膜蛋白❶，能结合包括长链脂肪酸在内的脂类，并转运脂类穿过细胞膜。CD_{36}在细胞脂质转移中具有多种功能，在大鼠和小鼠舌头的味觉乳头（味蕾）中也有表达，表达量约占味蕾细胞的16%（Laugerette等，2005）。

最近对小鼠的研究表明，CD_{36}可能具有脂肪味觉转导机制。小鼠更喜欢亚油酸溶液和含有亚油酸的食物，但是CD_{36}缺失的小鼠不表达CD_{36}，不能做出这种区分（Laugerette等，2005）。CD_{36}缺失小鼠与野生型小鼠在偏好蔗糖溶液和避开奎宁溶液方面没有什么不同，这表明CD_{36}可能参与了脂肪特异性反应（Laugerette等，2005）。

无论这些线索是质地的、嗅觉上的还是脂肪味，口腔脂肪暴露都会引发一系列的头期反应：分泌胃脂肪酶，调节胃肠道运输，刺激胰腺的内分泌和外分泌，动员肠上皮细胞中储存的脂质等反应（Mattes，2005）。然而，口腔脂肪暴露一般不刺激头期胰岛素反应，因此头期反应是对脂肪的反应，而不是对进食或一般食物的反应。做出这些反应不必通过对所吃食物的刻意判断。在一项研究中（Crystal和Teff，2006），年轻女性虽然不能有意识地区分高脂肪和低脂肪蛋糕，但在假饲蛋糕后，高脂肪蛋糕刺激分泌的胰多肽明显更多。

某些脂肪会引发人类体内的头期反应。假饲含有橄榄油或亚油酸的高脂肪食物时，无论男性还是女性，体内的循环甘油三酯和非酯化脂肪酸均增加，他们的饱腹感也更强（Smeets和Westerterp–Plantenga，2006）。有一个关于脂肪吸收的储存理论假设，一餐中的大部分脂肪仍

---

❶ 跨膜蛋白：又称整合膜蛋白，占膜蛋白总量的70%—80%，主要特征为水不溶性，其氨基酸组成疏水性强，也含有亲水性氨基酸。由疏水性氨基酸组成的部分，深入脂双层的疏水区，与脂肪酸链共价结合，它们可分布在脂双层中或跨越全膜。——译者注

然存在于肠腔或肠上皮细胞中，只有在下一餐之后才进入循环（Jackson等，2002；Mattes，2002）。有证据支持一种味觉成分可以促进脂肪从储存部位释放到循环系统中（Mattes，2002；Tittelbach和Mattes，2001）。

中枢神经系统贡献的证据

对食物线索的反应既可以是先天的，也可以是后天习得的（Booth，1972；Rozin，1976）。条件口味偏好和条件口味厌恶提供了强有力的证据，证明对食物线索的反应是可以学习和改变的。例如，大多数动物很容易学会规避能使它们生病的食物来源，这是一种与进食行为有关的特殊的本能（Garcia等，1974；Rozin，1976）。饵怯❶与毒药有关众所周知，同时它也是一种重要的适应性（Richter，1953）。

大鼠在吃了甜味食物后生病，就会产生厌恶反应。当再次接触甜食时，它们会减少甜食的进食量，还会发出物种特有的口腔/面部排斥反应，区别于正常的、积极的口腔/面部反应（Berridge等，1981）。重要的是，头期介导的胰岛素反应现在降低为口服甜溶液介导的胰岛素反应（Berridge等，1981；图9.4）。

操作性条件反射也能刺激头期反应，也就是说，动物可以学会将任意的感官刺激与食物的可获得性联系起来，然后就会像已经感知到食物本身一样做出反应。例如，进食前的胰岛素分泌可能与环境刺激有关，比如一天中的时间、声音、视觉线索或味道等（Woods等，1977）。每天在特定时间进食的大鼠在确定的生物钟时间分泌胰岛素（Woods等，

---

❶ 饵怯：亦称"条件性味觉厌恶"，动物因条件作用而获得的拒食或躲避曾经产生有害后果的食物的行为。——译者注

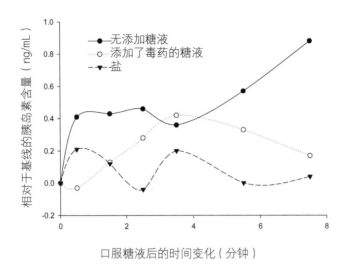

图 9.4　习惯于将糖液与引起胃肠不适的毒药相结合的大鼠，
在口服糖液后，头期胰岛素反应对口服糖液的反应明显减弱。
口服氯化钠溶液产生的反应与胰岛素反应不同。数据来自
Berridge 等，1981 年。（注：1ng=10⁻⁹g）

1970；Dallman等，1993）。

　　迷走神经是头期反应的主要途径，支配着胃肠道。膈下的迷走神经传入整合了与饮食相关的胃肠信号（Schwartz和Moran, 1996）。躯干迷走神经切断术主要消除了品尝食物引起的胃酸分泌、胰腺酶和碳酸氢盐分泌等头期胰岛素反应（Powley, 2000）。阻断胆碱输入也会阻断头期反应。例如，阿托品的注入消除了假饲造成的人体胃酸分泌增加（Katschinski等，1992）。

　　不通过嘴而将食物直接放入胃中也消除了大多数头期反应（Powley, 1977）。在啮齿类动物中，胰腺岛B细胞已被破坏并移植了新的B细胞，由于缺乏迷走神经的支配，胰岛素对血糖升高的反应性分泌仍然完整，但没有头期胰岛素分泌（Berthoud 等，1980）。

肠道和大脑同步工作，为有机体消化和代谢预期摄入的食物做好了准备。来自中枢神经系统的信号产生外周反应，通过穿越血脑屏障的体液信号和迷走神经刺激反馈到中枢神经系统，然后在大脑中整合，以调节进食行为。

许多头期反应是内在的，似乎只需要脑干功能，并不依赖于前脑结构。去脑大鼠显然不能形成学习关联，但是研究表明，它们对口腔注入葡萄糖能产生良好的头期胰岛素反应（Flynn等，1986；图9.5）。去脑大鼠对口腔注入的各种味觉剂表现出适当的口腔/面部反应。例如，Grill和Kaplan（2002）表明，去脑大鼠对葡萄糖（甜）表现出积极的享乐反应，对奎宁（苦）表现出厌恶反应。

下丘脑区和尾脑干已被证明参与进食调节。脑干被认为对Smith（2000）提出的"直接进食控制"做出反应，信号由口、舌、胃和肠产生，反馈如味道、胃胀以及对消化道内食物特性的反应等输入信息。前

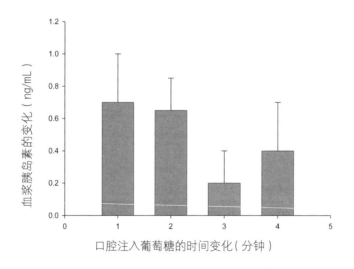

图9.5　在去脑大鼠的口腔内注入葡萄糖溶液会立即刺激胰岛素分泌（头期反应）增加。数据来自Flynn等，1986年。

脑对所谓的间接进食控制做出反应，包括血源性新陈代谢信号的缺乏或过量。当然，前脑也参与其中。

因此，调节进食行为的中央控制轴由负责神经内分泌信号的前脑腹侧网络和负责行为组织和反射控制的尾脑干网络组成（Grill和Kaplan，2002）。两者都可以调节头期反应。Zafra等（2006）对作为头期反应和进食行为调节基础的神经网络进行了综述。

头期胰岛素反应

葡萄糖是营养素血液浓度既受反应性主动调节也受预期生理调节的一个典型例子。如果血糖低于临界浓度，就会使大脑迅速受损，而后死亡。但是具有潜在毒性的高浓度血糖与黄斑变性、脑细胞死亡和中风后的高死亡率相关（Williams等，2002；Gentile等，2006）。人体已进化出许多机制来抵抗血糖浓度的变化，并将其保持在安全水平内。葡萄糖不断地在不同部位之间穿梭，或者更准确地说，葡萄糖所含的能量在这些部位之间穿梭。

胰岛素是调节葡萄糖代谢的主要肽。胰岛素可以提高葡萄糖在肝脏和肌肉中的储存量（以糖原形式），降低脂肪分解和糖异生反应，提高脂肪组织的脂肪酸合成能力（Porte等，2005）。其最终结果是通过增加葡萄糖向其他能量储存分子（糖原和脂肪）的转化以及减少肝脏产生的葡萄糖来降低血糖浓度。

在人类和大鼠体内有强大的头期胰岛素反应（Powley，1977；Powley和Berthoud，1985；Teff，2000）。在咀嚼和品尝食物的过程中，胰腺开始迅速分泌胰岛素。最初的胰岛素分泌脉冲之后是更大、更持久的胰岛素分泌，以吸收摄入的营养物质（Teff，2000）。因此，头期胰岛素反应是在减弱水平上预期和模拟营养吸收后胰岛素对血糖浓度变化的反应（Teff, 2000）。

尽管头期胰岛素反应的程度低于餐后胰岛素反应，但具有显著的生理效应（Ahren和Holst, 2001）。抑制头期反应，例如通过注射咪噻吩抑制自主神经节的神经传递，会造成餐后1小时内血糖峰值显著升高，而葡萄糖浓度降低受限（Ahrens和Holst，2001）。因此，缺乏头期胰岛素反应会影响血糖控制，甚至导致高胰岛素血症（Berthoud等，1980）。在进食前或刚开始进食时立即给予胰岛素，在吸收前期可以改善肥胖人群（Teff和Townsend，1999）和2型糖尿病患者（Bruttomesso等，1999）的血糖控制。

通常，肥胖者的头期胰岛素反应迟钝甚至缺乏（Teff 和Townsend，1999）。目前尚不清楚是头期胰岛素反应迟钝造成了肥胖，还是肥胖造成了头期胰岛素反应减弱，还是两者兼而有之。

小结

食欲、食物偏好和进食行为的调节是能量平衡和体重平衡的关键因素。与食欲和进食行为调节有关的肽、受体和其他基因产物越来越多，研究它们的相互关联作用是了解人们决定什么时候吃、吃什么以及什么时候不吃的大概机制的一个重要过程。

预期、前馈系统对调节生理至关重要。生理机能不仅仅是反应性的。预期生理调节是一种适应策略，能使动物对生理机能和新陈代谢挑战更快地做出反应。头期反应是动物准备消化、吸收和代谢营养物质的预期反应，它们使食物的感官方面与动物的新陈代谢状态相互作用，从而影响进食行为以及食物摄入量。头期反应提高消化效率，并有助于控制由于进食而造成的血液中新陈代谢燃料的升高（Woods，2002）。因此，消化、新陈代谢和食欲均受到调节而又相互协调。

头期反应是生理调节的一个基本概念，是预期生理反应的一个范例，需要通过各种调控信息分子进行整合。我们需要从适应和进化的角度来看待它们。在我们看来，它们代表了前馈进化压力的结果，就像一场"军备竞赛"，在增加营养获取率和保护内部环境之间维持平衡。

第十章
进食悖论

动物必须获取食物，强大的选择压力产生了有助于增强动物摄入、消化、吸收以及最终代谢生存与繁殖所需营养物质的身体结构、生理机能和行为。但是，即便食物一直有，动物也不会一直吃。是什么样的选择压力和适应功能形成了动物停止进食的生理反应呢？换句话说，进食的代价是什么呢？在什么情况下即使有食物，动物也不会进食呢？

在许多关于食欲和进食行为调节的文献中，有种假设是通过调节进食行为来维持能量平衡，从而维持体重/脂肪组织的体内平衡。事实上，大量的经验数据表明，动物（包括人类）在自由进食状态下体重会保持相对恒定（Woods等，1998；Havel，2001）。与此同时，人类肥胖流行以及动物园和实验室中圈养动物超重和肥胖问题的持续存在，也表明体重平衡经常遭到破坏，人和动物往往处于慢性正能量平衡状态。

从进化的角度来看，重要的问题是能量平衡在多大程度上、以何种方式作为选择的目标？尽管能量和能量平衡的概念很有价值且见解深刻，但毕竟是对人类而言。动物不能直接测量其能量摄入量或消耗量，而就动物的行为而言，它们似乎可以做到，这是源于它们具有测量和监测的能量平衡代理测量机制（例如，瘦素和胰岛素的循环水平与脂肪组织量直接相关）。此外，对许多物种来说，季节性的嗜食、厌食或两者兼而有之很平常，如冬眠的熊和迁徙的鸟类，成年的大部分时间里都在持续的正能量平衡或负能量平衡中度过。虽然人类不冬眠，也没有季节性迁徙（大部分情况下），但关注人类进食行为调节的科学家，仍有必要认真思考维持能量平衡在多大程度上以及以何种方式成为我们进化中的一个重要的、适应性方面。为避免持续的负能量平衡而产生的适应性其合理性不言而喻，而对于避免适度的正能量平衡的争论就不那么明确了。

时间范围是了解进食行为调节功能的一个重要方面。许多文献从能量平衡的角度来描述进食行为调节，但对人类来说，能量平衡适合的时间范围是几天而不是一餐时间，人们通常不会因为负能量平衡或正能量平衡而开始或停止进食。短期的饱腹感信号可以控制进食量和进食频率，社会、文化和心理因素也会影响一个人吃多少、多久吃一次（Rozin，2005）。例如，在法国和美国的餐馆里，食物的分量就有很大不同，后者的食物分量要大一些。平均而言，法国人比美国人用餐花的时间更多，但每餐摄入的热量却更少（Rozin, 2005）。

因此，在不同的时间范围上至少有两种因素来调节进食行为：一天或几天内的食物总摄入量（可能受能量平衡的强烈影响）以及一餐中所吃的食物种类和数量，除了受能量平衡和体重/脂肪组织体内平衡影响外，还受生理机能和心理过程的影响。一个人处于正能量平衡还是负能量平衡无疑会影响饮食的选择（如持续时间、食物的种类等），但生理和心理的许多其他方面也会起作用。事实上，进食有预期生理反应，即头期反应，它启动了直接或间接调节进食量和进食时间的内分泌级联。这些头期反应受到调节，所以经验、学习以及社会和文化因素可以而且确实在它们的表达中发挥着作用。

头期反应对食物吸收后的新陈代谢、生理机能以及消化能力产生影响（见第九章），它们使有机体做好吸收摄入营养物质的准备。这是一种关键适应性，因为尽管进食是生存所必需的，但也对体内平衡提出了重大挑战，即所谓的"进食悖论"（Woods，1991）。

100多年来，体内平衡范式一直指导着生理学的观点和研究。从克劳德·伯纳德（1865）到沃尔特·坎农（1932），再到现代生理学，健康和生存需要稳定的内部环境这一概念一成不变。Woods（1991）从生理学的角度雄辩地提出了进食的基本悖论。生物体为了生存必须消耗能量，与此同时，这种消耗行为将外源性物质带入体内，对体内环境的稳定性提出了挑战。营养是生物体必需的，但许多营养也是有毒的，它们在血液中有着最高和最低的浓度限制。由于进食而流入的营养物质既会产生积极的影响，也会产生消极的影响，并需要利用新陈代谢的适应性使细胞间液浓度回到稳态设置点。

尽管我们都质疑体内平衡范式的首要地位（Schulkin，2003；Power，2004），但都不否认体内平衡在了解生理机能和适应性方面的重要性。我们只是认为，体内平衡并不代表所有的生理调节，而且动物通常需要放弃体内平衡，以达到生物体的生存目的（在进化意义上定义为能够将其基因传递给后代）。进化重要性的参数是生存能力，而不是稳定性（见Power，2004）。但在消化、吸收和营养代谢带来挑战的情况下，体内平衡范式能够深刻解释选择压力如何推动消化和新陈代谢适应性的互补进化。它特别强调了提高营养物质消化和吸收效率的适应性变化与将血液中的营养物质维持在关键参数范围内的必要性之间的内在矛盾。

进食过程可分为多个阶段。出于研究目的，我们提出了3个阶段：（1）觅食；（2）摄入和消化；（3）吸收和代谢。在第一阶段，食物完全来自动物外部。在觅食阶段动物寻找、识别并最终获得食物。这个阶段包括食欲行为（Craig，1918）。虽然食物对动物来说完全是外部的，但有关食物的感觉线索（视觉、嗅觉等）和学习关联已经开始刺激唾液、胃酸和其他分泌物的分泌，为动物的下一个阶段——摄入和消化做好了准备。

在第二阶段（摄入和消化中），食物被消耗后进入动物体内，但仍不属于内部环境。消化道仍是一道屏障，这道屏障至关重要，因为摄入物质在血液中的流动必须得到控制，食物中的一些营养物质最好不要被吸收。虽然我们吃的是食物，但真正需要的是营养。吃完的食物必须被消化、分解为各种成分，营养素被吸收后运送到储存器官供以后使用。生物体利用食物的效率取决于这些过程的协调程度。一个过程中发生的适应性变化为其他过程的变化提供了机会和选择压力。

人类是杂食动物，吃的食物种类繁多，营养成分也各不相同。食物中的脂肪、碳水化合物、蛋白质和其他营养成分所占的比例可能会有很大差异，消化和吸收也会有很大不同。不同的食物需要不同的消化和吸收反应。动物或者至少是杂食性动物（例如人类和老鼠），似乎已经进化出一种检测摄入食物成分的机制，从而对所需的消化能力和其他外分泌及内分泌能力做出预测。消化道并不一直处于同一状态，消化分泌物不是恒定的，而是根据进食的变化以及摄入食物的特点，甚至进食的预期而变化。头期反应解释了进食引起的大量分泌物分泌（Katschinski，2000）。

这些对食物线索的预期消化反应提高了食物转化为营养物质，进而通过肠壁吸收的速度和效率。这种吸收效率的提高对机体既有利又有挑战。主要的优点显而易见：消化道在单位时间内可以处理更多的食物，因此营养物质从环境转移到动物身上的量也更大。这样能够产生更大的总食物摄入量、更短的餐间等待时间和更短的满足需求的用餐时间，同时，提高了以低质量或稀缺食物来满足需求的能力，或者产生了其中某些影响的共同作用。但是有机体消化和吸收食物的速度越快、效率越高，其内部环境的平衡受到破坏的可能性就越大。这就需要相应的快速、高效的新陈代谢反应，以适应营养物质进入血液的速度，将营养物质浓度保持在可容忍的范围内，并最终使细胞间液浓度回到正常范围。以上就是进食的第三阶段：调节摄入营养的吸收和代谢。已经证明对食物的感官接触或对食物线索的预期新陈代谢反应有助于这一进食阶段，最显著的是头期胰岛素反应（Powley和Berthoud, 1985）。

消化和新陈代谢的头期反应很可能是同步进化的。营养物质快速而有效地消化和同化的优势被随后由于高效获得的营养物质的快速输入而造成的更大的体内平衡波动所削弱。可以预期，头期代谢反应有助于减轻对体内平衡的挑战，从而增加消化和吸收效率。这些协调过程的净效应产生了许多进食限制，如最大食量和频次、可食用的食物类型、营养融入身体的效率等。

在这三个进食阶段之间存在着权衡和相互制约作用。提供的食物超过消化系统处理能力的觅食策略可能并不适合机体所需（除非可能储存食物）。在一种快速有效的消化策略中，提供的营养量超过新陈代谢所能处理的上限，可能会出现更多的选择性缺点而非优点。

以蛇和小型鼬科哺乳动物（如鼬鼠）为例，它们都以小型哺乳动物（如老鼠）为食。鼬鼠每天必定要比蛇抓到更多的老鼠，也会更快地消化吃掉的老鼠。但蛇比鼬鼠更能有效地吸收老鼠的营养。同样吃掉一只老鼠，蛇会比鼬鼠吸收更多的营养素。

对于蛇来说，拥有鼬鼠的觅食和消化策略是没有意义的。它的新陈代谢不需要那么高的营养输入率，否则，蛇很可能无法维持体内平衡。当然，如果鼬鼠必须利用蛇的觅食和消化策略来维持自己的新陈代谢，那么它将死去。蛇相对缓慢的进食策略能有效地将食物转化为生长所需，而鼩鼱相对快速的进食策略会消耗大量食物进行新陈代谢。这两种进食策略代表了对生存和繁殖这一终极问题的不同但同样成功的解决方案。

哺乳动物的生理过程需要摄入大量食物作为新陈代谢燃料，这就产生了有关头期反应和饱腹感观点的有趣想法。哺乳动物的新陈代谢率通常较高，可能需要头期反应以增加营养吸收速率，但头期反应也可能是哺乳动物的新陈代谢率较高的原因之一。在哺乳动物的进食策略中，为了保持体内平衡，可能存在一种必要的低效率，使某些摄入的营养素被消耗掉。生热作用，即进食引起的新陈代谢和体温升高，可能也是一种适应性，通过新陈代谢将葡萄糖和脂肪酸从循环中清除，以维持体内平衡。生热作用也有头期（Diamond和LeBlanc，1988；Soucy和LeBlanc，1999）。可能短期的饱腹感信号的最终目的相同，即通过限制食量，帮助动物减轻由于营养流动而引起的内部环境波动。

饱腹感在多大程度上反映了长期的能量平衡，而不是维持短期的体内平衡？有趣的是，摄入果糖产生的胰岛素反应远低于等热量剂量的葡萄糖（Teff 等，2004）。当然，细胞对果糖的吸收并不依赖胰岛素，它依赖GLUT$_5$转运体而不是GLUT$_4$转运体。然而，如果胰岛素在饱腹感中起着重要的作用，那么高果糖含量的食物，比如添加高果糖玉米糖浆的食物，可能会产生对热量的低饱腹感反应。这些食物是某些人体重增加的重要原因（Isganaitis和Lustig，2005）。例如，那些自述节制饮食的女性（如出于健康和体重目的而有意识地限制进食某些食物），如果在早餐中饮用高果糖饮料，那么那一天的饥饿感评分要高于饮用等热量高葡萄糖饮料。在摄入高果糖饮料后的第二天，当提供的食物不限量时，她们摄入的脂肪量比摄入高葡萄糖后的第二天摄入的脂肪量多。不受限制的饮食者在第二天的饥饿感评分或脂肪摄入量上没有差异（Teff等，2004），所以对果糖的反应因人而异。

244   人类肥胖进化

头期反应对食欲的作用

有人认为，头期反应与食欲和饱腹感有关（Powley，1977；Woods，1991）。与不太喜欢的食物相比，美味的食物通常会造成更强烈的头期反应。阻止头期反应会使动物和人类进食减少，这是头期反应短期影响的一个例子，也是维持体内平衡在食欲和饱腹感中作用的例子之一。头期反应会增加食物摄入量，可能是由于它们既能刺激消化过程，又能应对随后吸收营养物质产生的体内平衡挑战。

也有研究表明，头期反应与进食动机有关，因此可能在决定用餐量和每日总食量方面起着更为直接的作用，而不仅仅局限于改善进食引起的负面影响。例如，头期胰岛素反应使新陈代谢倾向于储存代谢燃料，让有机体为吸收营养做好准备。食欲的燃料氧化理论（Friedman和Stricker，1976）预测结果之一是可供肝脏氧化的燃料减少，这有助于食欲的增强。糖精的摄入已被证明会增加大鼠随后的食物摄入量，这一反应可通过肝脏迷走神经切断术消除（Tordoff和Friedman，1989；图10.1）。

到目前为止，我们只发现一种具有促进食欲活性的肠道肽。饥饿素由胃和肠分泌到血液中。大鼠（Wren等，2001a）和人类（Wren，2001b）中的外源性饥饿素会迅速提高食物摄入量。事实上，饥饿素与NPY一样能有效刺激进食。在大鼠中，饥饿会增加血浆饥饿素浓度，而再进食会迅速降低循环饥饿素浓度（Ariyasu等，2001）。饥饿素在开始进食时发挥作用（Cummings 等，2001）。

在按固定时间进食的志愿者中，血浆饥饿素浓度呈现的模式一致，即餐后立即降低，然后缓慢升高，紧接着下一餐前迅速升高（Cummings等，2001；图10.2）。饥饿素浓度的模式与胰岛素浓度的模式大致相

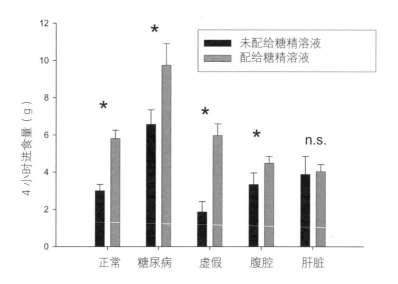

图 10.1　在喂食前给予糖精溶液的大鼠吃的食物更多，肝脏迷走神经切除的大鼠除外。数据来自 Tordoff 和 Friedman，1989 年。要点：正常＝非人为控制大鼠；糖尿病＝链脲佐菌素致糖尿病大鼠；虚假＝假操作大鼠；腹腔＝腹腔迷走神经切断术大鼠；肝脏＝肝脏迷走神经切断术大鼠，* ＝$p < 0.05$。

反，但与循环瘦素浓度的昼夜节律相一致，但变化更大。饥饿素和瘦素浓度在早餐后均最低，瘦素的浓度在一天中逐渐上升，每顿饭后立即小幅下降，大约在睡眠中期达到顶峰。饥饿素也遵循同样的模式，但是饭前明显激增，饭后同样急剧下降（Cummings等，2001；图10.2）。因为这些食物是在已知的固定时间供应的，所以这一证据支持了以下假设：进食前饥饿素分泌激增是一种头期反应，可以启动进食、准备消化和代谢食物，或两者兼有。

　　在一项对真饲和假饲志愿者的研究中，血清饥饿素浓度在进食前以相同的方式升高。真饲和假饲后，血清饥饿素浓度最初都呈下降趋势。在真饲条件下，血清饥饿素浓度继续下降，但假饲60分钟后，血清饥饿

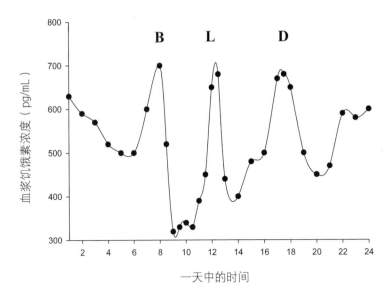

图 10.2　10 名受试者（9 名女性，1 名男性）24 小时内血浆饥饿素的平均浓度水平，在固定时间（8 点、12 点和 17 点半）吃早餐（B）、午餐（L）和晚餐（D）。受试者知道什么时候该用餐。数据来自 Cummings 等，2001 年。

素浓度开始上升（Arosio 等，2004）。因此，饥饿素分泌有头期，即餐前的预期性上升，开始进食时下降。

　　关于饥饿素分泌模式头期组成的进一步证据来自一项对随意或固定时间喂食的大鼠进行的研究。自由喂食的大鼠饥饿素分泌高峰出现在光照周期的黑暗期之前，进食训练的大鼠在光照期开始的4小时里，出现显著的饥饿素分泌高峰，在这段时间里，大鼠已经习惯了进食（Drazen 等，2006）。

　　这些结果与6人（3男3女）试验中的血浆饥饿素模式一致，受试者在已经习惯了每日三餐后进行了33小时的禁食。血浆饥饿素浓度在早晨（8:00左右）、中午（12:00—13:00）和傍晚（17:00—19:00）升高。尽管受试者禁食，但血浆饥饿素浓度增加之后会自发下降（Natalucci 等，2005；图10.3）。

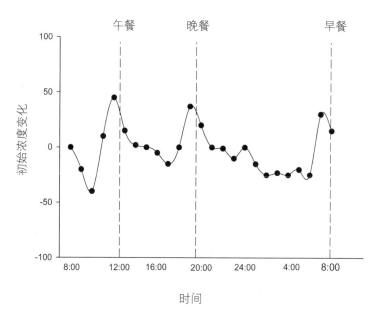

图 10.3　受试者（3 男 3 女）习惯分别在大约 8:00、12:30、18:30 吃早餐、午餐、晚餐，然后他们从午夜开始禁食大约 32 小时。从 8:00 开始，每 20 分钟用导管采血，到进食早餐时共 25 小时。循环饥饿素浓度呈现出的模式一致，即在预期的进食时间之前上升，之后下降，即便没有进食。数据来自 Natalucci 等，2005 年。

　　这些在大鼠和人类身上的实验结果表明，食欲可以被训练成一种生物钟。这表明，饥饿可以发生在预期有食物的时候，但如果没有食物，那么系统就会回到"非进食"状态。也许读者对饥饿但不能用餐的现象很熟悉，几小时后，饥饿感减退了。当然，食物的气味和视觉会让我们的饥饿感更强烈，但除此之外，一个人即使没吃东西也不会感到饥饿。同样，与能量平衡一样，食欲并不是决定饥饿和食物摄入量的唯一因素。我们可以通过训练而定时感到饥饿。

头期反应在饱腹感中的作用

瘦素可以调节食物摄入量。瘦素由脂肪组织分泌，血浆瘦素浓度与脂肪量高度相关，作用于下丘脑和弓状核中的神经元，其作用与NPY相反，并与胰岛素和CRH协同作用降低食物摄入量。瘦素和胰岛素是对食物快乐感知的主要影响因素，既受中枢系统控制（Isganaitis和Lustig，2005），也通过味觉受体感知。瘦素通过瘦素受体作用于甜味受体细胞来调节甜味感觉。瘦素的增加降低了小鼠甜味细胞的活力（Kawai等，2000）。

瘦素也由胃黏膜进行合成和分泌，而且是在进食中分泌的（Bado等，1998）。迷走神经刺激使胃黏膜分泌瘦素，但血浆瘦素浓度并没有增加（Sobhani等，2002），说明胃瘦素分泌于胃液分泌的头期，并以旁分泌方式起作用。瘦素受体mRNA存在于支配胃的迷走神经传入神经元中，表明瘦素可能对迷走神经传入有直接的刺激作用（Peters等，2005）。将瘦素注入腹腔动脉（而不是颈静脉）可显著减少大鼠对蔗糖溶液的摄入量，可通过迷走神经切断术消除这一结果（Peters 等，2005）。

胃黏膜分泌的一些瘦素能在胃酸中存在，并可以完整地到达肠道。肠道中的瘦素具有调节脂质、碳水化合物和蛋白质吸收的多种功能（Pico等，2003）。瘦素受体（Ob-Rb）的功能形式可在人的空肠和回肠中表达（Morton等，1998；Barrenetxe等，2002）。瘦素已被证明可以抑制D-半乳糖的吸收（Lostao等，1998），并增加短肽的肠道吸收（Morton等，1998），还能刺激CCK分泌（Guilmeau等，2003），瘦素和CCK似乎形成了一个正反馈循环。血浆CCK刺激胃瘦素分泌（Bado等，1998），且在大鼠十二指肠中注入瘦素后可使血浆CCK增加，这与进食效果相当（Guilmeau等，2003）。瘦素和CCK协同作用激活迷走神经传入神经元（Peters等，2004），通过腹腔导管注入瘦素和CCK后可以协同作用降低蔗糖溶液的摄入量（Peters等，2005）。

CCK直接影响用餐量。给予大鼠外源性CCK后，其平均进食时间比对照组大鼠要短。但是处理组大鼠每天进食的次数更多，且日总食物摄入量和对照组大鼠之间没有差异（West等，1984）。没有CCK受体A表达的大鼠，进食的时间更长，摄入量也更多，但每天进食的次数减少了，净效应是总体上日总食物摄入量增加，最终造成肥胖（Moran和Kinzig，2004）。

CCK是信息分子具有多种功能的另一个典型例子，它是一种神经递质以及肠道肽。虽然CCK基因是单一的，但其有多种来自翻译后或细胞外处理的分子形式，有两种受体可以不同的亲和力结合为不同的分子形式。除了生成饱腹感作用外，CCK在肠道中还能调节肠道运动、胃排空、胰酶分泌和胆汁从胆囊中的释放。中枢CCK与焦虑、性行为、学习和记忆有关（Moran和Kinzig，2004）。

因此，瘦素除了在长期能量平衡中发挥作用外，还直接通过迷走神经传入或间接通过刺激CCK分泌在短期饱腹感信号中发挥作用。事实上，瘦素和CCK可以协同作用降低长期或短期的食物摄入量（Matson和Ritter，1999；Barrachina等，1997）。

信息分子的不同功能

瘦素是我们认为在生理调节中需要强调的一个关键观点的例子，在整本书中我们都在强调这个观点。越来越多生理学上重要的肽、类固醇和其他信息分子被证明在不同组织中具有多种功能，其行为和调节具有组织特异性❶和环境特异性。例如，瘦素由胎盘分泌，对胎儿发育有重要作用（Bajari 等，2004；Henson和Castracane，2006）；瘦素还能作用于性腺，调节性成熟和生育能力，尤其对女性（Bajari等，2004）。在很多方面，瘦素既是一种生殖激素，也是一种能量平衡激素。

饥饿素似乎也是一种古老的调节分子，它的结构在哺乳动物中高度保守，并已在鸡、鱼和牛蛙中发现（Tritos和Kokkotou，2006）。饥饿素是一种垂体产生的生长激素的有效促分泌素，与GHS（生长激素促分泌素）受体结合（Takaya等，2000）。循环饥饿素有酰化和非酰化两种形式。非酰化形式不激活GHS受体，但对葡萄糖平衡、脂肪分解、脂肪形成、细胞凋亡❷和心血管功能有影响，表明其可能存在一种额外的、尚未被发现的受体（Tritos和Kokkotou，2006）。饥饿素是通过117个残基的前肽翻译后裂解产生的，该前肽的另一种裂解形式产生肥胖抑制素（Zhang等，2005）。有趣的是，肥胖抑制素可能会抑制食物摄入量（Zhang 等，2005），但这一影响没有被其他研究者重复论证（Gourcerol等，2007）。因此，饥饿素前体基因可能会产生至少两种不同的但可能有相反作用的肽激素。这些事实强调了翻译后机制在理解基因效应中的重要性。

进化是有限的，因为它只能作用于现有的变异。有很多原始调控分子（比如瘦素和饥饿素），随着时间的推移逐渐适应并共同发挥多种

---

❶ 组织特异性：就是多细胞生物个体，每个组织具有与其他组织相区别的特征。组织特异性的存在是取决于构成该组织主要成分的细胞性质。——译者注

❷ 细胞凋亡：为维持内环境稳定，由基因控制的细胞自主地有序死亡。细胞凋亡与细胞坏死不同，细胞凋亡不是一件被动的过程，而是主动过程，它涉及一系列基因的激活、表达以及调控等作用，它并不是病理条件下自体损伤的一种现象，而是为更好地适应生存环境而主动争取的一种死亡过程。——译者注

不同功能的例子。这些调节分子作为信息分子在各器官系统之间传递信息，协调外周器官和中枢神经系统对影响机体生存能力的内外挑战做出反应。从进化的角度预测，这些分子将具有多种多样的功能，它们的调节能力、功能和作用方式将因不同的类群以及类群内的不同组织而异。

食欲、饱腹感和能量平衡

食物摄入量和进食频率对每日能量摄入总量有很大影响，但目前尚不清楚能量摄入的调节是否受所有食欲和饱腹感信号的影响。开始进食和停止进食的动机并不总是准确地追踪能量或其他营养需求，特别是在短期内。不同食物有不同的生理机能和新陈代谢结果，吃或不吃某些食物的动机可能更多地与新陈代谢的结果及其影响有关，而不是能量平衡本身。

例如Dallman和他的同事提出，食用高脂肪、高糖的食物（被称为"安慰食物"）会产生生理和新陈代谢反应（例如胰岛素和糖皮质激素的增加），刺激伏隔核中与快乐相关的区域（Dallman等，2005）。人类和老鼠在遭受不愉快、挑战或处于压力环境时，吃安慰食物的动机已有所报道。这种行为在某种程度上表现为一种自我药疗，进食行为更多地是一种药物或治疗功能，而非营养功能，食用安慰食物是一种改善荷尔蒙信号、增加兴奋性的方法。与男性相比，这种效应在女性身上表现得更为明显（Zellner等，2006）。由于压力而增加进食量的人陈述说，他们过量食用的食物通常是为了健康或减肥而不吃的食物，而且吃这些食物是为了感觉更好（Zellner等，2006）。

压力和挑战性大的环境会增加大脑许多区域的CRH。肾上腺切除术还会改变CRH的基础水平，增加下丘脑室旁核的CRH，减少杏仁核中央核的CRH（Swanson和Simmons，1989）。有趣的是，蔗糖的摄入会使肾上腺切除大鼠这些脑区的CRH恢复正常（Dallman等，2003；图10.4）。在另一项研究中（Pecina等，2006），训练大鼠按下一根杆子，就能得到蔗糖粒，从而把声音和蔗糖联系起来。向伏隔核注射CRH增加了由蔗糖粒线索触发的杆子按压（图10.5）。这可以解释为CRH增加了外部线索的突出性和大鼠的反应动机，也可以解释为大鼠对增加的神经CRH做出反应，因为蔗糖的"安慰"属性而产生更强的动机。也就是说，大鼠通过自我药物治疗来减轻人为上调中枢CRH而引起的兴奋。

此外，相同的外周内分泌状况会引起个体之间的不同行为。例如，早餐配高果糖饮料比配等热量的高蔗糖饮料所引起的血糖和胰岛素的升高幅度更大（Teff等，2004），摄入高果糖饮料后，循环瘦素浓度的增大量和循环饥饿素的减少量更少。所有这些内分泌模式都说明果糖比葡萄糖产生的饱腹感更低。尽管限制饮食者和不限制饮食者的内分泌反应没

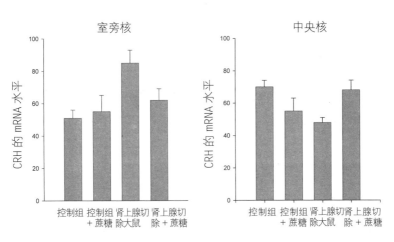

图 10.4　肾上腺切除大鼠下丘脑室旁核（PVN）的基础 CRH 较高，杏仁核中央核（CeA）的基础 CRH 较低。蔗糖的摄入使 CRH 水平正常化。数据来自 Dallman 等，2005 年。

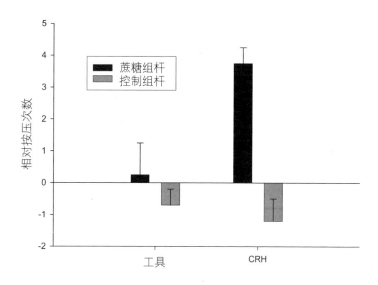

图 10.5　在伏隔核中注射 CRH 的大鼠对按压杆子能够得到蔗糖粒的听觉信号更敏感，它们增加了对蔗糖组杆子的按压，减少了对控制组杆子的按压。相对按压次数是在听到提示后 2.5 分钟内的按压次数减去在听到提示前 2.5 分钟内的按压次数。数据来自 Pecina 等，2006 年。

有什么不同，但只有限制饮食者在摄入高果糖饮料的当天饥饿感评分更高，第二天摄入的脂肪量更高。这与影响进食行为的多种信号机制是一致的。

　　能量平衡和体重确实受到调节，但调节似乎并不对称。相比体重增加（持续的正能量平衡），对体重的减少（持续的负能量平衡）的防御更加严密。这具有内在的进化意义。在人类的大部分进化中，食物摄入量是由外部因素而不是内部因素控制的，食物供应的变化很大，在食物充足时，原始的食物储存方法是身体脂肪。因此，我们的能量平衡调节系统已经进化出一种倾向，即有利于适度的正平衡并以身体脂肪的形式储存多余的能量（Schwartz 等，2003）。

　　这种不对称也可以在食欲和进食的神经内分泌基础上看到。似乎还有多余的机制刺激进食行为。NPY和AgRP都被证明具有强烈的食欲促进作用。然而，缺乏其中一种或两种神经肽的小鼠并不会出现厌食，它们对饥饿的反应和对照组一样会出现嗜食（Schwartz等，2003）。相反，瘦素缺乏确实会造成嗜食和肥胖。瘦素和NPY都缺乏的小鼠比仅瘦素缺乏小鼠的贪食和肥胖程度低，但与正常小鼠相比，仍存在贪食和肥胖倾向（Erickson等，1996）。

小结

　　生理系统和新陈代谢系统服务于生物体的生存和繁殖能力。在现实生活中，动物总是在平衡竞争需求。可以认为，解决和优先处理那些竞争需求是中枢神经系统的主要功能。中枢神经系统的另一个主要功能是协调应对挑战以及预测挑战。可以说，中枢神经系统与生理调节密切相关。

　　饱腹感的一个主要功能是终止进食，但终止进食只是间接地与能量平衡有关。头期反应有助于增加用餐量/用餐间隔（消化和新陈代谢反应的效率），从而增加每餐的食物摄入量。头期反应还能开启内分泌级联来结束进食。除了能量平衡和脂肪组织平衡之外，终止进食还有多种原因。体内平衡的防御（sensu Woods, 1991）是一个重要因素，血糖、氨基酸和胰岛素的升高会使食欲下降。

　　另一个简单但可能很少被考虑的因素是，动物有许多必要的功能来维持生存。强烈的诱因和冗余的神经回路强化了进食行为。当食物充足时，必须有同样强大的机制来停止进食，否则动物会持续进食而不管其他需要。对动物有许多种限制，时间只是其中普遍存在的一种。动物要想存活下去，就必须把时间分配到生存和繁殖所必需的各种活动中。

停止进食的适应价值与为其他活动保留时间有多大关系呢？现在的人类肥胖流行与过去获取足够能量所需的时间远远超过今天获取过量能量所需的时间这一事实又有多大关系呢？调节食物摄入量的进化和调节能量平衡的进化有各自独立的方面。因此，从用餐的时间尺度上看，对食物摄入量的调节可以与能量平衡的调节脱钩，这对了解肥胖的成因具有重要意义。

第十一章
脂肪生物学

　　脂肪是身体的重要组成部分。脂肪或脂质有许多功能，包括营养功能、激素功能，甚至结构功能。例如，覆盖轴突并加快神经脉冲传导速度的髓鞘有80%是脂质；某些脂肪酸对大脑的正常发育至关重要。大脑的确是高脂肪器官，这使得它的发育和维持非常耗费能量，也使其本身成为一种高能量的食物。许多捕食者首先会从猎物身上获取高能量的器官，如肝脏和大脑。在猎物充足的时候，这些器官可能是主要捕食者唯一吃的食物，剩下的部分则留给了食腐动物。

　　脂质在活体组织中还有许多其他重要的功能。细胞膜由磷脂、糖脂和类固醇组成；以胆固醇为基础的类固醇激素如雌激素、睾酮和糖皮质激素发挥着生命所需的重要功能。脂肪必不可少，同时也是对环境的适应。如果饮食和身体中没有脂肪，我们就会死亡。

　　上面的例子重申了不是所有的脂肪都有害，脂肪确实必不可少，在体内具有多种多样的功能。在本书中，我们主要关注脂肪的营养、新陈代谢和激素方面的问题。身体中的脂肪主要储存在脂肪组织中，而脂肪组织与肥胖这个主题相关。脂肪组织在体内执行脂肪的营养和新陈代谢功能，还有许多激素功能。

　　肥胖不是由超重引起的，而是由脂肪组织过剩引起的。为了了解肥胖对健康的影响，我们需要探索脂肪组织的适应功能。在饮食和身体中，适量的脂肪是必不可少的好东西，但这种好东西太多就会适应不良。正常的生理机能超越了适应功能就会产生疾病，这个概念被称为非稳态负荷。在这一章中，我们将研究脂肪组织的功能以及过多脂肪组织对人体有害的一些原因。

脂肪组织

　　脂肪组织是疏松的结缔组织，含有大量的脂肪细胞。脂肪细胞内部含有一个脂肪滴，由细胞质的薄边缘包围。脂肪组织可位于皮肤下（皮下脂肪）、内脏器官周围（内脏脂肪）和肌肉中（肌肉内脂肪）。脂肪组织具有多种适应功能，如储存能量、保温作用以减少热量损失以及保护内脏器官。成人体内的大部分脂肪是白色脂肪组织，新生儿体内还有褐色脂肪组织，含有较多线粒体的褐色脂肪能够通过在热调节中很重要的解偶联蛋白反应释放大量热能（非寒战性产热）（Nichols和Rial，1999；NichOls，2001）。一般来说，成年人体内的褐色脂肪含量最低（Haney等，2002；Cohade等，2003），但它在许多其他哺乳动物，主要是小型哺乳动物的一生中都很重要。褐色脂肪在适应寒冷的动物中特别活跃，其产生热量的速度是同等重量肝脏组织的60倍（Nichols和Rial, 1999）。白色脂肪组织在新陈代谢上并不活跃，尽管它不只是被动地储存能量。它具有内分泌、免疫和代谢功能。脂肪组织在能量代谢中具有重要作用。

　　白色脂肪组织质量占体重的比例很大，健康女性体内的白色脂肪组织质量占其体重的20%或以上。脂肪组织是以甘油三酯形式储存的脂肪酸的来源。当能量摄入超过能量消耗时，脂肪会在脂肪细胞中净沉积，当能量摄入不足时，脂肪酸就会从脂肪细胞中释放出来，为生命提供新陈代谢燃料。

每克脂肪所含的可新陈代谢能量是碳水化合物或蛋白质的两倍多，这就是为什么它是一种有效的能量储存方法。正常体重者在脂肪中储存的能量足以满足一个多月的最低能量需求。

在脂肪组织中储存大量能量的能力具有许多适应优势：能使有机体免受食物供应不可预测变化的影响；能消耗可用的多余能量，供以后使用；可以让动物在两餐间行走得更远；脂肪储存能力增加了动物行为的灵活性和可用的潜在的进食策略。祖先脂肪储存能力的提高可能具有多种适应功能。

然而，脂肪组织不仅仅储存能量。虽然脂肪在人体中有许多重要的功能，是最有效的能量储存介质，但也是有毒的（Schrauwen 和 Hesselink，2004；Slawik 和 Vidal-Puig，2006）。积聚在细胞和器官中的脂肪滴会引发疾病（如脂肪肝），为了防止脂肪毒性的副作用，必须氧化或隔离脂肪酸。脂肪氧化会释放大量的能量，是生物体重要的能量来源，但是近来人类普遍出现的问题是，摄入的脂肪量大于氧化的脂肪量。动物的新陈代谢和能量消耗是有限的，高含量脂肪对细胞有毒，如果脂肪不能被氧化，就必须安全储存。因此，脂肪组织的另一个基本功能是隔离多余脂肪，防止脂毒性（Slawik Vidal-Puig，2006）。

脂肪细胞专门用于储存脂肪。脂肪优先储存在脂肪组织中，因此在肌肉、肝脏、心脏等会导致疾病的地方积累的脂肪较少，所以脂肪细胞储存能量，防止脂毒性。脂肪细胞储存脂肪的目的是获得与其能量值相关的正效益，储存能的使用可以不受空间和时间的限制。脂肪细胞储存脂肪也为了避免过多的细胞脂质造成负面新陈代谢后果。

基于这些功能，脂肪组织就像一个储存库，保护其他组织并使摄入的能量可供以后使用，这些都是非常重要的适应功能。但是脂肪组织不仅仅是被动器官，还可以通过多种途径主动调节新陈代谢。事实上，脂肪组织包含的不仅仅是脂肪细胞，还有大量的非脂肪细胞，包括成纤维细胞、肥大细胞、巨噬细胞和白细胞（Fain，2006）。脂肪细胞和这些非脂肪细胞都能产生、调节和分泌活性肽与类固醇（Kershaw和Flier，2004）以及免疫功能分子（Fain，2006）。事实已经证明脂肪的生物学比我们原来想得更加复杂和综合，脂肪组织是调节生理的活性成分。

脂肪组织的新陈代谢活性与许多由肥胖引发的相关疾病有关。脂肪组织作为内分泌和免疫功能器官的观点，使我们了解了为什么过量脂肪组织对生理机能和新陈代谢具有重要影响。试想一下，如果动物的肝脏或肾上腺增大一倍会发生什么？肯定会引发新陈代谢和健康问题。肥胖是指脂肪组织的增加远远超出了过去一般的功能范围。脂肪分泌物可能会与其他器官系统失去平衡。在某些方面，肥胖的新陈代谢后果类似于任何内分泌器官增生可能引起的内分泌功能失调。

内分泌系统

最初，人们认为内分泌系统由八个内分泌腺体（肾上腺、性腺、胰腺、甲状旁腺、松果体、垂体、胸腺和甲状腺）组成，这些器官的主要作用是合成内分泌激素，并将其分泌到血液中。激素在血液中运输，到达它们的目标末端器官系统，在那里与受体结合并启动特有的信号级联。当我们对生理机能、新陈代谢和身体器官有了更多了解后，内分泌器官的概念发生了重大变化。除了内分泌信号是其主要功能外，内分泌腺并不独特，具有其他主要功能的器官也有内分泌功能。例如，1983年，Forssmann和他的同事发表了一篇题为《心脏右心房是一个内分泌器官》的论文。从那时起，激素的合成和分泌组织几乎已经涉及体内每个组织。关于内分泌器官的旧观点必须适应生物学现实，即许多组织能够而且确实以内分泌方式运作，也就是说，它们能产生作用于其他末端器官系统以调节生理机能的物质。第七章中讨论的消化系统就是一个很好的例子，心脏、皮肤和脂肪组织也被证明具有内分泌功能。

最初对内分泌激素的观点是"远距离作用"，换句话说，分泌到循环系统中的激素会被运送到其发挥作用的合适的末端器官。另一个改变的观点是认识到许多内分泌激素在局部和远距离处都能发挥作用。如今已证实，激素具有内分泌、旁分泌或自分泌激素功能，这取决于它们是作用于其他组织（内分泌）、局部细胞和组织附近（旁分泌），还是作用于进行分泌的细胞（自分泌）。随着我们对生理机能和新陈代谢的了解越来越完整，内分泌器官和内分泌功能的概念也越来越复杂。

脂肪组织和内分泌功能

脂肪组织的新陈代谢活性远比之前我们认为的要高（Kershaw和Flier，2004）。最初，我们认为脂肪组织作为新陈代谢相对迟缓的能量储存器官的观点，已被脂肪组织会在许多生理过程和内分泌过程中发挥新陈代谢活性的新观点所取代。脂肪组织既是一种能量储存手段，也是全身生理机能中一个重要的内分泌器官。脂肪组织储存、合成、分泌激素和调节激素的酶，这些分子影响局部和系统中肽和类固醇激素的浓度。脂肪组织也表达许多肽和类固醇激素受体。脂肪组织分泌的激素可以自分泌、旁分泌或内分泌的方式作用于局部和其他末端器官系统。

脂肪组织作为内分泌腺有三种不同的功能。它储存和释放类固醇激素，许多类固醇激素也由脂肪组织的前体代谢转化，或将活性激素转化为非活性代谢物。脂肪组织表达许多参与类固醇激素代谢的酶（表11.1），例如雌酮在脂肪组织中转化为雌二醇。事实上，绝经后女性体内循环的雌二醇大部分（如果不是全部的话）来自脂肪组织（Kershaw和Flier，2004）。脂肪组织表达11β-羟基甾体脱氢酶1型（11β-HSD1），可将肾上腺皮质酮转化为皮质醇，以及5α-还原酶能将皮质醇转化为5α-四氢皮质醇（5α-THF）。因此，脂肪组织调节了糖皮质激素的局部浓度，并有助于糖皮质激素的代谢清除（Andrew等，1998）。

表11.1　脂肪产生的生物活性分子

激素	功能	肥胖中的变化
瘦素	对进食行为、青春期开始、骨骼发育、免疫功能产生影响	循环瘦素水平增加
肿瘤坏死因子α	抑制基因参与非酯化脂肪酸（NEFAs）和葡萄糖的摄入和储存	脂肪组织中TNF-α表达增加
脂联素	提高胰岛素作用	循环脂联素降低
白介素6（IL-6）	参与胰岛素信号调节；对能量代谢的中枢作用	循环IL-6升高；内脏脂肪中IL-6表达量更高
NPY	脂肪组织中的血管生成；调节瘦素分泌	不确定，但NPY和Y_2受体功能的增加与内脏脂肪增加有关
抵抗素	对胰岛素作用的影响；与胰岛素抵抗有关	啮齿类动物肥胖模型中血清抵抗素升高
芳香化酶	将雄激素转化为雌激素	没有变化，但脂肪量增加导致总转化量增多

续表

激素	功能	肥胖中的变化
17β-羟基类固醇氢化酶	将雌酮转化为雌二醇，将雄烯二酮转化为睾酮	没有变化，但脂肪量增加导致总转化量增多
3α-羟基类固醇氢化酶	能灭活二氢睾酮	
5α-还原酶	使皮质醇失活	
11β-羟基类固醇脱氢酶1型	将肾上腺皮质酮转化为皮质醇	在脂肪组织中活性提高

最后，脂肪组织产生和分泌大量的生物活性肽和细胞因子，称为脂肪因子，以强调脂肪组织在其合成和分泌中的作用。随着了解的加深，脂肪因子还在继续增多。下面我们将讨论脂肪组织产生的一些信息分子的功能和调节作用。

维生素实际上是一种类固醇激素

维生素D是个有趣的例子，说明了内分泌器官和内分泌激素的功能必须灵活。首先，虽然维生素D是一种维生素，但对大多数动物来说并不是一种营养素。相反，维生素D_3（动物体内特有的；植物中存在维生素D_2）是一种通过紫外线B（UVB）照射皮肤所产生的类固醇激素。一些专性食肉动物如猫（Morris，1999）和北极熊（Kenny等，1999）例外，它们已经失去了这种光合能力。对它们来说，维生素D才是真正的维生素。但在灵长类动物包括人类皮肤中有一套强大的维生素D_3光合作用系统。据估计，在夏季的几个月里，保持每周几天每天将手和脸在阳光中暴露10—15分钟就可以提供足够的维生素D（Holick，2004）。在冬天，由于臭氧和其他分子的吸收，穿透大气层的中波紫外线辐射量在远离赤道的高纬度地区可能会非常低。例如，10月底至2月底期间，在马萨诸塞州波士顿所处的纬度，几乎没有UVB辐射穿透大气层（Holick，1994）。纬度30°以上的地区，维生素D的量随季节而变化，众所周知，北极圈内的光照季节确实很短。当然，南半球的臭氧空洞无疑延长了赤道以南地区维生素D产生的季节。

维生素D本身无论是在植物还是动物体内，都具有较低的生物活性。要成为活性激素，维生素D必须经过两个羟基化步骤。首先，维生素D在肝脏中发生羟基化，之后变为25-羟基维生素D（25-OH-D），这个羟基化过程不受调控。循环25-OH-D是衡量维生素D状况的最佳指标，是维生素的储存形式，但本身的生物活性有限。其次，作为维生素D最具生物活性的代谢产物1，25-二羟基维生素D（1，25-OH$_2$-D），主要在肾脏中通过严格调控25-OH-D的羟基化产生。1，25-OH$_2$-D的主要营养功能是通过作用于肠道（调节钙和磷酸盐吸收）、肾脏（调节钙和磷酸盐的排泄）和骨骼（影响骨重塑，从而产生骨骼钙和磷酸盐的净流入或流出）调节钙离子和磷酸盐的循环水平（DeLuca，1988）。

因此，内分泌激素1，25-OH$_2$-D是来自三个不同器官，即皮肤、肝脏和肾脏的新陈代谢产物。肾脏产生的1，25-OH$_2$-D作用于远端组织和肾脏，不仅调节钙的排泄，而且能下调将25-OH-D转化为1，25-OH$_2$-D的1α-羟基酶。因此，它也以旁分泌或自分泌的方式发挥作用。最新证据表明，1，25-OH$_2$-D也可以在皮肤中通过循环25-OH-D的羟基化产生。因此，维生素D离开皮肤进入循环，在肝脏中羟基化为25-OH-D，然后一小部分25-OH-D扩散回皮肤，进一步羟基化为活性形式。在皮肤中，1，25-OH$_2$-D以旁分泌、自分泌或同时以两种方式调节皮肤细胞分化和成熟（Holick，2004）。

维生素 D 和脂肪组织

　　脂肪组织充当维生素D代谢产物和其他脂溶性分子的贮藏库。这就是维生素D缺乏需要很长时间才能形成的原因之一，也是远离赤道的人即使饮食中维生素D含量很低，也能在冬天保持维生素D充足的原因之一。在夏季，大量的阳光照射会使可供数月消耗的维生素D及其代谢产物储存在体脂中。这种机制对婴儿的健康可能也很重要，婴儿出生时，可供数月消耗的维生素D从子宫内转移到脂肪组织中储存，因此，即便母乳中缺乏维生素D（Hillman，1990），完全母乳喂养的婴儿也有足够的维生素D储存，可在几个月内避免缺乏。当然，如果婴儿暴露在足够强烈的阳光下（或其他UVB辐射源），内源性的光合作用就足够了。在我们的进化过程中，大部分维生素D是通过阳光获得的，这就解释了为什么人类没有进化出在乳汁中浓缩维生素D代谢产物的生理机制。婴儿经常晒太阳，使得过去由于维生素D缺乏及其相关疾病（如佝偻病）在很大程度上是存在的。维生素D缺乏是现代人类的一种疾病。

　　肥胖是脂肪组织过剩的结果。同时，肥胖还与25-OH-D循环浓度降低和维生素D缺乏风险增加有关（Wortsman等，2000；Arunagh等，2003；Hypponen和Power，2006）。饮食和日晒无法解释这种联系。大量的脂肪组织似乎使过多的维生素D（可能还有其他脂溶性维生素）被隔离在脂肪组织中。肥胖人群维生素D的净通量倾向于进入脂肪组织，从而降低了循环水平。

　　因此，肥胖与维生素D缺乏有关。有没有证据表明维生素D对肥胖的易感性有影响呢？在人体和动物模型中，低钙摄入量与体重增加和高脂肪量有关（Heaney 等，2002；Zemel，2002）。维生素D的新陈代谢部分是由钙摄入来调节的。许多研究表明，维生素D状况与肥胖相关。脂肪组织的脂质代谢由1，25-OH$_2$-D调节（Sun和Zemel，2004），例如由于低钙摄入量，1，25-OH$_2$-D的上调会使脂肪沉积增加。增加钙摄入量会降低循环1，25-OH$_2$-D水平，并通过抑制脂肪生成降低脂肪沉积（Sun和Zemel，2004；Zemel，2004）。

类固醇激素和脂肪

类固醇和脂肪之间长期以来一直存在关联。首先，类固醇由胆固醇生成，胆固醇是一种脂肪，因此类固醇是脂溶性的，可以循环扩散到脂肪组织。类固醇和类固醇激素，如雌激素、黄体酮、睾酮和糖皮质激素储存在脂肪组织中，然后这些激素被其他生理级联触发释放。脂肪组织既是类固醇的存储器官，也是类固醇的来源，其会根据生理提示保留或释放类固醇。但是脂肪组织不只是被动地储存类固醇，它还具有新陈代谢活性。我们现在知道类固醇在脂肪组织中通过由脂肪细胞合成的酶的作用而产生和灭活。脂肪组织是类固醇激素的重要调节因子。

过多的脂肪组织可导致类固醇激素代谢失调。有充分证据表明，肥胖与体内类固醇循环水平的升高或降低有关。维生素D就是证据之一。

糖皮质激素也受到脂肪组织量的影响。皮质醇的局部浓度和全身水平受到皮质醇和皮质酮之间的转换以及脂肪组织中表达的酶对糖皮质激素代谢的影响（见表11.1）。肥胖与肾上腺糖皮质激素的增加以及较高的糖皮质激素代谢清除有关，这样似乎会使血浆浓度正常。在肥胖者中，肝脏的11β-HSD$_1$活性降低，5α-还原酶增强，皮质醇失活（Andrew等，1998；Stewart等，1999），但脂肪组织中的11β-HSD$_1$活性增强（Rask等，2001）。

脂肪组织也会影响性激素。脂肪组织中的芳香化酶将雄激素转化为雌激素。肥胖男性，特别是中心性肥胖者，多为高雌激素、低雄激素。肥胖男性脂肪组织量的增加直接导致循环雌激素增加、睾酮减少（Hammoud等，2006）。

同时，肥胖女性患高雄激素血症的风险更高。女性中最常见的高雄激素疾病是多囊卵巢综合征（PCOS），它与肥胖密切相关。但肥胖通常与女性性激素失衡有关（Pasquali 等，2003）。高胰岛素血症可通过胰岛素作用于循环性激素结合球蛋白（SHBG），从而影响类固醇的代谢清除和转化，并刺激卵巢雄性激素分泌，直接导致女性雄性激素过量（Pasquali 等，2006）。

瘦素

脂肪组织也会产生许多肽。已知的脂肪因子（由脂肪组织产生的肽）很多，而且还在继续增加。例如，脂肪组织产生大量白细胞介素，包括白细胞介素1β（IL-1β）、IL-6、IL-8、IL-10、IL-18和白细胞介素1受体拮抗剂（IL-1Ra）（Juge-Aubrey等，2003；Fain，2006）。在下一节中，我们将简要讨论4种脂肪因子：瘦素、肿瘤坏死因子α（TNFα）、脂联素和NPY。下面，我们从瘦素开始。

瘦素不是第一个被发现的脂肪因子，但在很多方面都很典型。瘦素主要由脂肪细胞分泌，是一种包含167个氨基酸的肽，与细胞因子的结构同源（Kershaw和Flier，2004）。一般来说，瘦素的分泌量与脂肪组织量成正比，但瘦素的合成和分泌受许多因素的调节。胰岛素、糖皮质激素和雌激素等会增加瘦素的分泌量，雄性激素、游离脂肪酸和生长激素等会降低瘦素的分泌量（Kershaw和Flier，2004）。瘦素的分泌量也因脂肪的类型和位置而不同，皮下脂肪的瘦素分泌量通常比内脏脂肪的瘦素分泌量高（Fain等，2004；Kershaw和Flier；2004）。

瘦素在体内有多种不同功能，但主要的功能是作为肥胖或体内能量储存水平的信号。瘦素、胰岛素、NPY、皮质醇和CRH相互作用，有时作用相反、有时相互协调，以调节食欲和食物摄入量。这些信息分子起到协调外周生理和中枢动机状态的作用，将能量代谢、能量需求感知（如温度、社会因素、生殖状态、疾病、昼夜节律等）以及能量储存感知与调节能量摄入和消耗的动机行为联系起来。信息分子会影响人们对食物的快乐感知、吃东西的意愿、寻找食物或为食物劳动的动机，最终还会影响人们每日及长期的食物摄入量。

瘦素还有其他重要的内分泌作用，包括调节组织发育和生殖功能（见第七章），此外，在免疫功能方面也很重要。瘦素除了在脂肪组织调节中发挥作用外，还在不同的组织中发挥不同的功能。

瘦素和妊娠

因为瘦素与产妇营养状况（脂肪量）密切相关，所以可能是生育和持续妊娠的重要新陈代谢信号。循环瘦素水平低与孕妇流产有关（Laird等，2001）。妊娠并发糖尿病和子痫前期，循环瘦素水平可能会异常增高（Hendler等，2005；Ategbo等，2006）。虽然没有证据表明瘦素是青春期或妊娠的主要信号，但有证据表明它可能是母体条件适合生育的众多新陈代谢信号之一。

胎盘产生瘦素，胎盘重量与胎盘瘦素mRNA相关（Jakimiuk等，2003）。脐带血清瘦素与胎盘瘦素mRNA、母体血清瘦素以及胎儿质量相关（Jakimiuk等，2003）。在人类中，孕妇血清瘦素浓度在妊娠中期最高，之后下降。妊娠可以认为是一种伴有瘦素抵抗的高瘦素血症，也就是说，母体内瘦素含量高并不会减少食物摄入量。产妇的循环瘦素水平在分娩时急剧下降，可能是由于胎盘瘦素的损失。血清瘦素浓度仍然与妊娠期母体脂肪量相关，图11.1显示了妊娠期和产后6个月空腹血清瘦素浓度与脂肪量的回归线方程（Butte等，1997）。这两条线是平行的，表明脂肪量对血清瘦素的影响一致，但是在妊娠期间，血清瘦素值上升，表明胎盘瘦素与血清瘦素组成成分相同。

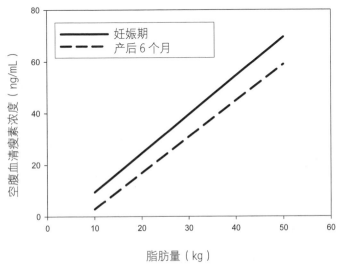

图 11.1　妊娠期和产后 6 个月产妇空腹血清瘦素浓度与产妇脂肪量的关系。回归线方程来自 Butte 等，2001 年。

　　瘦素与胰岛素、类胰岛素生长因子和生长激素有关，但似乎是人类胎儿大小的独立预测因子。大孕龄胎儿瘦素值高于正常值，小孕龄胎儿瘦素值较低。在双胞胎中，较大的胎儿循环瘦素水平较高（Sooranna 等，2001）。人类中，脐带血清瘦素与新生儿的长度和头围有关。有证据支持大多数胎儿瘦素来自胎盘这一假设，但有些是由胎儿脂肪组织产生的。有意思的是，女婴母亲的母体循环瘦素水平要高于男婴母亲（Al

Atawi 等，2005）。

　　瘦素受体存在于胎盘中，胎盘分泌短而可溶形式的sOB-R，这可能部分解释了为什么妊娠期间孕妇血清瘦素浓度的增加不会造成食欲的下降，因为胎盘中的瘦素被结合了。虽然缺乏人类的数据，但在啮齿类动物中，除了脂肪细胞（如毛囊、软骨、骨骼、肺、胰岛细胞、肾脏、睾丸等）外，瘦素受体还存在于许多胎儿组织中。瘦素可能在胎盘和胎儿组织中具有内分泌、自分泌和旁分泌作用。据推测瘦素在调节胎儿生长发育中具有重要作用（Henson 和Castracane，2006），瘦素可能是生长和发育的信号或标志。狒狒胎儿肺组织中存在的瘦素受体，可能在肺成熟过程中发挥作用（Henson等，2004）。另外，瘦素受体也存在于肠道中（Lostao等，1998；Barrenexte等，2002）。

肿瘤坏死因子 α

　　肿瘤坏死因子α（TNFα）也是一种细胞因子。同瘦素类似，皮下脂肪TNFα的表达比内脏脂肪多（Fain等，2004；Kershaw和Flier，2004）。TNFα既有局部作用（自分泌和旁分泌），也有系统性作用（内分泌）。在脂肪组织中，TNFα可调节脂联素和白细胞介素-6等其他脂肪因子的表达，还可下调非酯化脂肪酸（NEFA）和葡萄糖的摄入与储存以及下调脂肪形成基因的表达。

　　TNFα也对肝脏起作用，调节对新陈代谢途径起重要作用的基因，降低葡萄糖的摄入和代谢以及脂肪酸氧化，增加胆固醇和脂肪酸的合成。它能激活丝氨酸激酶，增加胰岛素受体底物的丝氨酸磷酸化，增加其降解率，造成胰岛素信号降低（Kershaw和Flier, 2004）。

脂联素

脂联素是含量最丰富的循环脂肪因子，其浓度大约是瘦素的1000倍。脂联素不同于脂肪组织分泌的其他大多数因子，肥胖时其循环水平降低（Arita等，1999）。低循环水平脂联素与胰岛素抵抗有关，而高循环水平脂联素对预防2型糖尿病具有保护作用（Lihn等，2005；Trujillo和Scherer，2005）。脂联素生物活性的主要靶点是肝脏，脂联素可以增强肝脏的胰岛素敏感性（Trujillo和Scherer，2005）。

脂联素形成复合物，这些高分子量分子形式更活跃（Lihn 等，2005；Trujillo和Scherer，2005）。有一些重要的翻译后变化影响脂联素信号传导，脂联素分子的羟基化和糖基化是形成高分子量复合物所必需的。从某种意义上说，分子代谢必须发生，因此细菌噬菌体产生的不发生翻译后变化的脂联素不如哺乳动物细胞产生的脂联素有效（Trujillo和Scherer, 2005）。这说明了生物系统复杂性的重要性，虽然从根本上说它们的基因就本质来说是遗传的（DNA到RNA，然后转录成肽），但翻译后的变化可能极其重要。

女性循环脂联素浓度高于男性，但矛盾的是，脂联素似乎受雌激素的抑制。母体循环脂联素在妊娠期间下降（Catalano等，2006；O Sullivan等，2006），可能是由于妊娠时的雌激素环境。哺乳期母体循环脂联素浓度更低，可能是泌乳素的抑制作用所致。有趣的是，尽管雄性小鼠体内的脂联素循环浓度低于雌性小鼠，但雄性小鼠和雌性小鼠的mRNA合成没有差异（Combs等，2003）。这表明，循环脂联素蛋白的性别差异可能与转录后机制有关。脂联素是一种重要的脂肪因子，需要我们仔细研究。它对新陈代谢和能量代谢有显著的影响。脂联素代谢的性别差异可能对了解由肥胖引起的疾病风险的性别差异非常重要。

NPY

NPY是一种重要的新陈代谢分子，主要用于调节食欲。像大多数神经肽（如果不是所有的神经肽）一样，NPY也在外周起作用，存在于胰腺和脂肪组织中。脂肪组织表达和分泌NPY（Kos等，2007）以及2型受体Y_2（Kuo等，2007）。

暴露于寒冷环境或攻击环境下的小鼠腹部脂肪NPY和Y_2的表达量增加（Kuo等，2007），NPY和Y_2的激活促进了血管生成（Lee等，2003），并使处于寒冷或同种攻击环境下的小鼠在喂食高脂高糖饮食时内脏脂肪量增加（Kuo等，2007；图11.2）。环境和社会压力因素，如寒冷和同种攻击，与对所谓的安慰食物的偏好有关，也就是从脂肪和单糖中获得高能量的食物（Dallman等，2003）。看来，NPY可能与这些食物的食用动机和由应激源和高脂高糖饮食的结合引起的内脏脂肪的增加有关。应激源和高脂高糖饮食的结合会增加内脏脂肪体积，而仅仅高脂高糖饮食不会增加内脏脂肪量，此外，注射Y_2受体拮抗剂可消除这种作用（Kuo等，2007；图11.2）。

NPY对脂肪因子分泌量的影响尚不明确，有些数据相互矛盾。Kos和同事发现，在体外实验中，NPY降低了腹部皮下脂肪细胞中瘦素的分泌量，但对脂联素和TNFα没有影响（Kos等，2007）。但是Kuo和同事发现，在体外NPY和胰岛素一样能提高来自内脏脂肪的前体脂肪细胞分泌瘦素和抵抗素量（Kuo等，2007；图11.3）。这可能是信息分子的组织特异性效应以及皮下脂肪和内脏脂肪差异的另一个例子。

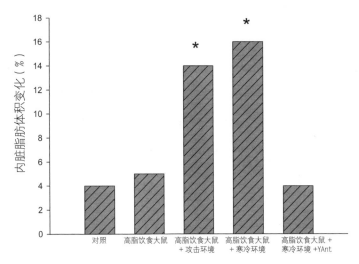

图 11.2　暴露在寒冷环境或攻击性环境下并喂食高脂高糖食物的小鼠内脏脂肪大幅增加。YAnt=NPY 受体拮抗剂。数据来自 Kuo 等，2007 年。

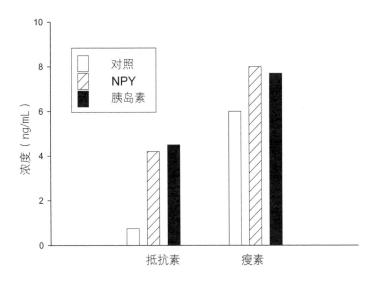

图 11.3　体外 NPY 和胰岛素一样能刺激来自内脏脂肪的前体脂肪细胞的抵抗素和瘦素的分泌。数据来自 Kuo 等，2007 年。

肥胖和炎症

肥胖与慢性低度炎症有关（Clement和Langin，2007）。脂肪组织含有参与机体免疫防御的细胞（Fain，2006），脂肪组织分泌大量与炎症相关的肽和细胞因子，而肥胖通常会使这些分子的循环水平较高。虽然大多数脂肪因子看起来是炎症分子，但脂联素是抗炎的，肥胖者的脂联素会降低。

巨噬细胞聚集在脂肪组织中，在脂肪细胞之间成簇（Weisberg等，2003）。脂肪组织的许多活性分泌物来自巨噬细胞（Roth等，2004a，b）。巨噬细胞产生的细胞因子和其他促炎因子[1]促进了与过量脂肪组织相关的病症。胰岛素抵抗尤其与肥胖引起的炎症有关（Xu等，2003；Roth等，2004a，b）。

在由脂肪组织过剩引起的炎症中可能产生了缺氧作用。随着脂肪量的增加，血管生成（可能通过NPY的作用；见上文）确保血流可以到达脂肪细胞。但在脂肪组织较多时，部分脂肪细胞和巨噬细胞可能与循环系统连接不良，进而出现缺氧。在正常的适应性反应中，这些细胞开始分泌相应的炎性因子[2]。这种反应可能对局部有利，但对整个系统是有害的。

---

[1] 促炎因子：也叫促炎细胞因子，由Th_1细胞、$CD4^+$细胞、巨噬细胞和树突状细胞分泌，关键的促炎因子是IL-1、IL-6和TNF-α，它们对协调细胞介导的免疫反应至关重要，在调节免疫系统中发挥着重要作用。促炎因子通常调节免疫细胞的生长、活化、分化以及归巢至感染部位，旨在控制并根除细胞内病原体（包括病毒）。——译者注

[2] 炎性因子：又称炎症细胞因子，是指参与炎症反应的各种细胞因子，包括促炎细胞因子和抗炎细胞因子。在众多炎症细胞因子中，起主要作用的是TNF-α、IL-1β、IL-6、IL-8等。——译者注

中心性肥胖和外周性肥胖

"并非所有脂肪都是一样的。"（Arner，1998）无论男性还是女性，中心性肥胖（或腹部肥胖，腹部脂肪组织过多）出现共患病的风险较高，如2型糖尿病、高血压、血脂异常和心血管疾病（Karelis等，2004；Goodpaster等，2005；Racette等，2006；Van Pelt等，2006）。例如，在50岁以上的人群中，中心性肥胖是胰岛素抵抗的最强预测因子（Racette等，2006）。腹部肥胖与新陈代谢状况的不健康有关。超重和肥胖女性以及大腿皮下脂肪组织中脂肪含量较高的肥胖男性明显不太可能出现代谢综合征❶症状（Goodpaster等，2005）。以外周脂肪为主（脂肪分布于臀股区域皮下）的肥胖个体，与大部分脂肪分布于腹部的肥胖个体相比，其患常见共患病的风险较低（Van Pelt等，2006）。

有数据支持外周脂肪（臀股脂肪组织）对疾病风险的保护作用。与高腰臀比相关的不良风险可能来自腰围过大或臀围或大腿围过小（Seidell等，2001；Snijder等，2003）。动脉硬化是心血管疾病的危险因素之一，与躯干脂肪的增加有关，但外周脂肪的增加提供了较小程度的保护作用（Ferreira等，2004）。

虽然与腹部脂肪相比，下半身皮下脂肪的积累可能是一种更健康的

---

❶ 代谢综合征：指人体的蛋白质、脂肪、碳水化合物等物质发生代谢紊乱的病理状态，是一组复杂的代谢紊乱综合征，是导致糖尿病、心脑血管疾病的危险因素。代谢综合征通常多种代谢紊乱集于一身，包括肥胖、高血糖、高血压、血脂异常、高尿酸、高脂肪肝发生率和高胰岛素血症，是心脑血管病变以及糖尿病的病理基础。目前多认为肥胖尤其是中心性肥胖是造成胰岛素抵抗和高胰岛素血症共同的病理基础。——译者注

脂肪储存调节方式，但过多的脂肪组织仍会造成不良的健康后果。新陈代谢健康的肥胖者，其患病风险可能比其他肥胖者低，但他们的患病风险仍高于一般人群（Karelis 等，2004）。

腹部脂肪主要由内脏和皮下脂肪组织组成，这些部位的脂肪比例在男性和女性之间并不相同，在不同种族或不同民族之间也不同，对新陈代谢和健康的影响也有所不同。尽管过多的腹部皮下脂肪与葡萄糖调节不良有关（Garg，2004；Jensen，2006），但内脏脂肪与不良健康状况相关的可能性更大（Karelis等，2004；Racette等，2006）。

腹腔内有内脏脂肪。许多作者认为内脏脂肪组织与皮下脂肪以不同方式增加了肥胖的健康风险。在男性中，内脏脂肪是一种死亡的显著危险因素（Kuk等，2006），内脏脂肪过多是肥胖者新陈代谢和健康并发症的重要危险因素（Fujioka等，1987；Karelis等，2004；Racette等，2006）。大约20%的肥胖者的新陈代谢是健康的，这些人脂肪组织中内脏脂肪的比例通常要小得多（Karelis 等，2004）。也有一些肥胖者的表型相反：体重正常，但新陈代谢表现为"肥胖"特点。这些人的脂肪量比BMI预测的要高，而且脂肪组织中内脏脂肪的比例也较高（Karelis等，2004）。较高比例的内脏脂肪组织是老年人代谢综合征（胰岛素抵抗、血脂异常和高血压）的重要危险因素，即使在正常体重人群中也是如此（Goodpaster等，2005）。

为什么内脏脂肪会带来更多的不健康后果？有两种主要的、并不排斥的观点。一种观点认为内脏脂肪分泌的脂肪因子（如瘦素、白细胞介素-1、白细胞介素-6、肿瘤坏死因子α、脂联素）与皮下脂肪不同，这些差异构成了不同的健康风险（Karelis等，2004）。虽然已经证明内脏脂肪和皮下脂肪之间某些脂肪因子的分泌有差异（例如，来自内脏脂肪的瘦素较少），但可以用来评估其对健康影响的数据很少。另一个观点基于大量（但不是全部）内脏脂肪释放的FFA直接进入门静脉这一事实。进而大量的内脏脂肪会使肝脏暴露于浓度更高的FFA中，这比根据全身FFA所预测的浓度要高。无论男性还是女性，其内脏脂肪组织对肝脏FFA传递的影响均随内脏脂肪量的增加而增加（Nielson等，2004）。肝脏脂肪已被证明与血糖控制不良和FFA浓度较高有关（Seppala-Lindroos 等，2002）。内脏脂肪可能在肝脏胰岛素抵抗中起重要作用（Bergman等，2006），但有些人质疑它对全身胰岛素抵抗的重要性，指出内脏脂肪组织只提供了全身FFA的一小部分。一些作者指出腹部皮下脂肪是循环FFA的主要来源（Garg，2004；Jensen，2006；Koutsari和Jensen，2006）。

内脏脂肪积累的易感性存在种族差异。无论给定的BMI是什么，亚洲人都比高加索人或撒哈拉以南非洲人的体脂百分比更高（Deurenberg等，2002），内脏脂肪组织中脂肪比例更高（Park等，2001；Yajnik，2004）。

绝经后非洲裔美国肥胖女性在任何给定的BMI中都比绝经后白色人种女性的内脏脂肪少，但是腹部皮下脂肪的比例较高（Conway等，1995；Tittelbach等，2004）。年轻非洲裔美国男性和女性比年轻白色人种男性和女性的平均内脏脂肪少，但非洲裔美国女性总脂肪量通常更高（Cossrow和Falkner，2004）。有趣的是，非洲裔美国人和白色人种人对代谢综合征不同方面的易感性不同，白色人种人更有可能出现血脂异常（如不利的胆固醇类型和高甘油三酯），而非洲裔美国人更容易受到糖代谢失调的影响（Cossrow和Falkner，2004）。

小结

脂肪组织是一种复杂组织，包括脂肪细胞，也包括其他类型的细胞。脂肪组织具有多种功能，储存脂肪只是其中一种。脂肪组织在调节类固醇激素方面很重要。脂肪组织释放的因子具有内分泌和免疫功能，很多都有促炎作用。肥胖与慢性低度炎症有关，可能是由脂肪释放的因子刺激所致。肥胖者大部分脂肪因子的循环水平提高，抗炎和增强胰岛素作用的脂联素循环水平降低。

一些与肥胖相关的病症可能反映了非稳态负荷。也就是说，正常功能过度，久而久之就会损害器官系统。肥胖会造成脂肪量与其他新陈代谢系统失衡。

并不是所有脂肪的风险都相同，内脏脂肪比皮下脂肪更有害健康。事实上，腿部脂肪与代谢综合征症状的改善有关。肥胖造成的健康风险在人群中存在一些差异，可能是由于不同人群在不同部位积累脂肪的倾向不同。

第十二章
脂肪和生殖

．．

　　出于生理原因，男性和女性在许多方面存在差异，对于脂肪和脂肪代谢来说尤其如此。尽管男性和女性都容易肥胖，但发胖的方式不同，潜在的健康风险也不同。男性和女性在脂肪沉积、脂肪动员、利用脂肪作为新陈代谢燃料以及脂肪储存过多或不足的后果方面存在差异，其中一些差异可能反映了源于男性和女性不同生殖成本的进化适应差异。女性生育比男性生育需要更多的营养，其妊娠和哺乳的成本大大超过了男性。这种生殖成本的不对称反映在脂肪储存和利用脂肪作为燃料上的不对称。

　　本章我们将研究男性和女性在脂肪储存和新陈代谢方面的差异，以及这些差异可能造成的男性和女性在肥胖发生率和肥胖类型上的不同。我们从进化生物学的角度来探讨这些问题，假设许多使人容易增重的特征来自过去的适应力量，其他特征可能是中性的，因为过去很少表达肥胖表型，因此这些特征通过遗传漂变❶在世系中得到积累（例如，Speakman, 2007）。我们认为现代肥胖可以解释为进化适应性（或中性）

─────────────

❶　遗传漂变：小的群体中，由于不同基因型个体生育的子代个体数有所变动而导致基因频率的随机波动称为遗传漂变。一般情况下，族群的生物个体的数量越少，族群中基因就越容易发生遗传漂变。——译者注

反应在现代环境中导致不适应的生理反应。我们进一步提出，男性和女性在肥胖倾向和相关健康风险方面的许多差异，反映了不同的适应压力，这些压力塑造了男性和女性不同的生理特征。

脂肪、瘦素和生殖

生殖是进化适应的关键因素，生殖成功的变化是进化成功的主要决定因素。在不生殖的情况下协助遗传个体基因是可能的（例如包括适应度❶，提高亲属的生殖适应性），但养育能活到生殖年龄的后代是成功的直接途径。

生殖是雌性哺乳动物生活中最耗能、最需要营养的行为，妊娠期和哺乳期的营养成本巨大，通常远高于男性生殖的营养成本。调节生育的能力（比如在女性营养状况适当时进行妊娠和哺乳）具有适应性，当女性状态不良时避免妊娠尤其正确。如果在存活概率很低的胎儿身上消耗能量和其他营养，或者这种消耗很有可能严重降低母亲的健康，从而降低其未来生育成功的概率（极端情况是产妇死亡），那么这便是适应不良。

有许多证据表明，包括人类在内的雌性哺乳动物会根据营养状况调整其生殖能力（Wade和Jones，2004），具体是如何完成的还不清楚。当然，对于像人类这样的长寿物种，有各种各样的方法来调节生殖。成功生育的机会数量取决于许多参数，这些参数除了直接影响生殖功能（生育能力、着床和维持妊娠）外，还影响生殖寿命和生殖频率等因素。

脂肪储备可能是早期成年女性人属成功生殖的关键。人类生殖几乎没

---

❶ 包括适应度：也叫包容性适应度，断定近缘个体间适应度上相互作用的遗传性状在自然选择中有利或不利的尺度。——译者注

有任何季节性的迹象。我们可以合理地假设，早期祖先调节生育能力是对食物可获得性做出的反应，而不是对任何季节或年度参数做出的反应。正如现在许多人感叹的那样，女性下肢储存脂肪的能力增强了。脂肪组织、瘦素与女性的生育能力有关，但其他因素和信号分子似乎也参与其中。其他代谢或激素信号可能反映了肥胖、瘦素和生育能力之间间接的相互作用（Wade和Jones，2004）。

我们并不是说肥胖在过去是适应的，也不是说其在现在是适应的。肥胖与男性和女性的低生育率和不良生育结果有关。过去，肥胖本身不太可能提高生育成功率；相反，现代肥胖可能反映了适应性行为在现代条件下容易造成体重的持续增加。肥胖本身似乎不是一种适应性策略，但使许多人容易肥胖的代谢适应性则可能是。

肥胖的性别差异

女性和男性在脂肪含量、脂肪量与瘦体重的比例以及脂肪分布等方面存在差异。这些差异在生命早期就出现了，甚至在出生时就开始了，并在青春期进一步加强，其根源是两性之间的新陈代谢和激素差异，并造成了男女之间因肥胖引起的健康风险的差异。

即使校正了BMI后，女性的脂肪储存比例仍高于男性，所有种族和民族都是如此。事实上，正常体重女性（BMI在18 kg/m^{2}到25 kg/m^{2}之间）的平均体脂百分比与肥胖男性（BMI＞30 kg/m^2）的体脂百分比相似（Nielsen等，2004；图12.1）。这在一定程度上可以解释为男性的瘦体重较高，但即使考虑到男女体型的差异，女性的脂肪含量也通常比男性高。

男性和女性的差别不仅仅在于脂肪量多少，脂肪储存的位置也不一

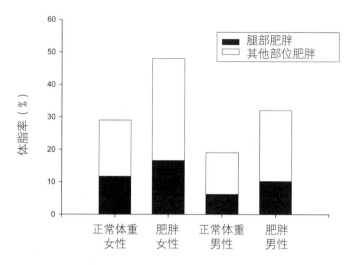

图 12.1　无论 BMI 值是多少，女性的体脂总量和腿部脂肪比例都比男性高。正常体重男性和女性：BMI < 25kg/m²。肥胖男性和女性：BMI > 30kg/m²。数据来自 Nielson 等，2004 年。

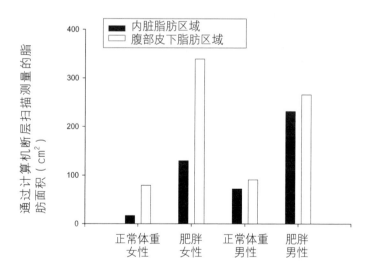

图 12.2　与男性相比，女性腹部皮下脂肪的比例更高，无论 BMI 值是多少，男性的内脏脂肪量都明显更多。肥胖男性和女性：BMI > 30 kg/m²。数据来自 Nielson 等，2004 年。

样。男性和女性的脂肪分布不同（图12.1和图12.2），女性在大腿和臀部的脂肪储存更多（Williams，2004），男性更容易有大量的腹部脂肪，也更容易出现腹部肥胖（Nielson等，2004）。女性的皮下脂肪储存量更大，男性的内脏脂肪量可能更多（Lemieux等，1993）。肥胖的性别差异在出生时就存在，所有孕龄的女婴都比男婴的皮下脂肪更多（Rodriguez等，2005）。青春期前的女孩比青春期前的男孩腿部和骨盆的脂肪更多（He等，2004）。所有这些程度都是相对的，肥胖女性会有大量的内脏脂肪，肥胖男性腿部会有大量的皮下脂肪（图12.1和图12.2）。

男性和女性在脂肪分布上的差异会影响与肥胖相关的其他健康风险因素。腰围是肥胖并发症的重要危险因素。正如预期的那样，男性和女性的腰围与腹部皮下脂肪和内脏脂肪有关。腰围大小反映了腹部脂肪组织的多少，但是这种关系在两性之间存在显著差异。男性和女性的腰围与皮下脂肪的回归线是平行的，但有偏移；对于任何给定的腰围，女性都比男性平均多1.8千克的腹部皮下脂肪（Kuk等，2005）。相比之下，男性腰围与内脏脂肪的回归线斜率明显大于绝经前女性（Kuk等，2005）。

年龄和绝经状态对腰围和内脏脂肪的关系也有显著影响。老年男性和老年女性的回归线斜率明显高于年轻男性和年轻女性。男性的回归线斜率大于任何年龄段女性的标准斜率，但40岁女性的标准斜率与25岁男性的标准斜率是一样的。绝经后女性的斜率大于绝经前女性，与老年男性平行（Kuk等，2005）。绝经期妇女肥胖对健康的影响也更类似于男性。上述发现为睾酮和雌激素影响脂肪分布及其后果提供了证据（见下文）。

中心性肥胖和外周性肥胖

中心性肥胖与较高的共患疾病风险有关，如2型糖尿病、高血压、血脂异常和心血管疾病等（见第十一章）。下半身肥胖与较不健康的新陈代谢状况有关。事实上，有些证据表明腿部脂肪组织的增加（在合理范围内）对新陈代谢有积极影响（Ferreira等，2004）。

男性不仅平均内脏脂肪比例较高，且内脏脂肪的转化率也明显高于女性。与女性相比，男性内脏脂肪的脂肪酸释放（脂解）率和脂肪酸吸收（脂肪生成）率更高（Williams，2004）。肾上腺素能刺激男性的内脏脂肪酸释放增加，但对女性没有影响（Jensen等，1996）。因此，男性更容易产生多余的内脏脂肪，而内脏脂肪对健康的影响也存在性别差异。有证据表明，内脏脂肪可以预测中年白色人种男性的死亡风险（Kuk等，2006）。

内脏脂肪与皮质醇的产生和新陈代谢紊乱有关。库欣综合征是一种肾上腺皮质醇分泌过多症，它与肥胖特别是与内脏脂肪的增加有关。相反，内脏脂肪组织过多的肥胖女性（但没有库欣综合征）比正常体重女性或臀股脂肪组织过多的肥胖女性对促肾上腺皮质激素释放激素更敏感（Pasquali等，1993）。内脏脂肪组织过多的女性，皮质醇及其代谢物的尿排泄增加（Pasquali等，1993）。

性激素对脂肪沉积和新陈代谢的影响

性激素在脂肪生物学的性别差异中起着重要作用，这并不奇怪。性激素影响脂肪组织代谢，并在脂肪存储的最终分布及其造成的后果中发挥重要作用。睾酮能增加脂肪分解，抑制脂蛋白脂肪酶（LPL）活性，减少脂肪组织中甘油三酯的积累。在健康的年轻男性中，降低循环睾酮水平会使脂肪组织总量增加，其中，皮下脂肪组织增加的百分比最大，相反，提高循环睾酮水平会使脂肪组织总量降低（Woodhouse等，2004）。雌激素在调节脂肪组织中发挥多种作用，男性和女性都是如此。雌二醇对脂肪组织有直接作用，并主要影响能量摄入和能量消耗。雄激素可以阻止前体脂肪细胞的增殖和分化（Singh等，2006），而雌二醇可在体外增强男性和女性前体脂肪细胞的增殖（Anderson等，2001），其对女性前体脂肪细胞的影响大于对男性前体脂肪细胞的影响。

雌二醇有利于皮下脂肪的沉积，女性缺乏雌激素会造成体重增加，而内脏脂肪增加的比例更大。在同等体脂比例（Tchernof等，2004）或腰围（Kuk等，2005）下，绝经期女性比绝经前女性的内脏脂肪量高。经雌二醇治疗的绝经后女性的脂蛋白脂肪酶（LPL）活性较低（Pedersen等，2004）。雌激素是女性脂肪组织类型的重要决定因素。

脂肪组织同时表达雄激素和雌激素受体。内脏脂肪比皮下脂肪的雄激素和雌激素受体水平更高，男性和女性都是如此（Rodriguez-Cuenca等，2005）。脂肪组织中存在 α 和 β 雌激素受体（Pedersen等，2004）。在皮下脂肪中，雌二醇通过 α 受体上调 α_2A-肾上腺素能受体，降低脂肪分解。雌二醇并不影响内脏脂肪细胞中 α_2A-肾上腺素能受体的浓度（Pedersen等，2004）。绝经前女性的皮下脂肪细胞比男性的皮下脂肪细胞 α_2A-肾上腺素能受体密度高、脂肪分解活性低（Richelsen，1986）。

瘦素和胰岛素

到目前为止，符合肥胖信号标准的循环激素是瘦素和胰岛素。瘦素和胰岛素的基础循环浓度与脂肪量成比例，二者都通过血脑屏障运输，

起到调节食欲、减少食物摄入量和可能增加能量代谢的作用（Woods
等，2003）。尽管调节食物摄入量和生殖的脂肪稳衡模型在概念上和经
验上都存在困难（Wade和Jones，2004），但脂肪组织的动态变化肯定与
进食和生殖有关。胰岛素和瘦素是重要的信号分子。

　　瘦素和胰岛素有重要区别，两者的循环浓度反映了不同的脂肪储
备。循环瘦素浓度对皮下脂肪的影响更大，胰岛素浓度对内脏脂肪的影
响更大，内脏脂肪也比皮下脂肪对胰岛素更加敏感。由于男性和女性的
内脏脂肪与皮下脂肪比例存在差异，因此一般来说，瘦素与女性的总脂
肪量相关性更高，而胰岛素与男性的总脂肪量相关性更高（Woods等，
2003）。

　　胰岛素不是脂肪组织产生的，但对脂肪有很强的作用，而且其功
能受到脂肪的影响。无论是通过BMI、腰臀比、腰围还是通过体脂的实
际测量来看，肥胖的增加都与外周胰岛素敏感性降低有关。男性和女性
在这方面不同，尽管女性比男性体脂更多，但女性的胰岛素敏感性似乎
受体脂量的影响较小。与男性相比，女性体脂的增加与胰岛素敏感性
降低间的关系较小（Sierra-Johnson等，2004）。内脏脂肪和皮下脂肪对
胰岛素的反应不同，包括代谢和脂肪因子的合成与分泌（Einstein等，
2005），内脏脂肪过多与胰岛素抵抗有关（Karelis等，2004；Racette
等，2006）。因此，男性和女性之间脂肪分布的差异会对新陈代谢、内
分泌和健康造成影响。

　　男性和女性对中枢胰岛素和中枢瘦素的反应不同。男性对中枢胰
岛素更敏感，女性对中枢瘦素更敏感。在男性中，胰岛素经鼻腔给药
可以减轻体重，特别是降低脂肪量，却会使女性体重增加，主要是细
胞外水分增加。鼻内胰岛素降低了男性的饥饿感，但对女性没有效果
（Hallschmid等，2004）。在大鼠身上也得到了同样的结果，雄性大鼠对

中枢胰岛素更敏感，雌性大鼠对中枢瘦素更敏感（Clegg等，2003）。

这些差异源于性激素的作用。给予外源性雌激素的雄性大鼠与对照组的雄性大鼠相比，对中枢瘦素的作用更敏感（Clegg等，2006）。雌激素可以钝化中枢胰岛素的作用，胰岛素经中枢给药后，正常雄性大鼠和切除卵巢的雌性大鼠降低了食物摄入量，正常雌性大鼠和给予外源性雌激素的雄性大鼠则没有。有趣的是，未使用外源性雌激素的雄性去势大鼠中，中枢胰岛素对食物摄入量没有影响（Clegg等，2006），这意味着睾酮可能直接影响中枢胰岛素信号。

血清瘦素浓度具有从胎儿出生前就开始的持续的性别差异。当胎儿是女孩时，母体血清循环瘦素水平较高（Al Atawi等，2005）。甚至在出生时，女孩的血清瘦素水平就高于男孩，而且这种差异会持续一生。这些差异不仅反映了男性和女性脂肪组织总量的差异（图12.3），而且对

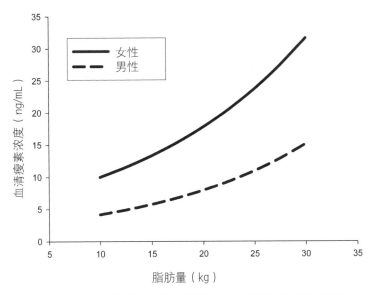

图12.3　血浆瘦素浓度随脂肪量呈指数增长，就任何既定的脂肪量而言，女性的血清瘦素浓度水平都比男性高。曲线方程来自 Saad 等，1997 年。

于任何既定的脂肪量，女性的循环瘦素水平都较高（Ostlund等，1996；Rosenbaum等，1996；Kennedy等，1997；Saad等，1997）。

脂肪代谢

女性和男性的脂肪代谢在许多方面存在差异，这与体脂百分比和脂肪组织分布的性别差异一致。在新陈代谢方面，女性比男性更容易储存脂肪。有趣的是，在持续的运动中，女性似乎也比男性更能利用脂肪作为能量底物。

在休息时，女性能分流更多的循环游离脂肪酸到再酯化途径（Nielsen等，2003），产生更多的超低密度胆固醇——甘油三酯，但循环浓度相似（Mittendorfer，2003）。这进一步证明了女性的再酯化率更高，因此，与男性相比，能把更多的游离脂肪酸再吸收到脂肪组织中。一般情况下，女性在生理机能上更适合储存脂肪。

脂肪酸的吸收和释放速率取决于脂肪组织的类型和性别，这反映在男性和女性的不同脂肪沉积模式上。女性腿部的脂肪吸收率较高（Votruba和Jensen，2006），腹部脂肪组织脂肪酸释放比率高于男性，但臀或股部位释放比率较低（Williams，2004）。进食后，男性和女性腹部脂肪组织的脂肪酸吸收量均高于臀或股部位的脂肪组织。但是女性腹部脂肪组织吸收的大部分脂肪酸进入皮下脂肪，而男性脂肪酸更多地进入内脏脂肪（Williams，2004）。这些发现说明女性比男性更容易储存皮下脂肪，并优先储存在臀和股部位。

在持续增加的能量消耗中，比如耐力训练，女性的脂肪氧化率比男性高，而男性更有可能上调葡萄糖和氨基酸代谢（Lamont等，2001；Lamont，2005）。这种差异与雌激素有关。对男性给予外源性雌激素会降低运动期间碳水化合物代谢和氨基酸代谢，并增加脂肪氧化（Hamadeh等，2005）。因此，在能量需求持续增加的情况下，女性在生理机能上更倾向于使用脂肪作为新陈代谢燃料，而男性则更依赖葡萄糖代谢和蛋白质代谢。这种差异是由性激素调节的。

尽管女性在持续运动中脂肪氧化增加得更多，但男性比女性更有可能通过增加锻炼减掉脂肪（Ross，1997；Donnelly等，2003）。这个令人困惑的结果还无法得到很好的解释，目前还不清楚社会因素和心理因素会在多大程度上起作用。迄今为止的研究并没有表明男性在锻炼减肥时更有动力或更专注。一种可能性是，女性的脂肪代谢更倾向于在持续运动期间消耗脂肪，但在其余时间却更善于储存脂肪。因此，与男性相比，女性可能会通过运动燃烧更多的脂肪，但在运动后，更有可能在恢复过程中储备脂肪。

当然，我们的祖先为了生存和繁衍，付出了大量的精力和努力。持续运动过程中脂肪代谢的差异可能与男性和女性过去进化压力的差异有关。也许对于男性祖先来说，锻炼是选择新陈代谢和不同新陈代谢燃料重要性的一个很好的模式。男性新陈代谢可能反映了主要基于肌肉活动的选择压力，既包括强烈的肌肉活动也包括持续的肌肉活动。女性祖先也在体力劳动中消耗大量的能量，并不是说女性的体力劳动不如男性辛苦，但在体力劳动能力方面男女之间一直存在着差异。更重要的是，女性与男性的不同之处在于，女性在妊娠期间和哺乳期间消耗大量的能量，这可能是女性祖先生活中消耗能量最大的行为。生殖需求更可能是女性重要的选择压力，因此对女性新陈代谢的影响更大。

生殖的脂肪优势

在能量需求持续增加的时期（例如妊娠期间和哺乳期间），拥有更大的脂肪储存能力及更多地依赖脂肪作为新陈代谢燃料有几个好处。比如上调脂肪代谢可以减少葡萄糖摄入；在妊娠期间，胎儿和胎盘对葡萄糖的需求必须与母体大脑对葡萄糖的需求相平衡，增加脂肪的氧化，为母体肌肉和周围器官提供燃料，可以减轻这种矛盾（母体减少葡萄糖消耗以供给胎儿生长所需）。

婴儿出生后通过母乳摄取营养，母亲通过婴儿的消化道传递营养，而不再通过胎盘。这对女性再次起到了节约葡萄糖的作用，也能使过去的能量储备用于支持当前的生殖需求。虽然在妊娠最后3个月的能量需求是重要的，但即使是贫穷国家的女性通常也能在妊娠早期增加母体重量。妊娠期间食欲通常会增加，能量消耗也会减少。妊娠初期摄取的多余能量会储存为脂肪，然后在哺乳期加以利用。

许多非人类哺乳动物将这种策略发挥到了极致。例如，雌性黑熊会在秋季妊娠前储存大量的脂肪组织，然后在妊娠期间躲起来冬眠，并在冬眠期间分娩。因此，大部分的妊娠和所有的早期哺乳都发生在雌性禁食期间。

熊的生理机能很好地适应了这种策略。经过短时间妊娠后出生的幼崽非常小而且发育不完全。体重超过200磅的母黑熊产下的幼崽体重不足1磅（Oftedal等，1993）。幼崽的早产为母熊提供了显著的新陈代谢优势。由于禁食，母熊没有外部的葡萄糖来源，在妊娠期间，大脑的葡萄糖需求（当然由于冬眠而减少）与胎盘和胎儿的葡萄糖需求相竞争。通过提前分娩，消除了胎盘—胎儿对母体葡萄糖的消耗，并把后代的饮食改为通过肠道摄入的高脂肪、高蛋白的乳汁（Oftedal等，1993）。母熊利用冬眠

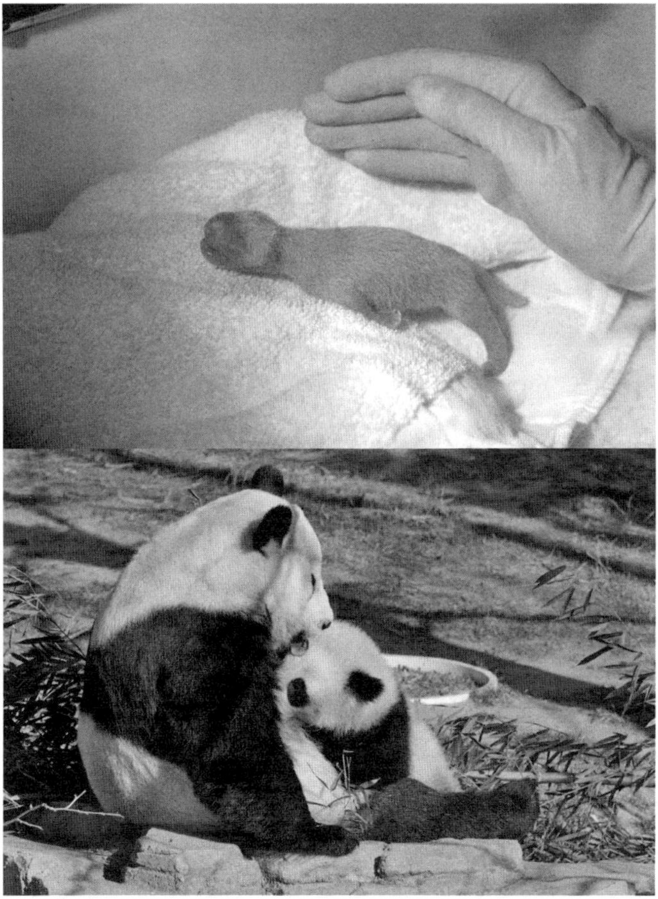

图 12.4　a. 熊猫产下幼崽，产出高脂肪、高蛋白的乳汁，即使不冬眠也保留了冬眠熊的适应能力。b. 正在哺育幼崽的熊猫。图片：Jessie Cohen，史密森国家动物园。

前摄入的以脂肪形式储存的能量为自己生产葡萄糖，并将能量以乳脂的形式直接传递给它的幼崽。更大的难题是，如果它不吃不喝，却要产出高脂肪、高含水量的乳汁，那么它如何管理自己的水分平衡呢（Oftedal等，1993）？事实证明，即使在冬眠期间，母熊也能消化掉幼崽产生的所有排泄物。这是一个可以把大部分输送给幼崽的水和氮（来自蛋白质）循环利用的高效系统（Oftedal等，1993），而这一切都靠脂肪的储存。

不冬眠的熊也会利用这种繁殖策略：幼崽出生得很早，体型也很小，要靠高脂肪、高蛋白的乳汁为食。大熊猫也是如此（图12.4a和图12.4b）。在不再冬眠的物种中，支持妊娠和哺乳的适应性并没有消失，熊猫携带着冬眠熊祖先的遗传特性。

人类不是熊，女性在妊娠期间和哺乳期间不会禁食。她们不禁食，但是能够储存大量的营养以用于生殖过程，特别是在哺乳期间。人类是大型动物，因而更能利用所谓的资本投资生殖策略而不是收益投资策略。换句话说，小型哺乳动物通常无法储存足够的能量来维持繁殖，它们必须通过当前的进食行为来满足哺乳期的大部分营养需求。非常大的哺乳动物，如一些鲸鱼，可以在禁食期哺乳，实际上就是通过之前的进食行为来支持哺乳（Oftedal等，1993）。熊的生殖方式结合了体型庞大、储存脂肪和冬眠等特点。人类通过对营养储存的使用与当前摄入和能量消耗的调节结合起来以维持哺乳，哺乳期的一部分能量消耗是由过去摄入的食物中储存的能量来满足的。

除了能量外，营养也是如此。母亲会将大量的钙转移给胎儿，然后再转移给正在哺乳的婴儿，以支持其骨骼生长和矿化。在妊娠期，钙的代谢变化使肠道吸收的效率增加，结果能从食物中提取更多的钙，这些钙也能更多地滞留在肾小管中，从而减少尿排泄（Kovacs和Kronenberg，1998；Power等，1999）。妊娠期的内分泌状况会促进骨钙沉积。

泌乳时的内分泌情况正好相反。女性在哺乳期间会失去骨骼矿物质（主要是钙），一般来说，哺乳期会失去3%—10%的骨骼矿物质（Prentice等，1995；Kalkwarfet等，1997）。妊娠期骨骼矿物质的增加可以部分缓冲这种损失，并在月经恢复后迅速得到补充（Kalkwarf等，

1997）。有趣的是，膳食钙并不会影响哺乳期的钙流失。高钙饮食可能会增加妊娠期骨钙，但在哺乳期补充钙对骨钙流失没有明显影响，只是增加了尿钙排泄（Fairweather-Tait等，1995；Prentice等，1995；Kalkwarf等，1997）。

因此，在某种程度上，人类女性的生殖依赖于过去储存在母体内的能量摄入，以便在营养最多的时候将其转移到哺乳婴儿身上。既然男人没有这种选择压力，那么男人和女人在与储存和调动营养物质有关的新陈代谢方面的不同也就不足为奇了。男性的骨密度没有周期性变化，也不需要储存和调动大量的脂肪用于成功生殖。

婴儿脂肪

人类的另一种适应性可能会影响女性在生殖过程中的脂肪代谢。人类新生儿几乎是已知哺乳动物中最胖的（Kuzawa，1998；图12.5），只有冠海豹幼崽在出生时才有同样或更高的体脂百分比。冠海豹代表了母亲在哺乳期间产生短暂而强烈影响的一种极端情况。母冠海豹泌乳期只有4天，但乳汁中含有56%—60%的脂肪，在这4天中幼崽的体重几乎翻了一番，几乎所有的组织沉积都是脂质（Oftedal等，1993）。母冠海豹在4天的哺乳期后离开，幼崽在禁食期间生长，并代谢储存的脂肪。冠海豹出生时的高脂肪比是这种极端生殖适应性的一部分。

为什么人类婴儿出生时那么胖呢？人类哺乳期长，在狩猎采集社会中，通常持续3年或更长时间。哺乳相当频繁，人类婴儿是不会长时间不吃东西的。人类乳汁很稀，只含有3%—4%的脂肪和不到1%的蛋白质，每天从母亲到孩子的营养传递是相当低的，至少与许多其他哺乳动物相比是这样。这是一般的类人灵长类动物模式：哺乳时间较长（通常比妊

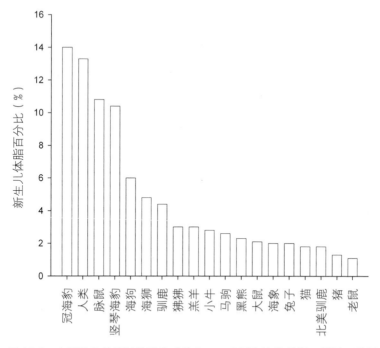

图 12.5 人类婴儿是最胖的哺乳动物之一,几乎和海豹幼崽一样胖。数据来自 Kuzawa, 1998 年。冠海豹数值来自 Oftedal, 1993 年。

娠期还要长),哺乳过程频繁,会将大量稀乳汁传递给婴儿(Oftedal, 1984;Power等,2002)。对于灵长类动物婴儿来说,出生时肥胖似乎没有任何适应优势,而且大多数情况下是没有的。可以说,人类婴儿是个例外。

普遍认为,人属较大的大脑特征可能需要新陈代谢适应性以满足其生长和维持所需的能量(Aiello和Wheeler,1995)。大脑新陈代谢占据了很大比例的人体能量需求,对于婴儿来说尤其如此,超过50%的能量消耗是由大脑新陈代谢引起的(Kuzawa,1998)。据估计,人类婴儿大脑的能量消耗是黑猩猩婴儿大脑的3倍或更多,人类婴儿较高的新生儿脂肪可能代表能量储备的适当增加，以应对这种能量需求（Kuzawa, 1998）。人类妊娠晚期胎儿脂肪的大量沉积与大脑开始快速生长是一致的。异常肥胖的新生儿（尤其与我们的非人灵长类动物近亲相比），是人类适应环境的关键因素，可能与支持出生后大脑的扩张生长和维持大脑的能量需求有关（Kuzawa, 1998）。

为什么人类大脑的大部分发育发生在出生后？这具有合理的进化原因。盆骨和产道上的限制使成年女性能够走路、跑步或者以一种有效的、适合的方式走动，但无法生出头很大的婴儿。如果人类婴儿大部分的大脑生长在子宫内进行，那么人类物种可能已经灭绝了，因为所有的女性都会死于分娩或会因为要长成一个具有足够大产道的骨盆而永远不能成年。因此，她们会很容易成为猎物。

作为胖婴儿可能还有其他好处。新生儿感染传染病的风险一般较高，他们的免疫系统还不成熟。许多疾病会破坏进食或消化过程或两者兼有（Kuzawa, 1998）。例如，腹泻是世界上婴儿死亡的主要原因。在许多疾病中，储存在脂肪组织中的大量脂肪对婴儿和成人都有保护作用。当然，这对黑猩猩幼崽和人类幼崽都适用，因此，毋庸置疑的是过去人类婴儿有着很高的疾病风险。

乳汁中含有免疫功能分子，有益于婴儿的免疫系统（例如分泌免疫球蛋白A或SIgA）。另外，还有许多其他分子具有抗菌功能。由于免疫系统不成熟，所以婴儿容易患病。乳汁可以提高婴儿免疫力，同时可以降低感染病原体的风险。事实上，在哺乳的头几天，哺乳动物的母体通常会产生一种叫作初乳的乳汁，这种乳汁富含SIgA和其他免疫球蛋白。乳汁中还有其他抗菌分子，例如乳汁中不可消化的低聚糖具有诱骗作用。细菌通过附着在细胞膜上的低聚糖残基来入侵细胞，乳汁中的细菌附着在分泌到乳汁中的类似低聚糖上，可被有效地携带通过婴儿的消化道，并随粪便排出。

人类乳汁与黑猩猩或大猩猩的乳汁营养成分没有什么不同（Milligan，2008）。但是人类乳汁在免疫和抗菌功能上不同于其他动物乳汁。人类乳汁中SIgA的浓度是已知最高的，成熟的母乳（例如，第一周后产生的乳汁，而不是初乳）中的SIgA浓度比恒河猴初乳中的SIgA浓度还要高（Milligan，2005，2008）。与迄今为止所检测的所有其他灵长类动物的乳汁相比，人类乳汁中低聚糖的浓度和多样性也最高。人类乳汁中含有高浓度的乳铁蛋白，能结合铁离子，有效地"饿死"乳汁中的细菌。所有的证据表明，人类乳汁大大增强了新生儿的抗菌和免疫功能。

过去人类生活在一个病原体密度很高的环境中。尽管一只游荡在热带森林中的黑猩猩或大猩猩会接触到数十亿的微生物，但这些微生物很少影响动物健康。事实上，我们每天接触到的数十亿微生物大多数都与健康无关，只有一小部分微生物对特定物种具有致病性。人类增加了病原体的集中度，也增加了接触病原体的机会，生活中的这些重要特点让我们非常成功。我们和大量的人类同胞共同生活，并或多或少地持续占据着生存空间，因此每天都（彼此）接触到许多潜在的疾病媒介。我们也通过自然的生物功能将病原体集中在环境里。卫生规则和下水道系统的发明是改善人类健康的关键事件，但这是相对现代的事件，特别是在进化意义上。的确，在农业发展初期，粪便很可能是最早的肥料之一，也增加了人类与病原体的接触风险。随着祖先数量的增多，他们分散在世界各地（因此遇到新的疾病），开始长时间定居在同一个地方（从而集中好的和坏的、以人类为生的微生物）并驯养动物（病原体的另一个新来源，如禽流感），人类患病的风险也因此增加了（Barrett等，1998）。乳汁在进化过程中会做出反应，也许这种疾病风险的增加是偏爱肥胖婴儿的另一种选择压力。

产妇肥胖与婴儿体脂含量有关（Catalano等，2007）。生出肥胖婴儿似乎具有适应性优势，或者至少过去曾经有过。人类女性脂肪沉积模式的部分选择性优势能使婴儿肥胖。

脂肪和女性生育

脂肪与女性生育密切相关。女性肥胖与生育成功之间的联系可能从出生时就开始了。女婴出生时的高质量指数（出生体重除出生长度的立方）与较高的雌二醇水平（Jasienska等，2005）和成年时身体活动对雌二醇的抑制抵抗有关（Jasienska等，2006）。因此，出生时的肥胖程度与成年后卵巢功能有关。这些数据表明，过去生育苗条女婴的女性可能由于女儿的潜在生育能力较低而被选择性地置于不利地位。产妇肥胖与婴儿肥胖相关（Catalano等，2007），因此产妇肥胖与女儿的生育潜力存在潜在联系。

肥胖与月经初潮年龄（Matkovic 等，1997）、生育率（Gesink Law等，2006）和妊娠结果（Pasquali等，2003）有关。脂肪和瘦素在生育中发挥重要作用，并与营养性不孕有关，但确切的机制仍然未知。当然，瘦素是男性和女性生育所必需的。由于瘦素缺乏或受体功能缺陷，造成瘦素信号缺失会造成不育。对瘦素缺乏但受体信号充足的动物给予外源性瘦素可以恢复其生育能力（Chehab等，1996）。生殖需要最低水平的瘦素信号，因此瘦素必然影响生殖，但是尚不清楚瘦素是主要信号还是通过其他新陈代谢和内分泌途径间接发挥作用（Wade和Jones，2004）。

女性生育与脂肪有几种不同的联系，有的通过瘦素。在生命的各个阶段，女性的消瘦都可能造成低生育率。出生时身体消瘦与卵巢功能下降有关（Jasienska等，2005，2006）；青少年消瘦与月经初潮延迟有关（Lee等，2007）；成年女性消瘦与排卵周期不规则或排卵缺失有关。因此，脂肪对女性生殖健康很重要。

脂肪、瘦素和青春期

脂肪量较大的女孩进入青春期较早（Matkovic等，1997；Tam等，2006），但是肥胖和青春期女孩初潮年龄之间的联系并不简单。并没有像Frisch和Revelle（1971）提出的那样，女性要想生育就必须达到肥胖阈值。事实上，能量平衡在某些情况下可能同样重要（Wade和Jones，2004），换句话说，轨迹（脂肪的增加或减少）发挥着作用。但是肥胖和瘦素肯定对青春期有影响。

瘦素与青春期和生育能力有关的想法，是瘦素缺乏小鼠（无论雄性还是雌性）都会肥胖而且不育的逻辑的延伸。外源性瘦素造成的体重降低也无法逆转不育（Chehab等，1996）。瘦素在调节青春期过渡中很重要。例如，给予小鼠外源性瘦素可使其性成熟的年龄大大提前（Chehab等，1996）。限食雌性大鼠性成熟延迟，给予外源性瘦素可逆转这种结果（Cheung等，1997）。雄性恒河猴在青春期开始之前，夜间瘦素和胰岛素样生长因子 I（IGF-I）的增加进一步支持了瘦素、IGF-I或两者都参与了青春期转化的理论（Suter等，2000）。

脂肪、瘦素和女性生育能力之间的联系可能在近期美国和其他富裕国家女孩月经初潮年龄的历史性下降中得到了体现。在美国，女孩月经初潮的年龄随着时间的推移呈持续下降趋势（McDowell等，2007），与青春期女孩中超重和肥胖人群比例的增加平行。早期BMI较高的女孩平均月经开始的年龄更早（Lee等，2007），青春期女孩体内循环瘦素水平与BMI相关（Matkovic等，1997）。我们可以据此进行合理的假设，当今青春期女孩平均BMI越高，其平均循环瘦素水平越高，这可能是导致月经初潮年龄降低的一种机制。事实上，青春期女孩循环瘦素水平与初潮年龄之间存在相反关系（Matkovic等，1997）。这些数据说明瘦素阈值水平对青春期很重要。然而，在所有月经类型（早、正常和晚）中，循环瘦素水平都存在很大的差异，并不是所有研究都发现了瘦素与初潮年龄之间的显著关系（Tam等，2006）。目前的证据表明，瘦素对青春期有影响，但不是唯一的影响因素。

事实上，青春期女孩体内循环瘦素水平和IGF-I的变化具有遗传因素。基于对双胞胎的研究发现，估计的循环IGF-I遗传力（54%—77%）与估计的瘦素遗传力（38%—73%）相似，但略高。瘦素水平较宽的范围以及循环瘦素水平较大的双胞胎内差异，支持了瘦素受环境影响更大的假设（Li等，2005）。

青春期女孩体内循环瘦素水平随着年龄的增长而持续升高，青春期男孩体内循环瘦素逐渐下降（Ahmed 等，1999；Kratzsch等，2002）。无论男女，瘦素都与脂肪量密切相关（Ahmed等，1999）。在青春期，男孩和女孩体内的脂肪和瘦素间的关系开始出现差异。

瘦素受体的一种可溶性短形式（sOB-R）是循环瘦素的一种结合蛋白（Lammert等，2001；Kratzsch等，2002）。在生命的最初几年，sOB-R循环浓度较高。接下来，循环sOB-R浓度持续下降，直至青春期。sOB-R水平在青春期的第一阶段结束后趋于稳定（Kratzsch等，2002）。游离瘦素指数（FLI），即瘦素与sOB-R的比值，与发育和性成熟的关系比其与瘦素本身的关系更密切（Kratzsch等，2002；Li等，2005）。这是由这些信息分子驱动的生物复杂性和灵活性的另一个例子。

月经初潮时间是遗传和环境之间复杂的、相互作用的结果，有很强的遗传因素,但出生体重和早期生活对其也有显著影响。例如,Tam和他的同事(2006)证明,出生时身长而体轻的女孩月经初潮时间通常更早,但8岁时的BMI会影响这一结果,此时BMI高的女孩月经初潮的平均年龄更早。因此,月经初潮年龄最早的一组是出生时身材纤长、体重轻、8岁时BMI较高的女孩。月经初潮年龄最晚的女孩出生时身材矮小,体重较大,且8岁时BMI指数较低。8岁时的BMI是月经初潮年龄的最强预测因子,出生时的身体形态次之。但是这两个因素只能解释12%的月经初潮年龄变化(Tam等,2006)。

肥胖和生育

虽然生育需要具有最低水平的脂肪(和瘦素),但肥胖并不能提高生育能力,事实上它的作用正好相反。肥胖者,无论男女生育能力都较低。无论男性还是女性,肥胖都会增加妊娠所需时间。在一项研究中,肥胖女性在特定周期内妊娠的概率平均降低了18%(Gesink Law等,2006)。肥胖会提高女性出现多种生殖障碍的风险,包括造成无排卵的高雄激素血症[1](Pasquali等,2003)。

肥胖对男性性行为和生殖行为的许多方面也有显著影响。肥胖与勃起功能障碍有关,这可能与肥胖在高血压和心血管疾病中发挥作用的方式相同(Hammoud等,2006)。BMI高于25kg/m²的年轻男性每次射精的

---

[1] 高雄激素血症:正常月经周期的卵泡期,血清睾酮浓度平均为 0.43ng/mL,高限为 0.68ng/mL,如超过 0.7ng/mL(等于 2.44nmol/L),即称为高睾酮血症,或高雄激素血症。血液循环中的雄激素主要有脱氢表雄酮硫酸盐(DHEAS)、脱氢表雄酮(DHEA)、雄烯二酮(Δ4A)、睾酮(T)及双氢睾酮(DHT)等,高雄激素血症就是这几种激素尤其是睾酮在血液中的含量过高而形成的。——译者注

精子密度和总精子数均较低（Jensen，2004），肥胖也会对精子活力产生负面影响（Kort等，2005）。肥胖者精子发生的改变是由于雄激素不足以及脂肪组织中由芳香化酶将雄激素转化为雌激素使雌激素增加所造成的（Hammoud等，2006）。

肥胖、妊娠和分娩结果

肥胖女性出现某些妊娠并发症的风险更高，母亲和婴儿发病的风险也会提高（Pasquali等，2003）。肥胖孕妇患高血压、毒血症、妊娠糖尿病和尿路感染的风险更高，在不孕症治疗后发生自然流产的风险更大（Wang等，2002），同时，更有可能出现复杂的分娩和剖宫产（Pasquali等，2003；Catalano和Ehrenberg，2006）。另外，产妇肥胖使麻醉变得复杂（Catalano，2007）。肥胖女性在剖宫产后的并发症更多，如感染率较高及伤口愈合不良等（Catalano，2007）。

对于许多肥胖女性来说，生育结果不佳的风险会增加，包括胎儿出现死产和神经管缺陷等各种先天性畸形。一项正在进行的研究调查了超过10 000名至少有一种出生缺陷的新生儿和超过4 000名没有任何先天异常的正常出生的新生儿，产妇肥胖（BMI≥30 kg/m^2）被确定为7种出生缺陷的显著危险因素，并对1种出生缺陷腹裂具有保护作用（Waller等，2007；表12.1）；产妇超重是3种出生缺陷的重要危险因素并对腹裂有保护作用；产妇瘦小（BMI<18.5 kg/m^2）是兔唇和腭裂的危险因素。此结果与某些其他研究结果一致（Werler 等，1996；Shaw等，1996；Anderson等，2005），这表明肥胖女性的婴儿患脊柱裂的风险大约增加两倍，而其他出生缺陷风险的增加则较为温和。腹裂（或肠道和其他器官长在胎儿腹部以外的出生缺陷）与年轻母亲的年龄、低出生体重以及其他风险

表12.1 产妇肥胖和7种出生缺陷的风险

	产妇BMI≥30 kg/m²时 缺陷发生概率	95%置信区间
脊柱裂	2.10	1.63—2.71
心脏缺陷	1.40	1.24—1.59
肛肠闭锁	1.46	1.10—1.95
二度或三度尿道下裂	1.33	1.03—1.72
肢体缩小缺陷	1.36	1.05—1.77
膈疝	1.42	1.03—1.98
脐疝	1.63	1.07—2.47
腹裂	0.19	0.10—0.34

来源：Waller等，2007年。

注：发生概率>1，表示风险增加；发生概率<1，表示风险降低

因素有关（Feldkamp等，2007）。

母体肥胖和后代先天性畸形风险增加之间的功能联系目前还不清楚。血糖控制不良与人类和动物模型中的许多结构性出生缺陷有关（Eriksson等，2003）。葡萄糖在高浓度下是一种轻度致畸物质，因此，糖尿病和肥胖增加出生缺陷风险的机制基础可能相同。但是对妊娠期糖尿病进行控制可以降低但不能消除与产妇肥胖相关的出生缺陷风险的增加，这表明肥胖的其他新陈代谢方面可能也起到了一定作用（Waller等，2007）。

也许与本书最相关的是，孕妇肥胖与巨大婴儿有关。在美国，孕妇体重和婴儿出生体重都在稳步增长（Catalano等，2007；图12.6和图12.7）。孕妇肥胖是巨大婴儿的强危险因素，肥胖母亲更容易生出过度

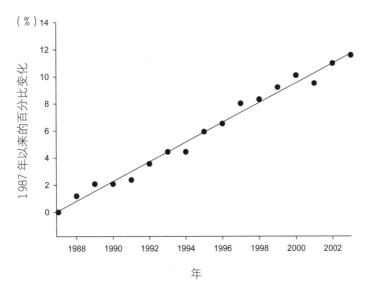

图 12.6 在俄亥俄州克利夫兰市的大都会健康医疗中心，产妇分娩时的体重一直在稳步上升。1987—2003 年，产妇的平均体重几乎增加了 12%。数据来自 Catalano 等，2007 年。

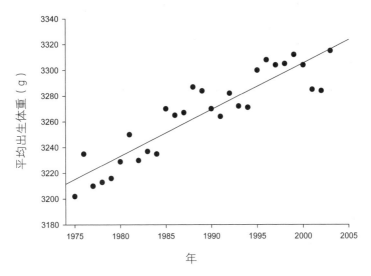

图 12.7 在俄亥俄州克利夫兰市的大都会健康医疗中心，婴儿出生时的平均体重一直在稳步增长。数据来自 Catalano 等，2007 年。

肥胖的婴儿。产生这种影响的机制有很多，孕妇肥胖与血糖控制不良有关，在极端情况下会发展为妊娠糖尿病。妊娠糖尿病与婴儿巨大、过度肥胖有关。事实上，糖尿病产妇婴儿体重的过度增加与脂肪的分布不成比例。

巨大婴儿会使母亲和自身的风险大大增加。剖宫产的风险当然会随着胎儿的增大而增加（Ehrenberg等，2004；Catalano等，2007），巨大婴儿在以后生活中患肥胖和糖尿病的风险更高。对于之前讨论过的所有肥胖婴儿的进化优势来说，脂肪似乎是一把双刃剑，过多的好东西可能会有害健康而非有益健康。

小结

许多专家认为，肥胖是由于我们进化的适应性反应与现代条件不匹配的结果，过去获取食物需要大量的体力劳动，食物短缺普遍存在，而现代的我们容易获得丰富的、高能量密度的食物。许多观点都认为饥荒时期的生存是一种进化的力量，造成了现在人类容易肥胖的特质（Speakman，2007）。

我们不反驳这些论点，但很多情况下，这些论点显得有些无力，也受到了批判（如Speakman，2007）。经过仔细研究，过去的饥荒可能并没有提供足够强的选择力量来支持肥胖易感基因型（Speakman，2006，2007）。但是进化的成功取决于生殖的成功，而生殖的成功不仅仅包括生存。我们认为，过去即使是较温和的（可能是相当普遍的）食物短缺状况也会对女性的生育能力和成功生殖产生重大影响，并产生基因的适应性优势，使女性能够将身体脂肪储存在易于代谢的储存器官中。

对于女性来说，脂肪和生殖是密切相关的。瘦素是"脂肪平衡"分子，对女性生育能力和胎儿的生长发育有直接影响。低循环瘦素水平（降低生殖的强大后果）和高循环瘦素水平（生育后果未知，但孕妇肥胖会对孕妇和胎儿都产生负面代谢后果，并可能降低生育成功率）之间的影响似乎并不对称，这意味着进化会青睐（或者至少不是排斥）环境条件允许时产生正能量平衡倾向的基因。

女性的肥胖模式主要是下半身、皮下脂肪储存，似乎比男性通常的内脏脂肪模式更健康。这种模式的并发症较少，也不会对健康造成不利影响。与等量的内脏脂肪相比，肝脏中的FFA浓度会更低，储存脂肪的代谢成本更低，而生殖优势（至少在过去）显著。女性的生殖成本会产生一种强大的适应性力量，推动女性脂肪组织的新陈代谢。此外，生产较胖女婴并进而有较胖儿童（在过去环境里，而不是今天的肥胖水平）的能力，可能会有生殖方面的好处，比如后代成年后的月经初潮年龄更早以及卵巢功能更易恢复，这会使生殖寿命延长（详细讨论参见第十三章）。我们较大大脑的出现可能选择了更胖的新生儿来支持大脑较高的能量消耗。肥胖婴儿也可能更能抵抗传染病造成的死亡。可以说，脂肪对成功生殖非常重要。

同时，脂肪会影响生育。一定程度的肥胖似乎是女性成功生殖及婴儿健康所必需的。我们并不是说女性肥胖是适应性的，事实上孕妇肥胖与许多生殖问题有关。肥胖对生育的影响表明，肥胖会降低男性和女性的生育成功率。肥胖并不是适应性的，但可能是由于放大了以前的适应性特征，而这些特征在现代环境中被过度或不恰当地表达出来。人类的进化过程似乎选择了比通常（灵长类动物中）更胖的母亲和婴儿。考虑到女性维持生殖能力（如生育、哺乳、月经初潮年龄）的潜在好处以及男性缺乏这种适应压力，肥胖中的性别二态性❶现象是可以理解的。事实上，男性体内脂肪过多与勃起功能障碍、生育力下降、耐力运动中脂肪酸利用率和氧化能力的下降有关。储存大量脂肪对于我们以狩猎采集为生的男性祖先来说并不是生殖或生存的优势，而对女性祖先和她们的孩子可能至关重要。不幸的是，现代环境使这种适应性变得过度，而之前的好东西过多会导致如今人类的发病率和死亡率上升。

男性更容易患中心性肥胖。腹部脂肪组织沉积更不易被调动，储存内脏脂肪似乎没有什么适应性优势。我们认为中心性肥胖模式在男性中更常见，且易产生更多的并发症，反映了人类对肥胖易感性的遗传漂变假说。在过去常见的条件下，很少有人能够长时间保持正能量平衡并积累大量内脏脂肪组织。

男性和女性脂肪储存模式的不同，以及在满足持续能量需求方面的新陈代谢差异，反映了他们生殖成本的不对称。在过去，脂肪对女性的生育成功更为重要。女性下肢过度肥胖的模式反映了对女性成功生殖的过度适应，现代环境使这种适应模式超越其进化功能而变为病态。

---

❶ 性别二态性：也称两性异形，是指同一物种不同性别之间的差别。"性"对动物形态的塑造程度与进化程度密切相关。随着动物的进化，很多物种的雌体和雄体在形态结构上存在明显的差异，即呈现出明显的性别二态性。在一些高等动物中，性别二态性十分明显，有些表现在体重上，有些则表现在形态、结构或颜色上。——译者注

第十三章
肥胖的遗传和表观遗传相关性

肥胖的流行速度太快，不足以代表人口中的基因变化。但在同样的环境和社会状况下，有瘦人也有肥胖者。这一事实表明，人与人之间存在内在差异，这种差异可能是基因差异，要么使人不易肥胖，要么使人易肥胖。一项用以确定肥胖基因相关性的协同、持续的研究得出了有趣的、有时又令人困惑的结果。

收养研究（如Stunkard等，1986）和双胞胎研究（如Stunkard等，1990）表明肥胖确实有基因基础，研究估计BMI、肥胖和脂肪分布的遗传力约为60%。在肥胖方面，被收养的孩子更像他们的亲生父母，而不是养父母（Stunkard等，1986）。异卵双胞胎之间的相似性并不比非双胞胎兄弟姐妹更大，同卵双胞胎的体重更相似（Stunkard等，1990）。

虽然肥胖具有重要的遗传因素，但其遗传基础尚不明确。与肥胖相关的单基因多态性[1]在人类和动物模型中都是已知的，使人类肥胖的已知单基因突变的发生率非常低。有些突变会造成瘦素缺失，而这些突变与过量饮食有关并不奇怪（Roth等，2004a，b），造成黑皮质素4受体功

---

❶ 单基因多态性：也叫单核苷酸多态性，主要是指在基因组水平上由单个核苷酸的变异所引起的 DNA 序列多态性。它是人类可遗传的变异中最常见的一种，占所有已知多态性的 90% 以上。——译者注

能失常的单基因突变与暴饮暴食有关（Farooqi等，2003；Branson等，2003；List和Habener，2003）。突变研究提高了我们对肥胖方式的了解，有助于这些罕见个体的治疗，但是大多数人肥胖不符合单基因模型。一般来说，人类肥胖是由多种基因与环境之间长期相互作用引起的（Roth等，2004a, b）。

此外，各个地方人群肥胖的后果不一样，肥胖比例和对肥胖的接受程度存在文化和社会差异，人们对肥胖相关疾病的易感性也各不相同。疾病风险和肥胖之间的关系具有显著的种族差异，不同种族之间的脂肪分布和BMI的关联不同。根据BMI，欧洲人与亚洲人和撒哈拉以南非洲人的代谢综合征风险不一样（Abate和Chandalia, 2003；Yajnik, 2004）。肥胖的后果取决于一系列复杂的环境和遗传因素。

虽然肥胖的遗传倾向可以认为是对现代发达世界环境（可以方便可靠地获得充足的食物）的不适应，但目前还不清楚过去影响脂肪发育、调节和新陈代谢的基因多态性会产生怎样的适应性后果。人类的脂肪储存倾向和储存部位存在巨大差异，有些不同与地域起源有关，可能反映了遗传差异。例如，任何特定BMI的印度次大陆人都比高加索人或撒哈拉以南非洲人的肥胖率更高，且更倾向于中心性肥胖（Yajnik, 2004）。我们假设，某些多态性使人们在现代环境中产生易胖和超重等负面健康后果，过去可能表现不出来，甚至可能对人们有利。在偶尔充足的食物条件下储存能量的好处比不太可能变胖的长期健康后果更为重要。作为一个物种，过去我们偏好脂肪存储表型。在现代环境下，这些节俭基因造成健康水平下降。

本章中我们将研究遗传学和肥胖之间的关系，以及脂肪沉积和新陈代谢的种族差异。其中，北美印第安人（皮马人）的案例是肥胖和糖尿病中遗传和环境相互作用的典型例子。有人支持这样一种假设：人们倾向于选择与自己体型相似的人作为配偶（即选型婚配），选型婚配可能会影响胖人和瘦人的分布。最后，我们提出了一个推测性假说，即人们在对膳食脂肪的反应中上调脂肪氧化的能力随着所处纬度的不同而变化。

旧遗传学

遗传和进化是了解生物体的指导原则。遗传物质发现于19世纪中后期，但当时没有认识到其重要性。1865年，孟德尔发表了关于豌豆植物遗传特性的著作。1869年，瑞士生物学家约翰·米舍尔从白细胞细胞核中分离出富含磷酸盐的分子，称之为核蛋白。同年出生的菲巴斯·利文大部分科学生涯都在研究糖的结构，他是第一个发现米舍尔的核蛋白是由腺嘌呤、鸟嘌呤、胸腺嘧啶、胞嘧啶、脱氧核糖和一个磷酸基团组成的，并将核蛋白名称改为脱氧核糖核酸（DNA）。现代遗传学始于20世纪初，科学家对孟德尔的工作进行了重新研究。当时认为蛋白质是携带基因的物质。1944年，奥斯瓦尔德·艾弗里与同事科林·麦克劳德、麦克林·麦卡蒂证明，基因的遗传物质是DNA，而不是蛋白质。1952年，艾尔弗雷德·赫尔希和玛莎·蔡斯在赫尔希-蔡斯实验中证实了这一点。他们使用放射性标记证明DNA是细菌噬菌体（感染细菌的病毒）的遗传物质。第二年，詹姆斯·沃森和弗朗西斯·克里克（Watson和Crick，1953）根据罗莎琳德·富兰克林（Franklin和Gosling，1953）和莫里斯·威尔金斯（Wilkins等，1953）的X射线衍射照片确定了DNA的结构。

从发现遗传的基本规律到偶然发现遗传物质，最终确定了这种物质的生化结构DNA，科学家们大约花了100年时间。但在此之前，罗纳德·费希尔、瑟沃尔·赖特和J.B.S.霍尔丹已经极大地推动了遗传数学的研究，他们发明了种群遗传学，并为进化和遗传学的现代综合论奠定了基础。基因的观点并不需要真实的结构和机制来发挥作用，统计生物学家的数学工作的重要性在于，可以建立正式的模型来展示自然选择能做什么、不能做什么，以及在瑟沃尔·赖特的例子中，随机变异和遗传漂变能做什么、不能做什么。他们和其他早期种群遗传学家将达尔文理论和孟德尔的遗传定律相结合，证明了特征的离散遗传与达尔文的渐进变化概念并非不相容。

在现代综合论中，基因是编码基因产物的DNA片段。DNA转录成RNA（核糖核酸），而RNA翻译成一系列氨基酸序列，进而形成肽。在DNA中有一些调节因素决定了基因的开始和结束，甚至还有一些因素决定了基因何时活跃以及何时关闭。这是一个简洁的系统，也许过于简单，无法真正描述生命难以置信的复杂性以及通常混乱的生物学过程，但这是一个非常重要的开端。

新遗传学

快进50年，基因学变得异常复杂。基因是编码基因产物的DNA片段的概念现在已被证明并不完全正确。当然在许多情况下，这个概念仍然成立。然而现在我们知道，一段基因可以产生不止一种产物，同一DNA片段可能属于多个基因，位于基因中间的终止密码子（终止RNA转录的DNA序列）可能并不总是终止转录，而翻译后效应往往是影响许多基因产物功能的关键。最后一种现象的例子是，基因产物OB-R和sOB-R（瘦素受体的长型和短型）是由同一基因产生的，但是OB-R的翻译后裂解产生了sOB-R。这两种分子的功能不同：OB-R是瘦素的信号受体，而

sOB-R是一种结合蛋白。

人类基因组大概包含20 000—25 000个基因，比之前估计的要少得多。但是基因产物的翻译后修饰增加了基因组产生的功能分子的数量。许多情况下基因不会产生功能蛋白，而会产生一种前体蛋白，根据翻译后裂解，成为几种蛋白质中的一种。此外，其他翻译后效应可以调节肽的功能。

例如，饥饿素是一种重要的食欲促进肽，它是饥饿素前体基因的产物，该基因编码了一种包含117个氨基酸的肽。饥饿素本身有27个氨基酸长度和28个氨基酸长度两种形式。人类中主要是28个氨基酸长度形式，在大鼠中27个氨基酸长度形式更为常见，两种形式都具有生物活性（Gil-Campos等，2006）。此外，饥饿素前体基因的另一种裂解产物是肥胖抑制肽，它对食欲的影响可能与饥饿素相反（Zhang等，2005），但并不确定（Gourcerol 等，2007）。最后，饥饿素要通过弓状核中的NPY神经元（可能还有其他神经元和大脑区域）发挥促进食欲的作用，就必须在丝氨酸-3位置与中链脂肪酸酰基化。非酰化饥饿素似乎有外周生理作用，但并不影响食欲。因此，饥饿素前体基因的上调会造成多种生理和代谢后果，而食欲增加只是其中一种可能。而且在饥饿素前体转录不发生任何改变的情况下，通过调节饥饿素前体裂解或饥饿素酰化来增加酰化饥饿素的合成是可能的。

还有其他机制来调控基因产物的产生和功能。有些基因在DNA序列中有一个终止密码子，在一定条件下停止了mRNA的转录，随后mRNA被降解，其成分被重新利用，因此不会形成肽。但是在其他条件下，终止密码子会被忽略掉，继续转录产生肽。

还有微RNAs（miRNAs）是一种包含20—22个核苷酸的RNA，与某些蛋白质（如Argonaut蛋白，Ago1—Ago4）相关联，与mRNA结合并调节mRNA翻译和降解（Buchan和Parker，2007）。一种特殊的miRNA-Ago复合物会在3-非翻译区（3'UTR）的互补序列上与一个特定的mRNA结合。3'UTRs是对mRNA翻译和降解很重要的复合物的组装位点。在增殖细胞中，这些miRNA-蛋白复合物的作用通常是抑制mRNA的翻译并促进mRNA的降解（Buchan和Parker，2007），但在细胞周期阻滞[1]期间，这些复合物可以促进mRNA的翻译（Vasudevan等，2007）。因此，在细胞周期中，miRNA-蛋白复合物的调控作用可能从抑制变为激活（Vasudevan等，2007）。

DNA含有增强子区域，之所以这么叫是因为其功能是上调或下调基因转录。这些区域通常靠近基因的非编码片段，甚至在非编码片段以内，但也可能距离它们所调节的基因数千个核苷酸以外。转录子与这些DNA的非编码片段结合，调节基因转录的程度。

实际上遗传学和新陈代谢的概念正在融合，调控已成为遗传学中的关键词，DNA到mRNA的转录受到调控，mRNA翻译成氨基酸序列也一样。很多情况下，基因产物在被代谢之前是没有功能的。肽在具有功能性之前通常需要酰化、甲基化、糖基化或磷酸化，有些肽只在复合物中起作用，例如脂联素分子相互结合形成高分子量复合物，正是这些复合物具有更高的生物活性。生物体内存在大量的遗传物质代谢。

科学家们早就知道有一些基因可以调节其他基因，很明显这些基因是最重要的。实际上，编码那些用于细胞或全身新陈代谢的肽的DNA数

---

[1] 细胞周期阻滞：细胞周期是一个受严密调控的有序发生的事件，基因组DNA完成复制，随后基因组均等地分裂成两个相似的细胞。细胞分裂周期最初被分为两个阶段，即有丝分裂期和分裂间期。细胞周期调控需要大量的胞内外信号的配合，如果缺乏适当的信号，细胞将不能从一个阶段进入下一个阶段，这种现象称为细胞周期阻滞。——译者注

量只占总数的一小部分，只有百分之几的人类DNA能够编码蛋白质。许多基因也是高度保守的，例如小鼠和人是完全不同的物种，但是人类可产生蛋白质的基因99%与小鼠具有同源性。从本质上讲，小鼠和人类都是由相同的基本物质构成的。

进化似乎更多地作用于调控DNA序列，而不是调控用于编码产物的DNA。我们早就知道大部分基因组是非编码的，这种DNA大部分被称为"垃圾DNA"，人们认为其很少有功能或没有功能。现在这种观点正在改变，例如即使重复的DNA序列没有被转录，但重复序列的长度往往对基因转录有影响。

选择可以作用于基因功能的任何层面。它可以作用于肽的结构，也可以作用于决定基因转录的时间和频率的调控因子，还可以作用于基因产物的翻译后代谢。在某些方面，遗传机制和最终的有机体一样复杂、一样相互影响并受到调节。从另一个角度来看，从整个有机体到细胞，最后到基因组，生物组织的各个层次都有新陈代谢。

单核苷酸多态性

很多种突变可以改变DNA，最简单的设想之一是核苷酸碱基对的单一变化。换句话说，在密码子序列中，一个碱基对被另一个碱基对取代，从而在群体中形成单核苷酸多态性（SNP）。例如，在一个基因中，三联体CTC变成了CAC。有时，密码子序列的变化会改变基因产物。在上面的例子中，CTC编码谷氨酸，而CAC编码缬氨酸，因此如果该SNP存在于转录的DNA序列中，并且该mRNA被翻译成肽，那么在具有两个不同氨基酸序列的群体中就会出现蛋白质多态性。在血红蛋白分子中，SNP是导致镰状细胞性贫血突变的部分原因。

当然，还有其他不会改变氨基酸的SNP。例如CTC和CTT都编码谷氨酸。以前这些SNP被看作沉默突变，不会影响基因产物，因为它们没有改变氨基酸序列。然而新的证据表明，两个三联体即使编码相同的氨基酸，却仍然可能影响蛋白质的合成。它们可能会影响蛋白质的组装速度，从而影响蛋白质折叠，蛋白质折叠对蛋白质功能非常重要。我们现在知道，即使是所谓的沉默突变也可能具有功能意义和适应意义。

人们正在齐心协力地寻找与肥胖有关的SNP。研究结果很有趣，却经常让人感到困惑。例如，已发现饥饿素前体基因的多种SNP，但还没有一种被明确证明与肥胖或代谢综合征有关（Gil-Campos等，2006）。同样，尽管某些罕见的单核苷酸突变会造成肥胖，但大多数人肥胖可能源于多种基因与环境的相互作用。

我们了解得越多，就越能发现生物的复杂性。这种复杂性使简洁的遗传系统产生了惊人的生物复杂性和多样性，包括人类对肥胖和相关疾病易感性的不同。

子宫内生理预定

我们知道人类会把自身性格和特征传给孩子。我们通过遗传来传递生物属性，通过社会化来传递文化和思想。现在，有确切的证据表明，我们会通过孩子的早期营养影响他们成年后的新陈代谢特征，而且这种影响在出生前就开始了。胎儿和早期生活环境，特别是营养环境，对未来肥胖，或患2型糖尿病和心血管疾病的风险有深远影响。

该理论认为，在生命的某个阶段，生理机能和新陈代谢会根据当时的营养状况而调整。生理发育关键时期的概念已被确立。形态、生理机能，甚至行为的许多方面都可以通过关键时期内的干预加以修正。但如果在关键时期之外进行干预，则不会对以上各方面产生影响。例如，众所周知，性类固醇激素会在发育关键阶段引起大脑结构的长期变化，这对性行为能力是必要的（Goy和McEwen，1980）。在发育的关键时期被去掉睾酮（通过性腺切除术）的雄性大鼠成年后对睾酮没有反应，但是如果在关键时期之后进行性腺切除术，那么大鼠会对外源性睾酮产生反应。雌性大鼠在发育的这一关键时期暴露于睾酮中，会出现雄性化（Goy和McEwen，1980）。早期生活经历对长期生理机能和行为有着深远影响。

贫穷、营养和心脏病

20世纪70年代，安德斯·福斯达尔研究了挪威各地心脏病死亡率的巨大差异。这种差异不能用当前生活水平的差异来解释，但反映了成年人出生时生活水平的不同（Forsdahl，1977）。具体来说，成年人的心脏病发病率，无论男女都与儿童期的婴儿死亡率有关（Forsdahl，1977）。福斯达尔假设，早期生活的贫困使晚年易患心脏病，但前提是生活条件有所改善，早期生活和晚期生活的不匹配使风险增加。1986年，巴克和奥斯蒙德发表了来自英格兰和威尔士的数据，证实了福斯达尔的早期观察：1921—1925年出生的婴儿死亡率与1968—1978年的缺血性心脏病死亡率呈强烈的正相关关系（Barker和Osmond，1986）。

巴克继续表明，出生体重和一岁时体重高度预测了心脏病风险。在这些时间点上，体重较小的人死于心血管疾病的可能性更大（Barker，1997）。福斯达尔的假设现在被重新描述为早期营养不良会增加患心脏病的风险，但只有在晚年营养改善的情况下才成立。在经济落后国家，终生营养不良的人心脏病死亡率并不高，高死亡率可能是由许多其他疾病和原因引起的。心脏病似乎是一种富足病，而不是营养缺乏病。福斯达尔和巴克的证据表明，经历从年幼时的低营养状态到年老时的高营养状态的变化产生的患心脏病的风险最高。

最初的巴克假说将早期营养不良与组织和器官的生长和发育联系在一起，这些组织和器官从本质上产生了心脏病的易感性（Barker，1994）。巴克继续扩展了早期生理机能和代谢预定影响未来疾病风险的观点。巴克和他的同事证明了女孩青春期发育和她们的女儿日后患乳腺癌风险之间的联系（Barker等，2007）。新陈代谢和疾病风险的许多方面，或者至少在易感性方面，似乎都起源于胎儿时期和生命早期。

表观遗传因素

任何生命有机体都有关键发育时期，在此时期内环境因素能对生命有机体最终的形态、生理机能和新陈代谢产生深远的影响。例如，一只刚孵化的鳄鱼的性别不是由基因决定的，而是由在性发育关键时期蛋的孵化温度决定的。肥胖可能与表观遗传❶和遗传印记❷有关。无论是在子宫内还是在生命早期，关键时期的基因调控都能产生终身的影响。人类之间的某些差异可能反映了遗传和环境因素在发育过程中对基因调控的差别。有证据表明，个体间发育基因表达的差别与其肥胖差异有关，包

---

❶ 表观遗传：是指在基因的 DNA 序列没有发生改变的情况下，基因功能发生了可遗传的变化，并最终导致了表型的变化。表观遗传变异包括基因沉默、DNA 甲基化、休眠转座子激活和 RNA 编辑等。——译者注

❷ 遗传印记：一个个体的同源染色体（或相应的一对等位基因）因分别来自其父方或母方，而表现出功能上的差异，因此当它们其一发生改变时，所形成的表型也有所不同，这种现象称为遗传印记或基因组印记。——译者注

括脂肪总量和脂肪在体内的分布（Gesta等，2006）。

　　表观遗传学的概念先于现代我们对遗传机制的理解。C.H.沃丁顿（1942）将胚胎学和遗传学结合起来，介绍了表观遗传学（Epigenetics）这个术语，以描述基因型如何与环境相互作用而产生表型。当时，基因只是理论上的构建，没有实际的物理身份。现代的、更狭义的表观遗传学定义主要是指在不改变基本DNA结构的情况下使基因沉默（如DNA甲基化）的机制（Crews和McLachlan，2006）。Holliday（1990）认为表观遗传学是研究复杂生物发育过程中基因活动时间和空间的控制机制。发育依赖于细胞间的联系，细胞环境对生物体发育的特性至关重要（Holliday，2006）。

　　这一概念中最容易理解的部分可能是不同组织中基因的沉默或激活。我们体内的所有细胞都有相同的内在遗传潜能。就DNA基因序列而言，心脏细胞与肾脏、大脑或性腺细胞没有区别，相反，不同细胞类型的基因活化作用不同。一些在心脏中表达的基因在性腺中沉默，反之亦然。其中一种机制是通过DNA甲基化，通常起到沉默基因的作用。具有甲基化启动子区域的基因被灭活（Holliday，2006）。

　　表观遗传变化在细胞分裂过程中是稳定的，甚至可以代代相传。例如，在柳穿鱼植物中发生的表观遗传突变改变了花朵从两侧到径向的对称性。林奈在250多年前首次描述了这种突变体，吸引了包括达尔文在内的许多生物学家。这种突变以隐性的方式传递给后代，达尔文实际上在金鱼草中说明了这一点，但由于没有意识到孟德尔的研究，最终没有得出正确的结论。现代研究表明，该突变由*Lcyc*基因甲基化后使其沉默（Cubas等，1999）。在这些突变体中，原有的遗传潜力并没有丧失，花朵偶尔会通过*Lcyc*基因的再次甲基化恢复到野生型。

　　在系统发育范围内，信息分子起到引导生理功能的作用。人类永远不会像海洋哺乳动物那样有鲸脂层。尽管有水猿理论，但没有证据表明我们的脂肪组织具有有效的隔热功能（Kuzawa，1998）。然而，人体内脂肪储存的范围和分布情况存在显著差异。除了遗传因素，肥胖的风险因素（尤其是中心性肥胖）还包括出生体重、母亲BMI和妊娠期间的体重增加程度。无论婴儿的胎龄大小，肥胖的风险都更高，更重要的是，患肥胖相关疾病如2型糖尿病的风险更高（Yajnik，2004）。

影响子宫环境的母体特征如母体营养状况、BMI、体重增加程度和葡萄糖调节状况，将影响后代的生理机能和新陈代谢，这产生了一种从母体到胎儿的"获得性遗传"形成机制。母体体重失调或糖代谢异常会影响胎儿在子宫内的生理发育，婴儿出生后会对进食行为产生特殊的新陈代谢和生理反应。这种在子宫中所预定的生理特性与童年环境相互作用，将进一步决定最终的生理机能、新陈代谢和个体健康。母亲可能会把自己的体重失调遗传给后代，结果是肥胖母亲遗传给女儿的特征会使女儿肥胖的可能性增加，随后其子女肥胖及患相关疾病的风险也会更高。

子宫内生理预定最初的概念是指低出生体重和低胎龄婴儿，这些婴儿肥胖，以及罹患血脂异常、血糖控制不良和心血管疾病即所谓的代谢综合征的风险更高（Barker，1991，1998；Barker等，1993）。对于低胎龄婴儿来说，如果在童年时期发育较快，即所谓的追赶性生长，那么患代谢综合征的风险会更高。如今，科学术提出了"节俭表型"的概念。简单地说，母体—胎盘—胎儿轴为发育中的胎儿提供了一条有关外部环境的信息通道。限制胎儿生长的条件（如母体营养不良）使胎儿的生理机能进入一种适合低能量摄入的状态，这是一种进化的、适应的反应。简而言之，它可以使胎儿在不利的子宫环境中存活直至出生。此外有人提出，婴儿的生理机能已适应了食物短缺的生存环境，但是许多婴儿出生后会接触到相对丰富的食物，这样造成了生理预定和之后能量摄入之间的匹配错误。

流行病学证据显示，出生体重过高或过低都会使体重过度增加造成肥胖以及患代谢综合征的风险增加。到了一定程度后，对母亲和婴儿来说，块头大并不是好事。与母体肥胖相关的胎儿生理预定机制包括母体葡萄糖调节不良和母体皮质醇代谢失调，这不是适应策略的不恰当，而是一种疾病。例如，高浓度水平的葡萄糖会有毒性作用，至少在许多情况下，胎儿胰腺胰岛素分泌过早和大量上调会导致生命后期胰腺的衰竭，这是一种叫作"非稳态超负荷"的例子（McEwen，2005）。

另一种可能造成人类体重增加倾向的表观遗传机制与环境毒素有关。人类正在生产大量的化学物质并将其释放到环境中，其中许多具有潜在的生物活性。这些活性分子中有一些被称为"扰乱内分泌的化学物质"，能够模仿或阻断自然产生的激素的作用，通常具有类雌激素作用（Crews和McLachlan，2006）。许多这些化学物质会影响新陈代谢、食欲和其他与肥胖有关的因素。有许多在动物身上进行化学物质毒性试验的例子，其中无毒剂量的化学物质（因此被认定为安全）会使体重增加（Baillie- Hamilton，2002）。

节俭表型

节俭表型假说对巴克基本假设进行了改进，将预定的生理变化与预测适应性联系起来。该假说认为胎儿可以遵循许多可能的新陈代谢和生理途径，最终的结果并不是由遗传决定的，而是受遗传的引导，同时还受环境的影响。该假说提出，大多数情况下（至少在我们过去），当前状况是未来状况的最佳预测因素，因此，生命早期的营养状况是评价成年营养状况的最佳指标。早期生命营养状况的线索来自母亲产前胎盘和子宫环境以及产后母乳情况。早期营养不良使生理预定和新陈代谢适应了营养不良，当营养状况显著改善时，新陈代谢预定可能会和新的营养水平并不匹配。如果在富足的环境中生活，节俭表型容易造成体重持续增加进而导致肥胖。

由于母体营养不良或宫内生长受限（IUGR）等原因造成胎儿生长环境不良，由此导致婴儿出生于富足环境中后表现出节俭表型，巴克的这一假说为解释发展中国家日益普遍的肥胖现象提供了合理的假设。饥饿和营养不良的消失以及高热量食物的摄入，胎儿时期和生命早期的营养状况与成人时期的营养状况之间的不匹配造成体重易于持续增加。

然而，节俭表型假说并不能解释为什么经济发达国家的肥胖率持续攀升。但子宫内生理预定的观点仍然可行，因为出生体重过高或过低似乎都会增加肥胖的易感性，大体型婴儿和小体型婴儿都容易肥胖。事实上，总体来说，在出生时大胎龄和小胎龄婴儿的脂肪总量相对于瘦体重都有所增加（Kunz和King, 2007）。患糖尿病的母亲所生的婴儿，即使出生体重在正常范围内也是如此（Catalano等，2003）。不管出生体重是多少，出生时脂肪量相对于瘦体重的比例较高，是成人肥胖和相关疾病的一个危险因素 （Kunz和King, 2007）。

宫内预定的机制

宫内事件产生很多可能的机制可以通过某些方式改变胎儿的发育，这些改变也许会影响胎儿一生。母体状况和营养条件会影响胎盘和早期胚胎发育。在器官形成过程中，环境条件可能会影响心脏、肾脏、胰腺和其他器官中细胞类型的数量和功能。在妊娠后期，子宫环境会影响胎儿各种代谢调节的设定值。即使在出生后，早期营养和其他情况也可能影响器官系统和新陈代谢系统的生长和发育。环境对胎儿和婴儿生理机能的影响可以通过改变基因功能（表观遗传学）或通过改变分子和代谢环境的方式改变细胞的生长和分化。

营养会影响基因表达。近期研究表明，食物不仅仅是新陈代谢燃料和组织合成原料的来源，食物成分还可以作为信号分子。食物会产生遗传效应，在妊娠大鼠的膳食中补充叶酸、维生素B_{12}、胆碱和甜菜碱，通过 *agouti* 基因转座因子翻转，可以改变后代的皮毛颜色（Waterland 和 Jirtle, 2003）。这种效应可能与DNA甲基化有关，因为这些营养物质是重要的甲基供体。

批判节俭表型假说

一些研究人员批判了环境预定机制的观点，但是承认子宫和早期生活条件的不同会引起不同的生理表达。节俭表型假说确实存在缺陷，但是妊娠期环境会强烈影响生命后期的新陈代谢和生理机能这一基本观点已经得到了很好的证明。

是否真的存在节俭基因型或节俭表型仍然是一个问题（Speakman, 2006），目前还没有找到合适的证据。Speakman（2006）质疑间歇性饥荒是否真的会提供足够的、适当的选择压力来促进脂肪沉积，其研究主要集中于成人肥胖问题。过去，在不同储存器官中脂肪储存倾向的细微变化可能几乎没有适应意义。

宫内条件作为产后状况的预测因子，可通过这种预测机制选择节俭基因型和节俭表型，这一假设确实把适应主义的观点推向了极端。大多数的环境条件不可能在如此长的一段时间内保持稳定。当然，选择压力也有可能来自食物短缺的间歇性持续时期。但宫内生理预定是为了让新生儿和最终的成人为食物匮乏条件做准备这一假设并不需要宫内条件可以将生理机能和新陈代谢系统设定在特定的路径上这一观点，所需要的只是通过身体结构和生理机能的变化（如肾元数、胰岛B细胞功能）来满足宫内条件（如有利于宫内生长限制的条件），这将决定动物在以后生活中遇到任何条件时的新陈代谢反应。

众所周知，一个成年人要想生殖成功就必须成功地经历之前所有的非生殖发育阶段。成年人为了成功生殖，之前必须是成功的亚成年人、幼儿、婴儿、新生儿，最初是一个成功的胎儿。如果胎儿在营养不良、生长受限的子宫环境中进行必要的新陈代谢调整以便成功出生，致使产生了日后易肥胖或患其他疾病的倾向，这与不能出生相比仍然是适应的。

人类新生儿非常肥胖。出生时的高体脂可能是一种重要的适应功能，用于支持人类出生后独特而显著的大脑生长。有趣的是，与非人灵长类动物婴儿相比，宫内发育迟缓婴儿仍然相对肥胖，这表明新生儿肥胖的防御是适应性的。人类胎儿的新陈代谢似乎在一出生就努力达到了一定的脂肪水平，因此促进脂肪沉积的新陈代谢变化不一定预示出生后的匮乏，这只是新生儿产生适当肥胖所需的反应。不幸的是，这些新陈代谢适应似乎无法恢复。当儿童在富足的环境下长大时，产生肥胖婴儿所必需的生理机能与以后生活的营养条件不匹配，结果容易使人积累过多的脂肪组织。

在胎儿营养过剩的情况下（如妊娠期糖尿病），人类婴儿往往体型较大。新生儿增加的体重中，脂肪的增加比例较大。巨大婴儿的瘦体重也更大，但大部分的体重差异可归结为较大的脂肪量。胎儿的生理进化更倾向于脂肪沉积，在胎儿营养输送不足的情况下，脂肪沉积倾向可能具有适应功能。过去大部分时间里，低出生体重婴儿比巨大婴儿更常见。当营养超过胎儿的正常生长所需时，大部分能量就会转化为脂肪沉积，这对生理机能和新陈代谢具有长期影响。我们认为，在现代环境中体重增加的生物学倾向的一个原因，源于胎儿和母体新陈代谢的选择压力有利于肥胖婴儿。

人体差异

并不是所有人对现代致胖环境的反应都一样，肥胖带来的健康影响也并不相同。人类对致胖环境和肥胖本身的反应有相当大的差异。大部分差异不是随机分布的，而是有家庭和群体关联。流行病学证据表明，人们在肥胖及其相关疾病的易感性方面存在种族和民族差异。例如，美洲原住民、拉美裔和非洲裔美国人似乎比欧洲裔美国人更易肥胖且更易患2型糖尿病（Abate和Chandalia，2003）。

种族和民族并没有普遍认可的定义，这使关于种族、民族和遗传学的讨论变得更加复杂（Collins，2004；Keita等，2004）。种族的概念可以从生物学上或社会学上进行构建，持有这两种不同观点的人之间往往很难达成一致意见，大多数流行病学研究中使用的分类混合了这两个方面内容。

来自人类基因组计划和其他最近关于人类遗传变异研究的证据证明了个体的独特性以及人类之间的共性（Royal和Dunston，2004）。即使现在世界人口超生60亿，但人类目前表达的遗传变异只是基因组中存在的一小部分。因此，任何新生儿至少在某些遗传方面都可能是独一无二的。与此同时，随机选择的人类之间的平均遗传差异与许多种群数量更少的其他物种相比是相当小的。这反映了现代人类可能源于相当近期内（过去的10万年内）的少量初始人口这一事实（Jorde和Wooding，

2004）。

种群当然可以根据地理来源来定义，直至目前（在进化的时间范围上），大多数人仍未远离过他们的出生地。同一个地理区域内的人更有可能拥有相似的基因组，但同一地理群体内部之间的遗传变异通常大于不同地理群体之间的差异（Mountain and Risch, 2004）。而且现代遗传研究产生的新数据数量惊人，我们现在意识到了成千上万的潜在候选基因，如果使用大量的多态标记，那么来自不同大陆的人之间表达的遗传变异模式是一致的。非洲人口的基因最多样化，最大的遗传距离发生在非洲人和非非洲人之间，而且基因树的根最接近非洲人口（Jorde 和 Wooding，2004）。所有的证据都证明了以下假设，即人类祖先起源于非洲，在5万—6万年前，其中一小部分非洲人迁徙到世界其他地方居住。可以说，人类物种是相对年轻的。

种族和祖先当然相关，但是祖先是对个体更微妙、更复杂的描述（Jorde和Wooding，2004）。例如，用100个多态性对107个撒哈拉以南非洲人、67个东亚人和81个欧洲人进行分类，结果得到3个准确率100%的群集。但是大多数个体并没有以100%的概率映射到各自的群集。他们和他们的地理群体的祖先相同，但也可能和其他群集的祖先相同。此外，263名南亚人的样本没有映射为一个单一的群集，而是分散在东亚和欧洲群集之间。有些主要分布在东亚群集，其他有些分布在欧洲群集，还有些分布在两个集群之间（Bamshad等， 2003；Jorde和Wooding，2004）。考虑到已知的从东亚和欧洲出发经过印度次大陆的移民历史（因此基因流动），以上结果是相当合理的。

个体之间的遗传相似性和差异源于共同或不同的祖先。民族和种族不是祖先的完美标记，但仍然有用（Jorde和Wooding，2004；Mountain和Risch，2004）。如果考虑到某一特定的性状，根据种族和民族来分类的人们之间存在大量的差异，那么这种差异就提供了用于进一步研究的有用信息。妄下结论认为这些群体之间的差异源于基因差异通常是站不住脚的（Mountain和Risch，2004）。目前，民族和种族充其量只是简单代表了源自祖先的遗传、文化、环境和社会经济因素。

脂肪沉积和新陈代谢

尤其重要的是，男性更倾向于将脂肪储存在内脏。所有的人类种族群体似乎都是如此，即男性大部分脂肪储存在内脏脂肪组织中（Park等，2001；Sumner等，2002）。然而，不同种族的人体内脂肪分布也有所不同。非洲裔美国人的内脏脂肪含量比欧洲裔美国人低，非洲裔美国女性比其他种族女性的皮下脂肪含量更高（Hoffman等，2005）。一项研究对比了亚裔美国人和欧洲裔美国人的脂肪分布，发现亚裔美国人更矮，体重更轻，平均BMI更低。尽管BMI较低，但亚裔美国人和欧洲裔美国人的体脂百分比相同（Park等，2001）。在这项研究中，男性的内脏脂肪储存比例没有什么不同，占总脂肪组织的9%—10%。亚裔美国女性的内脏脂肪占总脂肪组织的比例高于欧洲裔美国女性（5.1%和3.4%）。

在美国老年女性（平均年龄接近65岁）样本中，菲律宾女性虽然BMI比非洲裔美国女性低，但内脏脂肪更多，而且她们与白色人种女性的BMI没有差异（Araneta和Barrett-Conner，2005）。另外，菲律宾女性患2型糖尿病的比例最高。非洲裔美国女性的皮下脂肪含量最多且内脏脂肪与皮下脂肪的比例最低。

在西方饮食环境下，亚洲人似乎更容易患2型糖尿病（Abate和Chandalia，2003；Yajnik，2004）。亚裔美国人在美国的糖尿病患病率高于美洲原住民。与墨西哥人相比，居住在美国的拉美裔美国人和美洲原住民也是如此。虽然拉美裔是一个族裔名称，可以包括所有种族，但美国的拉美裔人口很大一部分都有美洲原住民血统，而美洲原住民是大约1万年前进入北美的亚洲人的后裔。因此，亚洲人、拉美人和美洲原住民都易肥胖以及易患2型糖尿病，他们之间可能有某些共同的基因基础。

北美印第安人

生活在美国的北美印第安人肥胖率和2型糖尿病患病率非常高，居世界首位（Schulz等，2006）。北美印第安人较高的肥胖率和2型糖尿病患病率的发生早于这些状况在美国的流行（Bennett等，1971；Knowler等，1990）。

北美印第安人似乎易肥胖以及易患2型糖尿病，但这种易感性只有在高能量密度食物和低体力活动的环境条件下才会明显。西方化饮食以及体力活动明显减少等生活方式的养成是北美印第安人高肥胖率和2型糖尿病高患病率的主要原因。生活在墨西哥的北美印第安人明显更瘦，2型糖尿病的患病率微不足道（Schulz等，2006；图13.1）。生活在墨西哥的北美印第安人，无论男女体力活动都显著高于生活在美国的北美印第安人（Schulz等，2006，图13.2）。在现代西化环境中，北美印第安人似乎异常容易肥胖。

PP家族可能影响北美印第安人肥胖和糖尿病的易感性。空腹和餐后循环胰腺多肽的变化与肥胖的易感性相关，但这两项指标的方向相反。腰围增加与空腹PP反应呈正相关，与餐后PP反应呈负相关（Koska等，2004）。PYY和Y_2受体（Y_2R）中的SNPs与肥胖有关，但仅在男性北美印第安人中存在（Ma等，2005）。

其他的基因多态性与北美印第安人肥胖易感性的变异有关，如一个

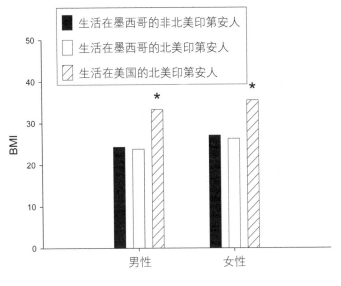

图 13.1

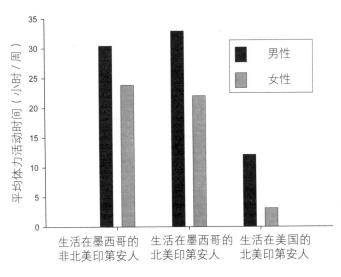

图 13.2

脂肪酸合成酶基因的错义替换，降低了碳水化合物的氧化，并能预防肥胖（Kovacs等，2004）。肾上腺皮质4受体基因几种多态性似乎造成了一部分北美印第安人的肥胖（Ma等，2004）。此外，一个*ARHGEF*11基因的等位基因（在印第安人中频率为10%）与2型糖尿病有关，如果存在于没有2型糖尿病的印第安人中，则与胰岛素抵抗有关（Ma 等，2007）。

当然，基因研究只确定了某些肥胖缺陷，北美印第安人的肥胖源于遗传因素与近期生活方式变化之间的相互作用。肥胖的易感性也可能代表了一种正反馈循环的结果，后代子宫内生理预定产生的生理机能倾向于储存脂肪。

选型婚配和肥胖流行病

有证据表明，在现代环境中由于遗传和表观遗传过程，肥胖的遗传倾向可以自我强化。母体条件下的胎儿代谢设定，是一种表观遗传机制，本质上是一种特征的拉马克传递。有证据表明，肥胖风险也有直接的基因传递。BMI已被证明具有遗传因素（Stunkard等，1986，1990）。此外，人们的BMI也存在选型婚配[1]（Hebebrand等，2000；Jacobson等，2007；Speakman等，2007）。换句话说，人们更可能与BMI和自己相似的人结婚生子（Hebebrand等，2000；Jacobson等，2007；Speakman等，2007）。

甚至BMI有可能不是调查这一现象最合适的方法，而体型可能是更好的研究参数。当然，人们之间的这两个参数都不同，且体型可能与

---

[1] 选型婚配：倾向于与自己外貌、行为和性格相近的人配对的行为被称为选型婚配。——译者注

BMI高度相关。把体型（而不是BMI）作为影响配偶选择和最终肥胖易感性的参数的好处是，体型对影响其表达的社会经济地位和现代环境条件的依赖较少。有证据佐证了它的真实性：手臂较粗壮的男性或女性，无论是由于脂肪量较大还是瘦体重较大，他们的配偶更有可能具有同样的特征（Speakman 等，2007），这些人也更有可能与腿部脂肪低于平均水平的人结婚。

在现代条件下，人们倾向于选择与自身体型类似的伴侣，这将造成肥胖风险的双峰或多峰分布。这在一定程度上可以解释肥胖易感和肥胖抵抗个体的存在。Speakman和他的同事（2007）开发了一个模型，证明了从理论上讲，选型婚配可能会在几代人内造成肥胖率翻倍。当然，选型婚配的结果在很大程度上取决于导致人类肥胖易感的遗传特征。

纬度和膳食脂肪

利用脂肪作为新陈代谢燃料的能力因人而异，大部分差异可以用种族和民族的差异来解释。一般来说，欧洲人比其他种族更善于上调脂肪氧化水平。例如，与美国白色人种女性相比，非洲裔美国女性的代谢灵活性较低（Berk等，2006），白色人种女性对高脂肪饮食的脂肪氧化反应上调幅度比非洲裔美国女性大。这种普遍联系的复杂性非常有趣，因纽特人和其他生活在高纬度地区的居民在脂肪氧化和脂肪组织过剩的后果方面与欧洲人和亚洲人都不同。根据BMI标准，因纽特人的肥胖率已经相当高，但是每种BMI水平的因纽特人的血压和循环血脂水平都低于欧洲人（Young等，2007），这与亚洲人比欧洲人的代谢综合征风险因素更高但BMI水平较低的一般模式相反。因此，这种差异似乎与种族有关，但也可能是对远离赤道的高纬度地区环境的适应。

这就引出了一个非常有趣但极具推测性的假设：当你离赤道越远，可捕食的动物就越有可能携带大量的脂肪。换句话说，撒哈拉以南非洲的猎物通常都很瘦，而在北纬地区，北欧或亚洲，特别是在北极圈附近，猎物的脂肪含量较高。从季节的角度来看确实正确。许多远离赤道的物种在冬季来临前会储存大量的脂肪，要么是为了冬眠，要么只是为了在冬季食物供应无法满足能量需求时缓冲身体能量的损失。哺乳动物和鸟类在进入冬季前、早冬甚至更久后体内脂肪含量都很高。对于远离赤道的祖先来说，植物资源在冬季也是最少的。当你远离赤道时，至少在季节性情况下，会遇到食物中碳水化合物含量低而脂肪含量相对较高的时期，而在夏季，碳水化合物资源相比脂肪会有所增加。

因此，与生活在赤道附近的祖先相比，生活在高纬度地区的祖先更适应灵活的新陈代谢，同时具有更强的在以脂肪为主和以碳水化合物为主的新陈代谢之间转换的能力。虽然脂肪在所有人的饮食中都很重要，但生活在高纬度地区的人的饮食中，脂肪可能更重要、更普遍。可能上调脂肪氧化的能力，进而代谢高脂肪饮食的能力有一个纬向的倾斜，这也许是非洲裔美国人和欧洲裔美国人之间的差异造成非洲裔美国人食用西方饮食更容易肥胖的原因之一，高脂肪食物可能会使非洲裔美国人积累更多的脂肪。

小结

生物学知识正以惊人的速度扩展，科学家们正在对不久前刚刚发现的现象进行研究。这一点在遗传学中表现得最为明显。现在人类已经完成了多个物种的全基因组测序，从人类到斑马鱼再到植物根系微生物

（Paulsen 等，2005）。在非人灵长类动物中，黑猩猩、红毛猩猩、恒河猴和猕猴的基因组测序也已经完成。知识扩展的结果之一是，我们对遗传学如何产生作用的认识远比本书的两位作者在研究生院学到的遗传学更加复杂和现实。

人类有很多不同的特征，无论在数量上还是在分布上积累脂肪的倾向都不同。不幸的是，在现代环境中，许多人都很容易肥胖，与此同时许多人仍然保持苗条。遗传变异当然是造成今天人类肥胖差异的一种原因，但是遗传学并不简单。寻找与肥胖相关的SNP有意义，但也可能发现成百上千个潜在的候选基因，每个基因本身对一般人群的肥胖影响很小。

现代遗传学研究表明，我们的基因既有潜在的简单性，又具有复杂性。生命的基本组成部分由2万—3万个编码蛋白质的基因所代表，不同物种之间是非常相似的。这些基因的调控可能非常复杂，而正是DNA的调控功能，生物才产生了形式和功能上惊人的多样性。表观遗传机制，即在不改变基因结构的情况下改变基因表达，造成了物种之间、物种内部以及体内不同细胞间生物表达的多样性。早期环境，从母体营养状况到人造化学品的浓度，都可以影响成人的生理机能和新陈代谢。

北美印第安人就是很好的例子，说明了遗传易感性以及环境因素在决定易感性表达方面的重要作用。北美印第安人的生活方式更为传统，体力活动广泛，与不运动的同胞相比身体状况大不相同。

总结
在现代生活的危险之中生存

　　当今时代的生物学激动人心，人们的知识正以指数速率增长。新科技让我们得以窥见生命的核心——能使动物生存的复杂的分子机制。我们获知得越多，就越会惊讶于生命的多样性、灵活性和适应性。

　　在本书中，我们研究了很多有关人类肥胖的生物学知识。研究以进化为基础，采用比较方法，将多个层次的分析研究进行整合，从分子到生物甚至到群体结构。我们从进化的观点以广阔的视角来研究这个问题，如从对远古信息分子不同功能的研究到人类进化的具体特点。我们所研究的生物学特性对大多数哺乳动物，甚至大多数脊椎动物来说是共有的，还有一些生物学特征似乎是人类独有的。

　　我们强调系统方法，因为这是了解生物和生物体行为最有效的途径。分子技术提供了惊人的信息，是了解生命如何工作的关键。但最终，没有肠道和大脑，脑肠肽就无法发挥作用。事实上，肝、肾、脂肪组织和所有其他组成整个有机体的器官、结构和组织以及发挥作用的有机体都不可或缺。

　　我们在研究中重视分子技术的应用，重视对器官和神经回路的深入研究，最重视的是结合不同层次的研究来了解全身生理机能。我们的最终目标是把对人类全身生理机能的了解放在一个比较的、进化的背景下，这样不仅可以了解它是如何工作的，也可以了解它是如何形成的。

信息分子与进化

　　所有生命都有共同的开端，因为生命有共同的分子基础。生命需要有从有机体外部和内部传输、分配和管理信息的能力。我们研究不同信息分子的功能及其调节动物生理机能、新陈代谢和行为的方式，这些信息分子的种类和数量远远高于在本书中所讨论的，而且每年都会有新的发现。尽管如此，它们的数量还是有限的，而且大多似乎很古老或者是从可能存在于最早的多细胞生物中的古老分子衍生出来的（如果不是更早的话）。进化作用于已经存在的事物，它不是为未来而设计，而是对过去的整合。

　　除了学习本书中讨论的特定分子的功能之外，我们希望读者已经将我们认为的基本概念进行了整合，以了解这些分子。进化过程让这些分子具有不同的功能，可以随组织、发育阶段和生物体所处的特定环境而变化。实际上，进化已经让这些分子发挥了超出其原始功能的多种功能，那些原始功能可能在数亿年的变化中永远消失了。当然，关于这些特定分子相互作用并影响彼此的功能，需要从调节的角度来看待，而不是从结构的角度——它们是有多种"投入"和"产出"的动态模型。

　　这并不意味着单独研究分子功能的某一个方面不是增加知识的有效手段，许多科学研究就是这样开展的：缩小对象和限制参数，以便更清晰地观察现象。但是任何分子或系统都不是孤立存在的，对形式和功能的全面理解来自将简化的方法论整合为一种更加包罗万象的方法。

　　本书中给出了很多这样的例子，瘦素也许是与本书整体主题相关的最好例子。瘦素是饱腹感的信号，因此与肥胖直接相关。但瘦素也作为一种发育和生殖激素来发挥作用，其中一种关键功能可能是将身体状况与生殖功能联系起来。从进化的角度来看，瘦素最重要的作用可能是在艰难时期抑制生殖，而不是在食物充足时抑制进食。关于瘦素作用的狭隘观点提供了一定见解，但忽略了更全面的理解，即考虑适应和进化。

肥胖与进化

一个人体型持续增大及其体重持续增加而造成肥胖的易感性肯定有遗传因素，无数研究已经证明了这一事实（Stunkard等，1986, 1990）。与此同时，超重和肥胖人群比例迅速、持续增加并不代表人类基因的转变。人类基因并没有突然、显著地变化。人类物种可能一直都很容易肥胖，过去肥胖表型很少见，最可能的原因是虽然存在易感性，但外部环境因素抑制了肥胖表型的表达。现代环境中许多限制已经放宽了，甚至可能增加了某些进一步引起体重增加的因素。人体生物学与现代致胖环境相互作用，具有适应性和选择性中立的特征。我们得出的结论之一是，现代世界有很多途径会造成肥胖，但许多人在同样的环境中仍然能够保持苗条，人们之间似乎很不同。

人体生物学有3个关键方面反映了人类世系中适应性进化的改变造成生理机能和新陈代谢提高了人类在现代环境中对肥胖的易感性。这些变化就是巨大的（和新陈代谢过程中高耗能的）大脑、新生儿肥胖比例增加以及母亲肥胖比例增加。后两种适应性可能都是由繁衍后代的选择压力而产生的，后代将有很长一段时间的重要的产后大脑发育过程（Kuzawa, 1998；Cunnane和Crawford, 2003）。换句话说，我们较大的大脑是肥胖增加的选择压力，至少对特定年龄和性别的人群来说是如此，并使我们能够创造出一种环境，在这种环境中，肥胖增加的能力可以超越过去。

与非人灵长类动物相比，脂肪在人类饮食和身体中的重要性有所增加。我们认为，这种营养生物学上的变化与人类世系中重要的进化事件有关——较大的大脑。较大的大脑大大增强了我们的认知能力，我们用这种能力来征服世界。较大的大脑当然是一种成功的适应性，但也伴随着大量的新陈代谢和营养成本。祖先较大的大脑能够提高他们的觅食效率，提高获得高能量密度食物的能力，同时提高净总能量摄入，但较大的大脑也可能是需要增加能量的原因。大脑需要能量，过去外界的制约限制了脂肪摄入和从过量能量摄入中代谢产生脂肪的能力。热量很稀少，需要消耗大量的能量才能获得，因此正能量平衡并不容易实现，只是偶尔发生。我们认为，过去环境促进了祖先储存脂肪能力的增强，至少对女性以及胎儿和婴儿时期是如此。

虽然许多哺乳动物中母体肥胖是一种繁殖策略，但人类婴儿的肥胖并不寻常（Kuzawa，1998）。人类婴儿在肥胖方面可以与海洋哺乳动物相匹敌，但脂肪的作用与海洋哺乳动物不同，脂肪分布不能有效地抵御寒冷（Kuzawa，1998）。成人的褐色脂肪含量明显随着在寒冷环境中的暴露程度而发生变化。在长时间处于寒冷环境后，人体内褐色脂肪的含量会升高（Nedergaard等，2007）。褐色脂肪能通过非寒战性产热机制产生热量，这是产生身体热量的有效方式，但成人身上的褐色脂肪量很有限。人类肥胖并不是对寒冷的适应。

与其他非人灵长类动物的模式相比，人类生育肥胖婴儿是一种重大变化。虽然出生前脂肪组织沉积增多的适应功能尚不确定，但有一种合理的假设，即它在某种程度上与产后大脑生长有关（Kuzawa，1998；Cunnane和Crawford，2003）。大脑的高新陈代谢消耗不但需要更多的能量储存，还需要特定的脂肪酸，这些脂肪酸主要由饮食提供，或者对新生儿来说，由母亲在子宫内储存的脂肪提供。母乳的营养价值并没有改变（Milligan, 2008），所以母乳的变化无法满足任何大脑发育的额外需求。由于婴儿的大脑增大而产生的额外消耗，至少有一部分显然是由母亲在妊娠期间以脂肪形式储存在婴儿体内的能量来满足的（Cunnane和Crawford, 2003）。

肥胖婴儿可能还有其他的适应优势。在生病期间，肥胖会带来优势。疾病经常破坏进食和消化系统（Kuzawa, 1998），比如腹泻和肠胃感冒。大体型会延长耐饥时间，因此，祖先的大体型可能具有优势，但人类婴儿要小得多，相应的耐饥时间会比成年人短。新生儿体内较多的脂肪会在短期至中期内缓冲婴儿的饥饿，比如在患肠道疾病期间。

人类母乳的营养素含量与猩猩科动物相比并没有改变，但抗菌功能却发生了变化。人类母乳中免疫球蛋白、低聚糖和其他抗菌分子的浓度在已检测的所有乳汁中是最高的（Goldman等，1982；Milligan，2005、2008）。可以推断，在我们的进化过程中，婴儿在很长一段时间内所处环境的致病风险都很高。这为以下假设提供了独立的支持：在人类世系中，婴儿疾病风险是新生儿脂肪量增加的一种选择性因素。

较高的病原体致病风险是人口密度增加的必然结果（疾病媒介和接触增加）：随着人类在全球各地的广泛分布，病原体向新环境扩张（产生新的病原体）；驯养其他动物（近距离接触新病原体）；当人类开始长时间共同居住时，人类排泄物（包括病原体和寄生虫）不可避免地会集中起来。事实上，在农业发展时期，病原体数量可能就已经产生了激增。人类和动物的粪便可能是最早的肥料，因此，病原体直接与食物供应联系起来。人类物种的成功使环境中病原体致病风险增加，在下水道和其他卫生技术发明出现之前一直如此。

至少从进化意义上来说，我们可以将肥胖流行的很多原因归咎于大脑。构建和维护这个宝贵又高耗能的器官的生物学特性或许可以解释我们的许多偏好，这些偏好使我们面临肥胖的风险，因为我们已经利用了技术和文化的传播来增加获取食物的途径，减少了我们生存所需的消耗。可以说，大脑让人类成为这个时代最成功的物种，也使人类构建了一个致胖环境。这种环境从多方面反映了人们对高能量密度食物的偏好，并把人们从极端、持久的劳动中解脱出来。这些偏好可能是我们进化生存策略的一部分，可以追溯到食物稀缺、充满风险（比如成为被捕食对象）、需要大量能量消耗才能获得食物的时代。此外，人类物种的成功以及由于智力不断提高而产生的社会和文化体系，使祖先面临的病原体种类和数量不断增加。在一个食物不确定、肠道疾病频发的世界里，携带"额外的少量食物"可能是一种成功的适应策略。实际上，大的大脑其适应性似乎伴随着生理机能和行为选择，使许多人易胖。大脑也赋予了我们构建环境的能力，在这种环境中，易感性得以表达。

当然，大脑赋予了我们了解自身的能力，我们可以评估肥胖易感性增加的危险，并努力解决这一问题。

关于肥胖的争论

为什么要担心人类肥胖率的增加呢？这个合理担忧是由于它对健康的影响。如果对健康没有影响，那么人类肥胖将是一个社会、文化和审美方面的问题，人们可以有不同的意见，而没有什么重大的影响。事实上，在美国近代关于体重和肥胖的文化观念已经发生了变化。在20世纪之前，人们认为体重高于平均水平代表着成功，还认为肥胖可以在生病时提供健康储备（Cassell, 1995）。20世纪初，肥胖开始与道德批判联系在一起，许多人认为肥胖反映了人们暴饮暴食并缺乏自我控制（Cassell,

1995）。"胖子"这个词从一种恭维变成了一种轻微的贬损。社会压力迫使人们保持苗条，也迫使肥胖的人减肥。

20世纪初发生的两件事强化了这些观点。1912年，一项对保险投保人的研究证明，体重与健康之间存在关系，体重高于平均水平和高死亡率有关（Cassell, 1995）。现在，肥胖是造成健康状况不佳的重要原因，而不是作为一种健康储备。另一件事是在第一次世界大战期间，美国实行定量配给是为了确保海外部队有足够的战争口粮。海报和标语暗示着，瘦是爱国的表现，胖意味着自私（Cassell, 1995）。

电影和电视剧对塑造吸引人的体型这一流行观念做出了贡献：电影明星，尤其是女性通常都很瘦。人们的确有理由担心，许多女性为了追求时尚之美而试图达到一种不健康的苗条状态。这就产生了两种对立观点，一种观点认为肥胖是当今对公众健康最严重的威胁之一，另一种观点认为肥胖的许多负面含义反映了基于社会审美规范的偏见和歧视。Saguy和Riley（2005）明确了"反肥胖"和"接受肥胖"两大思想阵营，这两大阵营一直在就肥胖问题进行公开斗争。反肥胖到底是符合公众健康的，还是一种基于时尚和观念的体重困扰呢？

我们是科学家，我们重视证据，重视基于可靠的科学研究收集的大量数据。当然，从不同的角度分析所有的证据可以影响结论的得出。任何逻辑推论背后总有假设，不断地回顾、质疑和检验假设很重要，尤其对科学家来说。

人类的体型正在发生变化。总的来说，人类是有史以来陆地上最胖的物种，而且这一趋势似乎还会持续一段时间。一些数据表明，在美国，肥胖率正趋于稳定，甚至可能在下降，成人和儿童都是如此。这种变化的原因尚不清楚，可能是由于行为上的变化，比如体力活动的增加以及食物消耗的减少，但也可能仅仅反映了易感人口的饱和。

本书的主要目的是探索现代人类肥胖率增加的可能根源。我们更关注于了解人类肥胖，而不是它在多大程度上反映了健康、社会和文化问题。肥胖者确实有一些日常生活上的障碍和挑战，其中许多都是居住结构上的问题，不需要减肥。健康后果也可直接归因于肥胖，需要加以研究和解决。本书的重点是试图了解肥胖的易感性从何而来。我们相信，了解人类肥胖的进化生物学原理有助于构建社会和个体对策。

肥胖、健康和生活方式

当然，环境里有许多因素都会导致健康风险，肥胖只是众多因素之一。吸烟、滥用药物、营养不良和缺乏锻炼都可能造成与肥胖无关的严重健康后果。有些人的BMI高、体脂百分比也高，但新陈代谢正常。

会有健康的肥胖者吗？当然，可能有些肥胖者至少在短期和中期内可以在正常生命活动中保持健康。但是脂肪组织有代谢活性，脂肪的大量增加会对内分泌和免疫功能产生影响。就像一个人的肾上腺或甲状旁腺增大一倍会产生很大问题一样，脂肪组织的大量增加也会产生降低健康水平的长期影响，进而影响个人的生理机能，影响性激素和其他类固醇、生物活性肽、细胞因子和免疫功能分子的循环浓度（见第十一章）。这种内部信息分子环境的失调可能使许多器官系统产生生理应变（非稳态负荷）。肥胖会影响新陈代谢。

生活方式可以影响BMI与代谢综合征相关因素之间的关系。移居丹麦的因纽特人与生活在格陵兰的因纽特人在肥胖与心血管疾病风险之间的关系上不同，生活在丹麦的因纽特人与具有欧洲血统的丹麦人非常相似（Jørgensen等，2006）。

体力活动是BMI和疾病风险之间的重要协变量。在一项针对50—71

岁之间的中老年人的大型前瞻性研究中，中度和剧烈的体力活动都可降低死亡率（Lietzmann等，2007）。在大多数年龄段，身体健康是降低男性死亡率的一个重要因素（Lee 等，1999）。在美国对2 603名60岁以上人群进行的一项长达12年的研究表明，无论体脂率是多少，体力活动都能延长寿命（Sui等，2007）。无论体脂率是多少，心血管健康都有助于60岁以上的成年人长寿。事实上，肥胖但健康的人比体重正常但身体不健康的人的死亡风险低。在心血管不健康的人群中，高BMI（＞35 kg/m^2）的人死亡率最高（Sui等，2007）。其他研究也一致发现，适度超重的人只要进行体力活动，他们的死亡风险并不会增加（Gale等，2007）。运动不需要特别剧烈，可以步行至少半小时或参加体力活动而不是娱乐活动，如高尔夫、舞蹈课或游泳等都对健康有益（Sui 等，2007）。

体力活动似乎在细胞水平上甚至在染色体水平上与衰老有关。在一项针对双胞胎研究中发现白细胞端粒长度❶与休闲时的体力活动呈正相关（Cherkas等，2008）。不同之处在于，活跃受试者的端粒长度与小10岁的不活跃受试者的端粒长度相等。

体力活动有益，而心血管健康是整体健康的重要决定因素。缺乏体力活动会造成许多新陈代谢问题而影响健康，包括肥胖及其后遗症。在第十三章中介绍的来自北美印第安人的数据支持了这一观点，经常运动的北美印第安人一般不会肥胖，而体力活动较少的北美印第安人容易肥胖（图13.1和图13.2）。

---

❶ 端粒长度：端粒是存在于真核细胞线状染色体末端的一小段 DNA—蛋白质复合体，它与端粒结合蛋白一起构成了特殊的"帽子"结构，作用是保持染色体的完整性和控制细胞分裂周期。细胞愈老，其端粒长度愈短，细胞愈年轻，端粒愈长。端粒与细胞老化有关系。——译者注

体力活动与进化

我们可以从很多角度来看待现代人类的肥胖问题，本书从进化生物学的角度出发。我们正在探索人类如何以及为什么会变肥胖，生理倾向怎样以及它是如何与我们所创造的现代环境相互作用的。进化论的观点说明了为什么我们创造了现代世界的许多致胖环境。人类这一物种非常重视获取高能量密度食物以及减少能量消耗，这有直观的、进化的意义。在数百万年时间里，对祖先来说，最大的限制可能是很难平衡环境所需的能量消耗与其所能获得的食物量之间的关系。在过去大部分时间里，这种平衡一直徘徊在非常接近于零的不安全水平。毫无疑问，我们的偏好是获取食物，过去能量摄入很少能够满足或超过能量消耗。科技让这些内在需求得以满足，现在我们必须应对其后果。因为作为一个物种，无论我们自身多么聪明或掌握的技术多么先进，我们的生理机能仍然承载着过去，因此总会产生后果。

肥胖是种疾病吗？是否代表了生理系统不能正确地执行其功能呢？在肥胖的某些特定类型中，这显然是正确的，但似乎不能解释当今世界的所有肥胖类型。许多肥胖研究者认为，肥胖问题是能量体内平衡的失效。确实如此，但将其限制在"现代环境中"是很重要的。说无论环境如何，都应维持能量体内平衡，就是否认了进化的事实。进化系统通常不会在所有情况下都适用。

我们进化为活跃的物种，而不是固着生物。数百万年来，体力活动是祖先生活方式的一部分。如果接受现实，现代社会会让我们异常懒惰，不需要努力付出便能生存，但我们的生理机能是适应积极的生活方式的。认为我们的能量摄入调节系统能在极低的能量消耗水平下有效工作，这种想法很幼稚。

从进化的角度来看，我们应该营造需要更多体力活动的环境。不紧张、不激烈的短期努力以及体育运动、舞蹈和其他体力挑战活动会令人愉快，但也有危险，就其本质而言，它们不会持续很长时间或伴随我们一生。医学文献和进化论观点都表明，我们的身体非常适合承受适度但持续的运动，而且这种运动可能确实是最健康的选择。也许，如果我们需要在体力活动上重新花费更多的时间和精力，那么进食行为就不这么值得关注了。

体内平衡、应变稳态和预期调节

食欲的调节常被认为是一种体内平衡过程。所谓的体重平衡除了作为身体能量平衡的结果，可能真的不存在。但对大多数人来说，体重变化通常是脂肪组织的变化，因此体重平衡一般等于能量平衡。有令人信服的数据表明，许多情况下，成年非生殖动物会调节进食和活动，以在适当的时间范围内达到能量平衡。流行病学数据还表明，在过去几十年里，许多人并没有做到这点。这是体内平衡的失败吗？还是仍然在进化而来的生理机能和行为规范内，由于现代世界和进化环境之间的巨大差异，造成现在体内平衡已经不合适了呢？有没有有效的医学方法可以使肥胖者变瘦呢？肥胖的易感性是进化的适应生理和现代环境间不匹配的结果吗？

体内平衡观点是理解生理调节的有力工具，但并不代表所有生理机能，另外还有许多非稳态的生理过程。动物不是靠维持稳定来成功进化的，而是通过保持生存能力。这意味着生物的许多方面要保持一定程度的稳定性，比如血清钙离子要维持在一个相当小的范围内，过高或过低都会引起疾病甚至导致死亡。但对生命的许多其他方面来说，动物必须

（至少暂时）放弃体内平衡。体内平衡通过抵抗变化（即保持稳定）来实现生存能力，而应变稳态通过改变来实现生存能力，其反映了生理调节。

适应性生理变化是生命所必需的，也会增加能量消耗，这个概念被称为非稳态负荷。正常的、适应性的生理机制如果超出了正常的时间范围或者超出了现代环境之前通常在自然界中的极限，就可能引起疾病。脂肪组织参与生理机能和免疫功能的内分泌调节，能产生生物活性分子，影响其他器官系统和全身生理机能。引起肥胖的过量脂肪组织也会使一些正常调节功能失调。

药理学和进化的观点

我们以一个警告来结束本书内容。希望有一种简单的、药理学的方法来解决肥胖问题，这很诱人，也很人性化。但我们希望本书的读者会对这种方法持有正确的怀疑态度，并不是说这种方法不可能奏效，而是进化生物系统的复杂性表明，大多数简单的分子干预将产生多种意想不到的后果，并可能触发代偿❶性代谢系统。生物系统本质上是杂乱无序的，这是进化系统力量的一部分。

研究新陈代谢途径而不考虑整个生物体的生理机能是有危险的。例如，吸引素最初是作为一种由活化的T淋巴细胞表达的循环分泌分子被发现的。跨膜形态影响基础代谢的发现表明，吸引素可能是药物治疗肥胖

---

❶ 代偿：是通过加强某一个或多个器官或组织的功能以适应或补偿生理或病理情况下需要的一种生理现象。执行代偿功能的组织或者器官不仅功能加强，而且伴有体积增大。如体力劳动者因适应劳动的需要，四肢肌肉变得肥大、结实，收缩力加强；动脉主干阻塞时，供血功能由扩大的侧支循环来进行代偿等。——译者注

的潜在的细胞外靶点。但是吸引素位点的突变也与青少年神经退行性病变有关（Duke-Cohan等，2004）。我们对吸引素功能活动的认识还在不断发展，但是除了改变代谢率之外，吸引素功能的系统性改变可能会产生许多其他影响。

瘦素是一种古老的信息分子，具有多效作用，这一事实应该会让那些急切地认为瘦素具有潜在药理学益处的人冷静下来。瘦素有很多不同的功能，可能还会发现更多功能。基于瘦素系统的治疗干预可能会对生理机能和新陈代谢产生多种影响，这些影响会因组织、其他信号通路以及年龄的不同而有所不同。很可能会有许多意想不到的后果，甚至可能还有一些我们没有考虑到的后果。这种谨慎可能与大多数靶向信息分子代谢信号的其他药理操作有关。

不从整个有机体的角度来看待与肥胖有关的健康状况也会带来危险。我们认为在许多情况下（但不是所有情况下），肥胖可能是对现代世界的自然的适应性反应，这种反应适合过去，当时外部因素限制了能量摄入上限和能量消耗下限。许多与肥胖有关的疾病也至少部分是由于身体对脂肪组织增加所产生的生理适应以及这些适应对新陈代谢、免疫系统和其他终末器官的影响。要扭转或改善这些健康后果可能需要全身治疗，但现在许多治疗的目标是改变某些无可争议的重要参数的值，就好像仅仅把如收缩压或空腹血糖恢复到"正常"水平，整个身体就能恢复健康。这种方法可能会带来意想不到的、无法预料的后果。例如，最近一项试图通过将空腹血糖水平大幅降至健康范围来治疗2型糖尿病的药物试验，由于心脏病发作和中风患者数量的增加而不得不停止（NHLBI新闻发布，2008）。

我们的身体时刻进行调整以适应环境，如果某个参数值明显超出正常健康范围，那么生理机能和新陈代谢的其他方面很可能正在适应这种变化，同时也在影响并推动这种变化。在不考虑患者的代谢和生理条件的情况下进行干预使参数恢复到正常范围，会有扰乱一系列对健康有重要影响的相关代谢参数的风险。虽然从长期来看，高空腹血糖水平会使人衰弱，但它可能是对器官系统其他失调的反应，实际上是身体在面对多种疾病时试图维持功能的一种尝试。或者循环葡萄糖的急剧下降可能是其他正常生理反应的关键，此时这些反应会对脆弱的器官系统造成影响。很可能一个长期血糖控制不良的人持续处于低空腹血糖水平并不是合适的生理状态，低空腹血糖对于葡萄糖代谢没有受到影响的人来说是合适和健康的。

解决肥胖问题可能需要多层次的综合干预。由于各种原因，人们容易肥胖。有很多途径可以造成肥胖，也可能有很多途径来避免脂肪的过度增加。过去"一刀切"的解决方案没有奏效，也不太可能奏效。了解进食、食物偏好相关行为背后的复杂生物学原理以及体力活动（不仅从功能上，还要从进化历史上）的重要性，是采用必要的综合方法来改变现代世界及人们的行为以降低肥胖带来的健康问题和经济负担的一个重要途径。

延伸阅读

Abate N, Chandalia M. 2003. The impact of ethnicity on type 2 diabetes. J Diabetes Complications 17: 39 – 58.

Abdallah L, Chabert M, and Lois-Sylvestre J. 1997. Cephalic phase responses to sweet taste. Am J Clin Nutr 65: 737 – 743.

Ahima RS, Osei SY. 2004. Leptin signaling. Physiol and Behav 81: 223 – 241.

Ahmed ML, Ong KKL, Morrell DJ, Cox L, Drayer N, Perry L, Preece MA, Dunger DB. 1999. Longitudinal study of leptin concentration during puberty: sex differences and relationship to changes in body composition. JCEM 84: 899 – 905.

Ahren B, Holst JJ. 2001. The cephalic insulin response to meal ingestion in humans is dependent on both cholinergic and noncholinergic mechanisms and is important for postprandial glycemia. Diabetes. 50 (5): 1030 – 1038.

Aiello LC, Bates N, and Joffe T. 2001. In defense of the expensive tissue hypothesis. In Evolutionary Anatomy of the Primate Cerebral Cortex. Falk D, Gibson KR (eds.), 57 – 78. Cambridge: Cambridge University Press.

Aiello LC, Wheeler P. 1995. The expensive-tissue hypothesis: the brain and the digestive system in human and primate evolution. Curr Anthropol 46: 126 – 170.

Al Atawi F, Warsy A, Babay Z, Addar M. 2005. Fetal sex and leptin concentrations in pregnant females. Ann Saudi Med 25: 124 – 128.

Alexe D-M, Syridou G, Petridou ET. 2006. Determinants of early life leptin levels and later life degenerative outcomes. Clin Med Res 4: 326 – 335.

Allison KC, Ahima RS, O'Reardon JP, Dinges DF, Sharma V, Cummings DE, Heo M, Martino NS, Stunkard AJ. 2005. Neuroendocrine profiles associated with energy intake, sleep, and stress in the night eating syndrome. JCEM 90: 6214 – 6217.

Anderson LA, McTernan PG, Barnett AH, Kumar S. 2001. The effects of androgens and estrogens on preadipocyte proliferation in human adipose tissue: influence of gender and site. JCEM 86: 5045 – 5051.

Anderson RE, Crespo CJ, Bartlett SJ, Cheskin LJ, Pratt M. 1998. Relationship of physical activity and television with body weight and level of fatness among children. JAMA 279: 938 - 942.

Andrew R, Phillips DIW, Walker BR. 1998. Obesity and gender influence cortisol secretion and metabolism in man. JCEM 83: 1806 - 1809.

Aquila S, Gentile M, Middea E, Catalano S, Morelli C, Pezzi V, And ò S. 2005. Leptin secretion by human ejaculated spermatozoa. JCEM 90: 4753 - 4761.

Arai M, Assil IQ, Abou-Samra AB. 2001. Characterization of three corticotropin-releasing factor receptors in catfish: a novel third receptor is predominantly expressed in pituitary and urophysis. Endocrinology 142: 446 - 454.

Araneta MRG, Barrett-Conner E. 2005. Ethnic differences in visceral adipose tissue and type 2 diabetes: Filipino, African-American, and white women. Obesity Res 13: 1458 - 1465.

Araneta MRG, Wingard DL, Barrett-Connor E. 2002. Type 2 diabetes and metabolic syndrome in Filipina-American women: a high-risk nonobese population. Diabetes Care 25: 494 - 499.

Arita Y, Kihara S, Ouchi N, et al. 1999. Paradoxical decrease of an adipose-specific protein, adiponectin, in obesity. Biochem Biophys Res Commun 257: 79 - 83.

Ariyasu H, Takaya K, Tagami T, Ogawa Y, Hosoda K, Akamizu T, Suda M, Koh T, Natusi K, Toyooka S, Shirakami G, Usui T, Shimatsu A, Doi K, Hosoda H, Kojima M, Kanagawa K, Nakao K. 2001. Stomach is major source of circulating ghrelin and feeding state determines plasma ghrelin-like immunoreactivity levels in humans. JCEM 86: 4753 - 4758..

Arner P. 1998. Not all fat is alike. Lancet 351: 1301 - 1302.

Arosio M, Ronchi CL, Beck-Peccoz P, Gebbia C, Giavoli C, Cappiello V, Conte D, Peracchi M. 2004. Effects of modified sham feeding on ghrelin levels in healthy human subjects. JCEM 89: 5101 - 5104.

Arunagh S, Pollack S, Yeh J, Aloia JF. 2003. Body fat and 25-hydroxyvitamin D levels in healthy women. JCEM 88: 157 - 161.

Arvat E, et al. Endocrine activities of ghrelin, a natural growth hormone secretagogue (GHS), in humans: comparison and interactions with hexarelin, a nonnatural peptidyl GHS, and GH-releasing hormone. JCEM 86: 1169 - 1174.

Aschoff J, Pohl H 1970. Rhythmic variations in energy metabolism. Federation Proceedings 29: 1541 - 1552.

Ashwell CM, et al. 1999. Hormonal regulation of leptin expression in broiler chickens. AJP-Regul, Integrative, and Comp Physiol 276 (1): R226 - R232.

Ashworth CJ, Hoggard N, Thomas L, Mercer JG, Wallace JM, Lea RG. 2000. Placental leptin. Rev Reprod 5: 18 - 24.

Ategbo JM, Grissa O, Yessoufou A, Hichami A, Dramane KL, Moutairou K, et al. 2006. Modulation of adipokines and cytokines in gestational diabetes and macrosomia. JCEM 91: 4137 - 4143.

Avery OT, MacLeod CM, McCarty M. Studies on the chemical nature of the substance inducing transformation of Pneumococcal types. 1944. J Experimental Med 79: 137 - 158.

Ayas NT, White DP, Al-Delaimy WK, Manson JE, Stampfer MJ, Speizer FE, Patel, S, Hu FB. 2003. A prospective study of self-reported sleep duration and incident diabetes in women. Diabetes Care 26: 380 - 384.

Babey SH, Hastert TA, Yu H, Brown ER. 2008. Physical activity among adolescents: when do parks matter? Am J Prev Med 34: 345 - 348.

Bado A, Levasseur S, Attoub S, Kermorgant S, Laigneau JP, Bortoluzzi MN, Moizo L, Lehy T, Guerre-Millo M, Le Marchand-Brustel Y, Lewin MJ. 1998. The stomach is a source of leptin. Nature 394: 790 - 793.

Baillie-Hamilton PF. 2002. Chemical toxins: a hypothesis to explain the obesity epidemic. J Alt Comp Med 8: 185 - 192.

Bajari TM, Nimpf J, Schneider WJ. Role of leptin in reproduction. 2004. Curr Opin Lipidol 15: 315 - 319.

Bamshad M, Wooding SP. 2003. Signatures of natural selection in the human genome. Nat Rev Genet 4 (2): 99 - 111.

Banks WA, Clever CM, Farrell CL. 2000. Partial saturation and regional variation in the blood to brain transport of leptin in normal weight mice. Am J Physiol 278: E1158 - E1165.

Banks WA, Phillips-Conroy JE, Jolly CJ, Morley JE. 2001. Serum leptin levels in wild and captive populations of baboons (Papio): implications for the ancestral role of leptin. JCEM 86: 4315 - 4320.

Barker DJP. 1991. Fetal and Infant Origins of Adult Disease. London: BMJ.

Barker DJP. 1997. The fetal origins of coronary heart disease. Eur Heart J 18: 883 - 884.

Barker DJP. 1998. Mothers, Babies, and Health in Later Life. Edinburgh: Churchill Livingstone.

Barker DJP, Gluckman PD, Godfrey KM, et al. 1993. Fetal nutrition and cardiovascular disease in adult life. Lancet 341: 938 - 941.

Barker DJP, Osmond C. 1986. Infant mortality, childhood nutrition, and ischaemic heart disease in England and Wales. Lancet 8489: 1077 - 1081.

Barker DJP, Osmond C, Thornburg KL, Kajantie E, Forsen TJ, Eriksson JG. 2008. A possible link between the pubertal growth of girls and breast cancer in their daughters. Am J Hum Biol 20 (2): 127 - 131.

Barrachina MD, Martinez V, Wang L, Wei JY, Tache Y. 1997. Synergistic interaction between leptin and cholecystokinin to reduce short-term food intake in lean mice. PNAS USA 94: 10455 - 10460.

Barrenetxe J, Villaro AC, Guembe L, Pascual I, Munoz-Navas M, Barber A, Lostao MP. 2002. Distribution of the long leptin receptor isoform in brush border, basolateral membrane, and cytoplasm of enterocytes. Gut 50: 797 - 802.

Barrett R, Kuzawa CW, McDade T, Armelagos GJ. 1998. Emerging and re-emerging infectious disease: the third epidemiologic transition. Ann Rev Anthro 27: 247 - 271.

Batterham RL, et al. 2002. Gut hormone PYY3-36 physiologically inhibits food intake. Nature 418: 650 - 654.

Bauman DE, Currie WB. 1980. Partitioning of nutrients during pregnancy and lactation: a review of mechanisms involving homeostasis and homeorrhesis. J Dairy Sci 1514 - 1529.

Beall MH, Haddad ME, Gayle D, Desai M, Ross MG. 2004. Adult obesity as a consequence of in utero programming. Clin Obstet Gynecol 47: 957 - 966.

Beck BB. 1980. Animal Tool Behavior: The Use and Manufacture of Tools. New York: Garland Press.

Bennett PH, Burch TA, Miller M. 1971. Diabetes mellitus in American (Pima) Indians. Lancet 2 (7716): 125 - 128.

Berglund MM, et al. 2003. the use of bioluminescence resonance energy transfer 2 to study neuropeptide y receptor agonist: induced b-arrestin 2 interaction. J of Pharmacol and Experim Therapeutics 306: 147 - 156.

Bergman RN, Kim SP, Catalano KJ, Hsu IR, Chiu JD, Kabir M, Hucking K, Ader M. 2006. Why visceral fat is bad: mechanisms of the metabolic syndrome. Obesity 14 (suppl): 16S - 19S.

Berk ES, Kovera AJ, Boozer CN, Pi-Sunyer FX, Albu JB. 2006. Metabolic inflexibility in substrate use is present in African-American but not Caucasian healthy, premenopausal, nondiabetic women. JCEM 91: 4099 - 4106.

Bernard C. 1865. An Introduction to the Study of Experimental Medicine. Trans. Henry Cooper Greene. New York: Dover Publications, 1957.

Berridge KC. 1996. Food reward: brain substrates of wanting and liking. Neurosci Biobehav Rev 20: 1 - 25.

Berridge KC. 2004. Motivation concepts in behavioral neuroscience. Physiol Behav 81: 179 - 209.

Berridge KC, Grill HJ, Norgren R. 1981. Relation of consummatory responses and preabsorptive insulin response to palatability and taste aversions. J Comp Physiol Psychol 95: 363 - 382.

Berthoud HR, Morrison C. The brain, appetite, and obesity. 2008. Ann Rev Psychol 59: 55 – 92.

Berthoud HR, Trimble ER, Siegal EG, Bereiter DA, Jeanrenaud B. 1980. Cephalic–phase insulin secretion in normal and pancreatic islet–transplanted rats. Am J Physiol 238: E336 – E340.

Birketvedt GS, Sundsfjord J, Florholmen JR. 1999. Hypothalamic–pituitary–adrenal axis in the night eating syndrome. Am J Endocrinol Metab 282: E366 – E369.

Blaxter K. 1989. Energy Metabolism in Animals and Man. Cambridge: Cambridge University Press.

Blouin K, Richard C, Belanger C, Dupont P, Daris M, Laberge P, Luu–The V, Tchernof A. 2003. Local androgen inactivation in abdominal visceral adipose tissue. JCEM 88: 5944 – 5950.

Boden G, Chen X, Mozzoli M, Ryan I. 1996. Effect of fasting on serum leptin in normal human subjects. JCEM 81: 3419 – 3423.

Bondeson J. 2000. The Two–Headed Boy, and Other Medical Marvels. Ithaca: Cornell University Press.

Booth DA. 1972. Conditioned satiety in the rat. J Comp Physiol Psychol 81: 457 – 471.

Boswell T, et al. 2006. Identification of a non–mammalian leptin–like gene: characterization and expression in the tiger salamander (Ambystoma tigrinum). Gen and Comp Endocrinol 146 (2): 157 – 166.

Boulus Z, Rossenwasser AM. 2004. A chronobiological perspective on allostasis and its application to shift work. In Allostasis, Homeostasis, and the Costs of Adaptation, Schulkin J (ed.). Cambridge: Cambridge University Press.

Bouret SG, Draper SJ, Simerly RB. 2004. Trophic action of leptin on hypothalamic neurons that regulate feeding. Science. 304: 108 – 110.

Bouret SG, Simerly RB. 2004. Minireview: leptin and development of hypothalamic feeding circuits. Endocrinol 145: 2621 – 2626.

Bouret SG, Simerly RB. 2006. Developmental programming of hypothalamic feeding circuits. Clin Genet 70: 295 – 301.

Bowman SA. 2007. Low economic status is associated with suboptional intakes of nutritious foods by adults in the national health and nutrition examination survey 1999 – 2002. Nutr Res 27: 515 – 523.

Bowman, SA, Gortmaker, SL, Ebbeling, CB, Pereira, MA, Ludwig, DS. 2004. Effects of fast food consumption on energy intake and diet quality among children in a national household survey. J Pediatrics 113: 112 – 118.

Bowman SA, Vinyard BT. 2004. Fast food consumers vs. non–fast food consumers: a comparison of their energy intakes, diet quality, and overweight status. J Am

College Nutr 23: 163 - 168.

Brady LS, et al. 1990. Altered expression of hypothalamic neuropeptide mRNAs in food-restricted and food-deprived rats. Neuroendocrinology 52: 441 - 447.

Brand-Miller JC, Holt SHA, Pawlak DB, McMillan J. 2002. Glycemic index and obesity. Am J Clin Nutr 76 (suppl): 281S - 285S.

Branson R, Potoczna N, Kral JG, Lentes KL, Hoehe MR, Horber FF. 2003. Binge eating as a major phenotype of melanocortin 4 receptor gene mutations. NE J Med 348 (12): 1096 - 1103.

Bray GA. 2004. Medical consequences of obesity. JCEM 89: 2583 - 2589.

Bray GA, Gray D. 1988. Obesity. Part 1. Pathogenesis. West J Med 149: 429 - 441.

Bray GA, Jablonski KA, Fujimot, WY, Barrett-Connor E, Haffner S, Hanson RL, Hill JO, Hubbard V, Kriska A, Stamm E, Pi-Sunyer FX. 2008. Relation of central adiposity and body mass index to the development of diabetes in the Diabetes Prevention Program. Am J Clin Nutr 87: 1212 - 1218.

Bray GA, Nielsen SJ, Popkin BM. 2004. Consumption of high-fructose corn syrup in beverages may play a role in the epidemic of obesity. Am J Clin Nutr 79: 537 - 543.

Brenna JT. 2002. Efficiency of conversion of a -linolenic acid to long chain n-3 fatty acids in man. Curr Opinion in Clin Nutr and Metabolic Care 5: 127 - 132.

Bribiescas RG. 2005. Serum leptin levels in Ache Amerindian females with normal adiposity are not significantly different from American anorexia nervosa patients. Am J Hum Biol 17: 207 - 210.

Brody S. 1945. Bioenergetics and Growth. New York: Hafner.

Brotanek JM, Gosz J, Weitzman M, Flores G. 2007. Iron deficiency in early childhood in the United States: risk factors and racial/ethnic disparities. Pediatr 120: 568 - 575.

Brotanek JM, Halterman J, Auinger P, Flores G, Weitzman M. 2005. Iron deficiency, prolonged bottle-feeding, and racial/ethnic disparities in young children. Arch Pediatr Adolesc Med 159: 1038 - 1042.

Brown PJ, Condit-Bentley VK. 1998. Culture, evolution, and obesity. In Handbook of Obesity, Bray G, Bouchard C, James WPT (eds.), 143 - 155. New York: Marcel Dekker.

Brownson RC, Baker EA, Housemann RA, Brennan LK, Bacak SJ. 2001. Environmental and policy determinants of physical activity in the United States. Am J Pub Health 91: 1995 - 2003.

Bruce DG, Storlien LH, Furler SM, Chisolm DJ. 1987. Cephalic phase metabolic responses in normal weight adults. Metabolism 36: 721 - 725.

Brunet M, Guy F, Pilbeam D, Mackaye HT, Likius A, Ahounta D, Beauvilain A,

Blondel C, Bocherens H, Boisserie J-R, De Bonis L, Coppens Y, Dejax J, Denys C, Duringer P, Eisenmann V, Fanone G, Fronty P, Geraads D, et al. 2002. A new hominid from the upper Miocene of Chad, Central Africa. Nature 418: 145‐151.

Bruttomesso D, Pianta A, Mari A, Valerio A, Marescotti MC, Avogaro A, Tiengo A, Del Prato S. 1999. Restoration of early rise in plasma insulin levels improves the glucose tolerance of type 2 diabetic patients. Diabetes 48: 99‐105.

Bucham JR, Parker R. 2007. The two faces of miRNA. Science 318: 1877‐1878.

Bungum TH, Satterwhite M, Jackson AW, Morrow JR, Jr. 2003. The relationship of body mass index, health costs and job absenteeism. Am J Health Behav 27: 456‐462.

Bunn HT. 1981. Archeological evidence for meat-eating by Plio-Pleistocene hominids from Koobi-Fora and Olduvai Gorge. Nature 291: 574‐577.

Bunn HT. 2001. Hunting, power scavenging, and butchering by Hadza foragers and by Plio-Pleistocene Homo. In Meat-Eating and Human Evolution, Stanford CB and Bunn HT (eds.), 199‐218. New York: Oxford University Press.

Butte NF, Hopkinson JM, Nicolson MA. 1997. Leptin in human reproduction: serum leptin levels in pregnant and lactating women. JCEM 82: 585‐589.

Cammisotto PG, Gingras D, Renaud C, Levy E, Bendayan M. 2006. Secretion of soluble leptin receptors by exocrine and endocrine cells of the gastric mucosa. Am J Physiol--Gastrointestinal and Liver Physiol 290: G242‐249.

Cammisotto PG, Renaud C, Gingras D, Delvin E, Levy E, Bendayan M. 2005. Endocrine and exocrine secretion of leptin by the gastric mucosa. J Histochemistry Cytochemistry 53: 851‐860.

Campfield LA Smith FJ, Guisez Y, et al. 1995. Recombinant mouse OB protein: evidence for a peripheral signal linking adiposity and central neural networks. Science 269: 546‐549.

Campos P, Saguy A, Ernsberger P, Oliver E, Gaesser G. 2006. The epidemiology of overweight and obesity: public health crisis or moral panic? Int J Epidemiol 35: 55‐59.

Cannon WB. 1932. The Wisdom of the Body. New York: Norton.

Cannon WB. 1935. Stresses and strains of homeostasis. Am J Med Sci 189: 1‐14.

Casabiell X, Piñeiro V, Peino R, Lage M, Camiña J, Gallego R, Vallejo LG, Dieguez C, Casanueva FF. 1998. Gender differences in both spontaneous and stimulated leptin secretion by human omental adipose tissue in vitro: dexamethasone and estradiol stimulate leptin release in women, but not in men. JCEM 83: 2149‐2155.

Casabiell X, Piñeiro V, Tome MA, Peino R, Dieguez C, Casanueva FF. 1997. Presence of leptin in colostrum and/or breast milk from lactating mothers: a potential role in the regulation of neonatal food intake. JCEM 82: 4270 – 4273.

Cassell JA. 1995. Social anthropology and nutrition: a different look at obesity in America. J Am Dietetic Assoc 95: 424 – 427.

Catalano PM. 2007. Management of obesity in pregnancy. Obstet Gynecol 109: 419 – 433.

Catalano PM, Ehrenberg HM. 2006. The short– and long–term implications of maternal obesity on the mother and her offspring. BJOG 113: 1126 – 1133.

Catalano PM, Hoegh M, Minium J, Huston–Presley L, Bernard S, Kalhan S, Hauguel–De Mouzon S. 2006. Adiponectin in human pregnancy: implications for regulation of glucose and lipid metabolism. Diabetologia 49: 1677 – 1685.

Catalano PM, Thomas A, Huston–Presley L, Amini SB. 2003. Increased fetal adiposity: a very sensitive marker of abnormal in utero development. Am J Obstet Gynecol 189: 1698 – 1704.

Catalano PM, Thomas A, Huston–Presley L, Amini SB. 2007. Phenotype of infants of mothers with gestational diabetes. Diabetes Care 30 (suppl 2): S156 – S160.

CDC. 2007. Prevalence of regular physical activity among adults—United States, 2001 and 2005. MMWR [Morbidity and Mortality Weekly Report] 56 (Nov. 23): 1209 – 1212. Accessed at www.cdc.gov/mmwr/preview/mmwrhtml/mm5646a1. htm.

Cerda–Reverter JM, et al. 2000. cNeuropeptide Y family of peptides: structure, anatomical expression, function, and molecular evolution. Biochem and Cell Biol 78 (3): 371 – 392.

Chakravarthy MV, Booth FW. 2004. Eating, exercise, and "thrifty" genotypes: connecting the dots toward an evolutionary understanding of modern chronic diseases. J Appl Physiol 96: 3 – 10.

Chan JL, Heist K, DePaoli AM, Veldhuis JD, Mantzoros CS. 2003. The role of falling leptin levels in the neuroendocrine and metabolic adaptation to short–term starvation in healthy men. J Clin Invest 111: 1409 – 1421.

Chan VO, Colville J, Persaud T, Buckley O, Hamilton S, Torreggiani WC. 2006. Intramuscular injections into the buttocks: are they truly intramuscular? Eur J Radiol 58: 480 – 484.

Chehab FF, Lim ME, Lu R. 1996. Correction of the sterility defect in homozygous obese female mice by treatment with human recombinant leptin. Nat Genet 12: 318 – 320.

Cherkas LF, Hunkin JL, Kato BS, Richards B, Gardner JP, Surdulescu GL, Kimura M, Lu X, Spector TD, Aviv A. 2008. Arch Intern Med 168: 154 – 158.

Christakis NA, Fowler JH. 2007. The spread of obesity in a large social network over 32 years. N Eng J Med 357: 370 – 379.

Clegg DJ, Brown LM, Woods SC, Benoit SC. 2006. Gonadal hormones determine sensitivity to central leptin and insulin. Diabetes 55: 978 – 987.

Clegg DJ, Riedy CA, Smith KA, Benoit SC, Woods SC. 2003. Differential sensitivity to central leptin and insulin in male and female rats. Diabetes 52: 682 – 687.

Clegg DJ, Woods SC. 2004. The physiology of obesity. Clin Obstet Gynecol 47: 967 – 979.

Cleland VJ, Schmidt MD, Dwyer T, Venn AJ. 2008. Television viewing and abnormal obesity in young adults: is the association mediated by food and beverage consumption during viewing time or reduced leisure-time physical activity? Am J Clin Nutr 87: 1148 – 1155.

Clement K, Langin D. 2007. Regulation of inflammation-related genes in human adipose tissue. J Int Med 262: 422 – 430.

Cohade C, Mourtzikos KA, Wahl RL. 2003. "USA-fat": prevalence is related to ambient outdoor temperature—evaluation with 18F-FDG PET/CT. J Nucl Med 44: 1267 – 1270.

Cohen P, Zhao C, Cai X, Montez JM, Rohani SC, Feinstein P, Mombaerts P, Friedman JM. 2001. Selective deletion of leptin receptor in neurons leads to obesity. J Clin Invest 108: 1113 – 1121.

Coimbra-Filho AF, Mittermeier RA. 1977. Tree-gouging, exudate-eating, and the "short-tusked" condition in Callithrix and Cebuella. In The Biology and Conservation of the Callitrichidae, D. G. Kleiman (ed.), 105 – 115. Washington, DC: Smithsonian Institution Press.

Coleman DL. 1973. Effects of parabiosis of obese with diabetic and normal mice. Diabetologia 9: 294 – 298.

Collins FS. 2004. What we do and don't know about "race," "ethnicity," genetics, and health in the dawn of the genome era. Nat Genet Suppl 36 (11): S13 – S15.

Combs TP, Berg AH, Rajala MW, Klebanov S, Lyengar P, Jimenez-Chillaron JC, Patti ME, Klein SL, Weinstein RS. 2003. Sexual differentiation, pregnancy, calorie restriction, and aging affect the adipocytes-specific secretory protein adiponectin. Diabetes 52: 268 – 276.

Combs TP, Scherer PE. 2003. The significance of elevated adiponectin in the treatment of type 2 diabetes. Canadian Journal of Diabetes 27: 433 – 438.

Conway JM, Yanovski SZ, Avila NA, Hubbard VS. 1995. Visceral adipose tissue differences in black and white women. Am J Clin Nutr 61: 765 – 771.

Cordain L, Eaton SB, Brand-Miller J, Mann N, Hill K. 2002. The paradoxical nature of hunter-gatherer diets: meat-based, yet non-atherogenic. Eur J Clin Nutr 56: S42 – S52.

Cordain L, Watkins BA, Florant GL, Kelher M, Rogers L, Li Y. 2002. Fatty acid analysis of wild ruminant tissues: evolutionary implications for reducing diet-related chronic disease. Eur J Clin Nutr 56: 181 – 191.

Cordain L, Watkins BA, Mann NJ. 2001. Fatty acid composition and energy density of foods available to African hominids. World Rev Nutr Diet 90: 144 – 161.

Cossrow N, Falkner B. 2004. Race/ethnic issues in obesity and obesity–related comorbidities. JCEM 89: 2590 – 2594.

Coursey DG. 1973. Hominid evolution and hypogeous plant foods. Man 8: 634 – 635.

Craig WC. 1918. Appetites and aversions as constituents of instincts. Biol Bull 34: 91 – 107.

Crespi EJ. Denver RJ. 2006. Leptin (ob gene) of the South African clawed frog Xenopus laevis. PNAS 103: 10092 – 10097.

Crews D, McLachlan JA. 2006. Epigenetics, evolution, endocrine disruption, health, and disease. Endocrinology 147 (suppl): S4 – S10.

Crystal SR, Teff KL. 2006. Tasting fat: cephalic–phase hormonal responses and food intake in restrained and unrestrained eaters. Physiol Behav 89: 213 – 220.

Cubas P, Vincent C, Coen E. 1999. An epigenetic mutation responsible for natural variation in floral symmetry. Nature 401: 157 – 161.

Cummings DE, Overduin J. 2007. Gastrointestinal regulation of food intake. J Clin Invest 117: 13 – 23.

Cummings DE, Purnell JQ, Frayo RS, Schmidova K, Wisse BE. 2001. A preprandial rise in plasma ghrelin levels suggests a role in meal initiation in humans. Diabetes 50: 1714 – 1719.

Cunnane SC, Crawford MA. 2003. Survival of the fattest: fat babies were the key to evolution of the large human brain. Comp Biochem and Physiol Part A 136: 17 – 26.

Dallman MF, Akana SF, Strack AM, Hanson ES, Sebastian RJ. 1995. The neural network that regulates energy balance is responsive to glucocorticoids and insulin and also regulates HPA axis responsivity at a site proximal to CRF neurons. Ann NY Acad Sci 771: 730 – 742.

Dallman MF, Pecoraro N, Akana SF, la Fleur SE, Gomez F, Houshyar H, Bell ME, Bhatnagar S, Laugero KD, Manalo S. 2003. Chronic stress and obesity: a new view of "comfort food." PNAS 100: 11696 – 11701.

Dallman MF, Pecoraro NC, la Fleur SE. 2005. Chronic stress and comfort foods: self–medication and abdominal obesity. Brain, Behavior, and Immunity 19: 275 – 280.

Dallman MF, Strack AM, Akana SF, Bradbury MJ, Hanson ES, Scribner KA, Smith M. 1993. Feast and famine: critical role of glucocorticoids with insulin in daily energy flow. Front Neuroendocrinol 14: 303－347.

D'Amour DE, Hohmann G, Fruth B. 2006. Evidence of leopard predation on bonobos (Pan paniscus). Folia Primatologica 77: 212－217.

Dannenberg AL, Burton DC, Jackson RJ. 2004. Economic and environmental costs of obesity: the impact on airlines. Am J Prev Med 27: 264.

Darmon, N, Drewnowski, A. 2008. Does social class predict diet quality? Am J Clin Nutr 87: 1107－1117.

Dart RA. 1925. Australopithecus africanus: the man-ape of South Africa. Nature 115: 195－199.

Dean WRJ, MacDonald IAW. 1981. A review of African birds feeding in association with mammals. Ostrich 52: 135－155.

Deaner RO, Isler K, Burkart J, van Schaik C. 2007. Overall brain size, and not encephalization quotient, best predicts cognitive ability across non-human primates. Brain Behav Evol 70: 115－124.

Decsi T, Koletzko B. 1994. Polyunsaturated fatty acids in infant nutrition. Acta Paediatr Suppl 83 (395): 31－37.

Degen L, Oesch S, Casanova M, Graf S, Ketterer S, Drewe J, Beglinger C. 2005. Effect of peptide YY3-36 on food intake in humans. Gastroenterology 129: 1430－1436.

DeLuca HF. 1988. The vitamin D story: a collaborative effort of basic science and clinical medicine. FASEB J 2: 224－236.

Demment MW, Van Soest PJ. 1985. A nutritional explanation for body-size patterns of ruminant and nonruminant herbivores. Am Nat 125: 641－772.

Denbow DM, et al. 2000. Leptin-induced decrease in food intake in chickens. Physiol and Behav 69 (3): 359－362 .

Denton DA. 1982. The Hunger for Salt. New York: Springer-Verlag.

Denver RJ. 1999. Evolution of the corticotropin-releasing hormone signaling system and its role in stress-induced phenotypic plasticity. Ann NY Acad Sci 897: 46－53.

Department of Health. 2006. Forecasting obesity to 2010. Accessed at www. dh.gov.uk/en/Publicationsandstatistics/Publications/PublicationsStatistics/ DH_4138630.

De Smet B, Thijs T, Peeters TL, Depoortere I. 2007. Effect of peripheral obestatin on gastric emptying and intestinal contractility in rodents. Neurogastroenterol and Motil 19: 211－217.

Dethier VG. 1976. The Hungry Fly: A Physiological Study of the Behavior Associated with Feeding. Cambridge: Harvard University Press.

Deurenberg P, Deurenberg-Yap M, Guricci S. 2002. Asians are different from

Caucasians and from each other in their body mass index/body fat per cent relationship. Obesity Rev 3: 141 - 146.

de Waal FBM, Lanting F. 1997. Bonobo: The Forgotten Ape. Berkeley: University of California Press.

Dhurandhar NV, Israel BA, Kolesar JM, Mayhew GF, Cook ME, Atkinson RL. 2000. Adiposity in animals due to a human virus. Int J Obes 24: 989 - 996.

Dhurandhar NV, Whigham LD, Abbott DH, Schultz-Darken NJ, Israel BA, Bradley SM, Kemnitz JW, Allison DB, Atkinson RL. 2002. Human adenovirus Ad-36 promotes weight gain in male rhesus and marmoset monkeys. J Nutr 132: 3155 - 3160.

Diamond P, LeBlanc J. 1988. A role for insulin in cephalic phase of postprandial thermogenesis in dogs. Am J Physiol 254 (5 Pt 1): E625 - 632.

Dibaise JK, Zhang H, Crowell MD, Krajmalnik-Brown R, Decker GA, Rittmann BE. 2008. Gut microbiota and its possible relationship with obesity. Mayo Clin Proc 83: 460 - 469.

Dickinson S, Hancock DP, Petocz P, Ceriello A, Brand-Miller J. 2008. High-glycemic index carbohydrate increases nuclear factor-kB activation in mononuclear cells of young, lean healthy subjects. Am J Clin Nutr 87: 1188 - 1193.

Dierenfeld ES, Hintz HF, Robertson JG, Van Soest PJ, Oftedal OT. 1982. Utilization of bamboo by the giant panda. J Nutr 12: 636 - 641.

Donnelly JE, Hill, JO, Jacobsen DJ, Potteiger J, Sullivan DK, Johnson SL, Heelan K, Hise M, Fennessey PV, Sonko B, Sharp T, Jakicic JM, Blair SN, Tran ZV, Mayo M, Gibson C, Washburn RA. 2003. Effects of a 16-month randomized controlled exercise trial on body weight and composition in young, overweight men and women. Arch Intern Med 163: 1343 - 1350.

Doyon C, et al. 2001. Molecular evolution of leptin. Gen and Comp Endocrinol 124 (2): 188 - 189.

Drazen DL, Vahl TP, D'Alessio DA, Seeley RJ, Woods SC. 2006. Effects of a fixed meal pattern on ghrelin secretion: evidence for a learned response independent of nutrient status. Endocrinology 147: 23 - 30.

Drenick EJ, Bale GS, Seltzer F, Johnson DG. 1988. Excessive mortality and causes of death in morbidly obese men. JAMA 243: 443 - 445.

Drewnowski A. 2000. Nutrition transition and global dietary trends. Nutr 16: 486 - 487.

Drewnowski A. 2007. The real contribution of added sugars and fats to obesity. Epidemiol Rev 29: 160 - 171.

Drewnowski A, Darmon N. 2005. The economics of obesity: dietary energy density and energy cost. Am J Clin Nutr 82: 265S - 273S.

Du S, Lu B, Zhai F, Popkin BM. 2002. A new stage of the nutrition transition in China. Pub Health Nutr 5: 169 - 174.

Duke-Cohan JS, Kim JH, Azouz A. 2004. Attractin: cautionary tales for therapeutic intervention in molecules with pleiotropic functionality. J Environ Pathol Toxicol Oncol 23: 1 - 11.

Dunbar RIM. 1998. The social brain hypothesis. Evol Anthropol 6: 178 - 190.

Eaton SB, Eaton SB. 2003. An evolutionary perspective on human physical activity: implications for health. Comp Biochem Physiol Pt A Mol Integr Physiol 136: 153 - 159.

Eaton SB, Konner, M. 1985. A consideration of its nature and current implications. N Eng J Med 312: 283 - 289.

Eaton SB, Nelson DA. Calcium in evolutionary perspective. 1991. Am J Clin Nutr 54 Suppl 1: 281S - 287S.

Ehrenberg, HM, Durnwald CP, Catalano P, Mercer BM. 2004. The influence of obesity and diabetes on the risk of cesarean delivery. Am J of Obstetrics and Gynecology 191: 969 - 974.

Einstein A. 1905. Does the inertia of a body depend upon its energy content? Ann D Phys 17: 891.

Einstein F, Atzmon G, Yang X-M, Ma X-H, Rincon M, Rudin E, Muzumdar R, Barzilai N. 2005. Differential responses of visceral and subcutaneous fat depots to nutrients. Diabetes 54: 672 - 678.

Ellison PT. 2003. Energetics and reproductive effort. Am J Hum Biol 15 (3): 342 - 351.

Epstein, A. N. 1982. Mineralcorticoids and cerebral angiotensin may act to produce sodium appetite. Peptides 3: 493 - 494.

Erickson JC, Hollopeter G, Palmiter RD. 1996. Attenuation of the obesity syndrome of ob/ob mice by the loss of neuropeptide Y. Science 274: 1704 - 1707.

Erlanson-Albertsson C. 2005. How palatable food disrupts appetite regulation. Basic Clin Pharmacol Toxicol 97: 61 - 73.

Ezzati M, Martin H, Skjold S, Vander Hoom S, Murray CJL. 2006. Trends in national and state-level obesity in the USA after correction for self-report bias: analysis of health surveys. J R Soc Med 99: 250 - 257.

Fain JN. 2006. Release of interleukins and other inflammatory cytokines by human adipose tissue is enhanced in obesity and primarily due to the nonfat cells. Vitamins and Hormones 74: 443 - 477.

Fain JN, Bahouth SW, Madan AK. 2004. TNFa release by the nonfat cells of human adipose tissue. Int J Obesity 28: 616 - 622.

Fain JN, Reed N, Saperstein R. 1967. The isolation and metabolism of brown fat cells. J Biol Chem 8: 1887 – 1894.

Fairweather-Tait S, Prentice A, Heumann KG, Jarjou LMA, Stirling DM, Wharf SG, Turnland JR. 1995. Effect of calcium supplements and stage of lactation on the calcium absorption efficiency of lactating women accustomed to low calcium intakes. Am J Clin Nutr 62: 1188 – 1192.

Farooqi IS, Keogh JM, Yeo GS, Lank EJ, Cheetham T, O'Rahilly S. 2003. Clinical spectrum of obesity and mutations in the melanocortin 4 receptor gene. N Eng J Med 348: 1085 – 1095.

Farquharson J, Cockburn F, Patrick WA, Jamieson EC, Logan RW. 1992. Infant cerebral cortex phospholipid fatty acid composition and diet. Lancet 340: 810 – 813.

Farrell JI. 1928. Contributions to the physiology of gastric secretion. Am J Physiol 85: 672 – 687.

Fei H, et al. 1997. Anatomic localization of alternatively spliced leptin receptors (Ob-R) in mouse brain and other tissues. PNAS 94: 7001 – 7005.

Feldkamp ML, Carey JC, Sadler TW. 2007. Development of gastroschisis: review of hypotheses, a novel hypothesis, and implications for research. Am J Med Genet Pt A 143: 639 – 652.

Feldman M, Richardson CT. 1986. Role of thought, sight, smell, and taste of food in the cephalic phase of gastric acid secretion in humans. Gastroenterology 90: 428 – 433.

Ferreira I, Snijder MB, Twisk JWR, Van Mechelen W, Kemper HCG, Seidell JC, Stehouwer CDA. 2004. Central fat mass versus peripheral fat and lean mass: opposite (adverse versus favorable) associations with arterial stiffness? The Amsterdam growth and health longitudinal study. JCEM 89: 2632 – 2639.

Feynman RP. 1964. Feynman lectures on physics. Vol. 1. Reading, MA: Addison-Wesley.

Fitzsimons JT. 1998. Angiotensin, thirst, and sodium appetite. Physiol Rev 78: 583 – 686.

Flatt JP. 2007. Differences in basal energy expenditure and obesity. Obesity 15: 2546 – 2548.

Flegal KM. 2006 Commentary: the epidemic of obesity—what's in a name? Int J Epidemiol 35: 72 – 74.

Flegal KM, Graubard BI, Williamson DF, Gail MH. 2007. Cause-specific excess deaths associated with underweight, overweight, and obesity. JAMA 298: 2028 – 2037.

Flint A, Moller BK, Raben A, Sloth B, Pedersen D, Tetens I, Holst JJ, Astrup A.

2006. Glycemic and insulinemic responses as determinants of appetite in humans. Am J Clin Nutr 84: 1365 - 1373.

Flynn FW, Berridge KC, Grill HJ. 1986. Pre- and postabsorptive insulin secretion in chronic decerebrate rats. Am J Physiol 250: R539 - R548.

Foley RA. 2001. The evolutionary consequences of increased carnivory in hominids. In Meat-Eating and Human Evolution, Stanford CB, Bunn HT (eds.). New York: Oxford University Press.

Foley RA, Lee PC. 1991. Ecology and energetics of encephalization in hominid evolution. Phil Trans Royal Soc Ser B 334: 223 - 232.

Forsdahl A. 1977. Are poor living conditions in childhood and adolescence important risk factors for arteiosclerotic heart disease? Br J Prev Soc Med 31: 91 - 95.

Forssmann WG, Hock D, Lottspeich F, Henschen A, Kreye V, Christmann M, Reinecke M, Metz J, Catlquist M, Mutt V. 1983. The right auricle of the heart is an endocrine organ: cardiodilatin as a peptide hormone candidate. Anat Embryol 168: 307 - 313.

Fowler SP, Williams K, Hunt KJ, Resendez RG, Hazuda HP, Stern MP. 2005. Diet soft drink consumption is associated with increased incidence of overweight and obesity in the San Antonio heart study. ADA Annual Meeting 1058-P.

Frank BH, Willet WC, Li T, et al. 2004. Adiposity as compared with physical activity in predicting mortality among women. N Eng J Med 351: 2694 - 2703.

Franklin RE, Gosling RG. 1953. The structure of sodium thymonucleate fibres. I. The influence of water content. Acta Crystallographica 6: 673 - 677.

Freedman DS, Khan LK, Serdula MK, Galuska DA, Dietz WH. 2002. Trends and correlates of class 3 obesity in the United States from 1990 through 2000. JAMA 288: 1758 - 1761.

Friedmann H. 1955. The Honeyguides. United States National Museum, Bulletin 208. Washington, DC: Smithsonian Institution.

Friedman MI, Stricker EM. 1976. Evidence for hepatic involvement in control of ad libitum food intake in rats. Psychol Rev 83: 409 - 431.

Frisch RE, Revelle R. 1971. Height and weight at menarche and a hypothesis of menarche. Arch Dis Child 46: 695 - 701.

Fujioka S, Matsuzawa Y, Tokunaga K, Tarui S. 1987. Contribution of intra-abdominal fat accumulation to the impairment of glucose and lipid metabolism in human obesity. Metabolism 36: 54 - 59.

Gale CR, Javaid MK, Robinson SM, Law CM, Godfrey KM, Cooper C. 2007. Maternal size in pregnancy and body composition in children. JCEM 92: 3904 - 3911.

Gallagher D, Heymsfield SB, Moonseong H, Jebb SA, Murgatroyd PR, Sakamoto Y. 2000. Healthy percentage body fat ranges: an approach for developing guidelines based on body mass index. Am J Clin Nutr 72: 694 – 670.

Gallistel CR. 1980. The Organization of Action: A New Synthesis. Hillsdale, NJ: Erlbaum.

Gallup Organization (eds.). 1995. Sleep in America. Accessed at www.stanford. edu/~dement/95poll.html.

Garcia J, Hankins WG, Rusiniak KW. 1974. Behavioral regulation of the internal milieu in man and rat. Science 185: 824 – 831.

Garg A. 2004. Regional adiposity and insulin resistance. JCEM 89: 4206 – 4210.

Geier AB, Foster GD, Womble LG, McLaughlin J, Borradaile KE, Nachmani J, Sherman S, Kumanyika S, Shults J. 2007. The relationship between relative weight and school attendance among elementary schoolchildren. Obesity 15: 2157 – 2161.

Gentile NT, Seftchick MW, Huynh T, Kruus LK, Gaughan J. 2006. Decreased mortality by normalizing blood glucose after acute ischemic stroke. Acad Emerg Med 13: 174 – 180.

Gerloff U, Hartung B, Fruth B, Hohmann G, Tautz D. 1999. Intracommunity relationships, dispersal patterns, and paternity success in a wild living community of bonobos (Pan paniscus) determined from DNA analysis of faecal samples. Proc Biol Soc 266: 1189 – 1195.

German J, Dillard C. 2006. Composition, structure and absorption of milk lipids: a source of energy, fat–soluble nutrients and bioactive molecules. Critical Rev Food Sci Nutr 46: 57 – 92.

Gesink Law DC, Maclehose RF, Longnecker MP. 2006. Obesity and time to pregnancy. Hum Reprod 22: 414 – 420.

Gesta S, Bl ü her M, Yamamoto Y, Norris AW, Berndt J, Kralisch S, Boucher J, Lewis C, Kahn CR. 2006. Evidence for a role of developmental genes in the origin of obesity and body fat distribution. PNAS 103: 6676 – 6681.

Gibbs J, Smith GP. 1977. Cholecystokinin and satiety in rats and rhesus monkeys. Am J Clin Nutr 30: 758 – 761.

Gibbs J, Smith GP, Greenberg D. 1993. Cholecystokinin: a neuroendocrine key to feeding behavior. In Hormonally Induced Changes in Mind and Brain, Schulkin J (ed.). San Diego: Academic Press.

Gibbs J, Young RC, Smith GP. 1973. Cholecystokinin decreases food intake in rats. J Comp Physiol Psychol 84: 488 – 495.

Gilby IC. 2006. Meat sharing among the Gombe chimpanzees: harassment and reciprocal exchange. Anim Behav 71: 953 – 963.

Gilby IC, Eberly LE, Pintea L, Pussey, AE. 2006. Ecological and social influences on the hunting behavior of wild chimpanzees, Pan troglodytes schweinfurthii. Anim

Behav 72: 169 - 180.

Gilby IC, Eberly LE, Wrangham WR. 2007. Economic profitability of social predation among wild chimpanzees: individual variation promotes cooperation. Anim Behav 4 - 10.

Gilby IC, Wrangham RW. 2007. Risk-prone hunting by chimpanzees (Pan troglodytes schweinfurthii) increases during periods of high diet quality. Behav Ecol and Sociobiol 61: 1771 - 1779.

Gil-Campos M, Aguilera CM, Cañete R, Gil A. 2006. Ghrelin: a hormone regulating food intake and energy homeostasis. Br J Nutr 96: 201 - 226.

Gingerich PD, et al. 2001. Origin of whales from early artiodactyls: hands and feet of Eocene Protocetidae from Pakistan. Science 293: 2239 - 2242.

Giovannini M, Radaelli G, Banderali G, Riva E. 2007. Low prepregnant body mass index and breastfeeding practices. J Hum Lac 23: 44 - 51.

Glazko GV, Koonin EV, Rogozin IB. 2005. Molecular dating: ape bones agree with chicken entrails. Trends Gen 21: 89 - 92.

Glazko GV, Nei M. 2003. Estimation of divergence times for major lineages of primate species. Mol Biol Evol 20: 424 - 434.

Gluckman P, Hanson M. 2006. Mismatch: Why Our World No Longer Fits Our Bodies. New York: Oxford University Press.

Goldman L, Cook EF, Mitchell N, Flatley M, Sherman H, Rosati R, Harrel, F, Lee K, Cohn PF. 1982. Incremental value of the exercise test for diagnosing the presence or absence of coronary artery disease. Circulation 66: 945 - 953.

Goldschmidt M, Redfern JS, Feldman M. 1990. Food coloring and monosodium glutamate: effects on the cephalic phase of gastric acid secretion and gastrin release in humans. Am J Clin Nutr 51: 794 - 797.

Goodall J. 1986. The Chimpanzees of Gombe: Patterns of Behavior. Cambridge: Harvard University Press.

Goodpaster BH, Krishnaswami S, Harris TB, Katsiaras A, Kritchevsky SB, Simonsick EM, Nevitt M, Holvoet P, Newman AB. 2005. Obesity, regional body fat distribution, and the metabolic syndrome in older men and women. Arch Intern Med 165: 777 - 783.

Gordon-Larsen P, Nelson MC, Page P, Popkin BM. 2006. Inequality in the built environment underlies key health disparities in physical activity and obesity. Pediatr 117: 417 - 424.

Gosman, GG, Katcher, HI, Legro, RS. 2006. Obesity and the role of gut and adipose hormones in female reproduction. Hum Repro Update 12: 585 - 601.

Gourcerol G, Coskun T, Craft LS, Mayer JP, Heiman ML, Wang L, Million M, St. Pierre DH, Taché Y. 2007. Preproghrelin-delivered peptide, obestatin, fails to influence food intake in lean or obese rodents. Obesity 15: 2643 - 2652.

Gourcerol G, St-Pierre DH, Tach é Y. 2007. Lack of obestatin effects on food intake: should obestatin be renamed ghrelin-associated peptide (GAP)? Regulatory Peptides 141: 1 - 7.

Goy RW, McEwen BS. 1980. Sexual differentiation of the brain. Cambridge: MIT Press.

Grill, HJ. 2006. Distributed neural control of energy balance: contributions from hindbrain and hypothalamus. Obesity 14: 216S - 221S.

Grill HJ, Kaplan JM. 2002. The neuroanatomical axis for control of energy balance. Frontiers in Neuroscience 23: 2 - 40.

Grill HJ, Norgren R. 1978. The taste reactivity test. II. Mimetic responses to gustatory stimuli in chronic thalamic and chronic decerebrate rats. Brain Res 143: 263 - 279.

Grill HJ, Smith GB. 1988. Cholecystokinin decreases sucrose intake in chronic decerebrate rats. Am J Physiol 254: R853 - 856.

Guilmeau S, Buyse M, Tsocas A, Laigneau JP, Bado A. 2003. Duodenal leptin stimulates cholecystokinin secretion: evidence of a positive leptin-cholecystokinin feedback loop. Diabetes 52: 1664 - 1672.

Gunderson EP, Rifas-Shiman SL, Oken E, Rich-Edwards JW, Kleinman KP, Taveras EM, Gillman MW. 2008. Association of fewer hours of sleep at 6 months postpartum with substantial weight retention at 1 year postpartum. Am J Epidemiol 167: 178 - 187.

Halaas JL, Gajiwala KS, Maffei M, Cohen SL, Chait BT, Rabinowitz D, Lallone RL, Burley SK, Friedman JM. 1995. Weight-reducing effects of the plasma protein encoded by the obese gene. Science 269: 855 - 856.

Hales CH, Barker DJP. 2001. The thrifty phenotype hypothesis. Brit Med Bull 60: 51 - 67.

Hall KRL, Schaller GB. 1064. Tool-using behavior of the California sea otter. J Mammalogy 45: 287 - 298.

Hallschmid M, Benedict C, Schultes B, Fem H-L, Born J, Kern W. 2004. Intranasal insulin reduces body fat in men but not in women. Diabetes 53: 3024 - 3029.

Hamadeh MJ, Devries MC, Tarnopolsky MA. 2005. Estrogen supplementation reduces whole body leucine and carbohydrate oxidation and increases lipid oxidation in men during endurance exercise. JCEM 90: 3592 - 3599.

Hambly C, Speakman JR. 2005. Contribution of different mechanisms to compensation for energy restriction in the mouse. Obesity Res 13: 1548 - 1557.

Hammoud AO, Gibson M, Peterson CM, Hamilton BD, Carrell DT. 2006. Obesity and male reproductive potential. J Androl 27: 619 - 626.

Hanover LM, White JS. 1993. Manufacturing, composition, and applications of fructose. Am J Clin Nutr 58 (suppl): 724S - 732S.

Hany TF, Gharehpapagh E, Kamel EM, et al. 2002. Brown adipose tissue: a factor to consider in symmetrical tracer uptake in the neck and upper chest region. Eur J Nucl Med Mol Imaging 29: 1393 - 1398.

Hare B, Melis A, Woods V, Hastings S, Wrangham R. 2007. Tolerance Allows Bonobos to Outperform Chimpanzees on a Cooperative Task. Current Biol 17: 619 - 623.

Hart D, Sussman RW. 2005. Man the Hunted: Primates, Predators, and Human Evolution. New York: Basic Books.

Havel PJ. 2001. Peripheral signals conveying metabolic information to the brain: short-term and long-term regulation of food intake and energy homeostasis. Experimental Biol and Med 226: 963 - 977.

Havel PJ. 2005. Dietary fructose: implications for dysregulation of energy homeostasis and lipid/carbohydrate metabolism. Nutr Rev 63: 133 - 157.

Havel PJ, Kasim Karakas S, Mueller W, Johnson PR, Gingerich RL, Stern JS. 1996. Relationship of plasma leptin to insulin and adiposity in normal weight and overweight women: effects of dietary fat content and sustained weight loss. JCEM 81: 4406 - 4413.

Hay RL, Leakey MD. 1982. Fossil footprints of Laetoli. Sci Am Feb.: 50 - 57.

He Q, Horlick M, Thornton J, Wang J, Pierson RN, Jr., Heshka S, Gallagher D. 2004. Sex-specific fat distribution is not linear across pubertal groups in a multiethnic study. Obesity Res 12: 725 - 733.

Heaney RP, Davies KM, Barger-Lux MJ. 2002. Calcium and weight: clinical studies. J Am Coll Nutr 21: 152S - 155S.

Hebebrand J, Wulftange H, Goerg T, Ziegler A, Hinney A, Barth N, Mayer H, and Remschmidt H. 2000. Epidemic obesity: are genetic factors involved via increased rates of assortative mating? Int J Obesity 24: 345 - 353.

Hedley AA, Ogden CL, Johnson CL, Carroll MD, Curtin LR, Flegal KM. 2004. Prevalence of overweight and obesity among US Children, Adolescents, and Adults, 1999 - 2002. JAMA 291: 2847 - 2850.

Heekeren HR, Marrett S, Bandettini PA, Ungerleider LG. 2004. A general mechanism for perceptual decision-making in the human brain. Nature 431: 859 - 862.

Heekeren HR, Marrett S, Ruff DA, Bandettini PA, Ungerleider LG. 2006. Involvement of human left dorsolateral prefrontal cortex in perceptual decision making is independent of response modality. PNAS 103: 10023 - 10028.

Heindel JJ. 2003. Endocrine disruptors and the obesity epidemic. Toxicology Sci 76: 247 - 249.

Helmholtz, H von. 1847. Über die Erhaltung der Kraft, eine physikalische Abhandlung. Berlin: G. Reimer, 1847.

Hendler I, Blackwell S, Mehta S, Whitty J, Russell E, Sorokin Y, Cotton D. 2005. The levels of leptin, adiponectin, and resistin in normal weight, overweight, and obese pregnant women with and without preeclampsia. Am J Obstet Gynecol 193: 979 - 983.

Henson MC, Castracane VD. 2006. Leptin in pregnancy: an update. Biol Reprod 74: 218 - 229.

Henson MC, Swan KF, Edwards DE, Hoyle GW, Purcell J, Castracane VD. 2004. Leptin receptor expression in fetal lung increases in late gestation in the baboon: a model for human pregnancy. Reprod 127: 87 - 94.

Herbert J. 1993. Peptides in the limbic system: neurochemical codes for co-ordinated adaptive responses to behavioural and physiological demand. Neurobiology 41: 723 - 791.

Hershey AD, Chase M. 1952. Independent functions of viral protein and nucleic acid in growth of bacteriophage. J General Physiol 36: 39 - 56.

Hervey GR. 1959. The effects of lesions in the hypothalamus in parabiotic rats. J Physiol 145: 336 - 352.

Heyland A, Moroz LL. 2005. Cross-kingdom hormonal signaling: an insight from thyroid hormone functions in marine larvae. J Exp Biol 208: 4355 - 4361.

Hillman LS. 1990. Mineral and vitamin D adequacy in infants fed human milk or formula between 6 and 12 months of age. J Pediatr 117: S134 - S142.

Hobolth A, Christensen OF, Mailund T, Schierup MH. 2007. Genomic relationships and speciation times of human, chimpanzee, and gorilla inferred from a coalescent hidden Markov model. PLoS Genetics 3: 294 - 304.

Hoffman DJ, Wang Z, Gallagher D, Heymsfield SB. 2005. Comparison of visceral adipose tissue mass in adult African Americans ans whites. Obesity Res 13: 66 - 74.

Hohmann G, Fruth B. 1993. Field observations on meat sharing among bonobos (Pan paniscus). Folia Primatologica, 60: 225 - 229.

Hohmann G, Fruth B. 2003. Intra- and inter-sexual aggression by bonobos in the context of mating. Behav 140 (11 - 12): 1389 - 1413.

Holick MF. 1994. Vitamin D: new horizons for the 21st century. Am J Clin Nutr 60: 619 - 630.

Holick MF. 2004. Vitamin D: importance in the prevention of cancer, type 1 diabetes, heart disease and osteoporosis. Am J Clin Nutr 79: 362 - 371.

Holliday R. 1990. Mechanisms for the control of gene activity during development. Biol Rev Cambr Philos Soc 65: 431 - 471.

Holliday R. 2006. Epigenetics: a historical overview. Epigenetics 1: 76 - 80.

Hosoi T, Kawagishi T, Okuma Y, Tanaka J, Nomura Y. 2002. Brain stem is a direct target for leptin's action in the central nervous system. Endocrinology 143: 3498 - 3504.

Hossain P, Kawar B, El Nahas M. 2007. Obesity and diabetes in the developing world: a growing challenge. N Eng J Med 356: 213 - 215.

Houseknecht KL, McGuire MK, Portocarrero CP, McGuire MA, Beerman K. 1997. Leptin is present in human milk and is related to maternal plasma leptin concentration and adiposity. Biochem Biophys Res Comm 240: 742 - 747.

Howlett J, Ashwell M. 2008. Glycemic response and health: summary of a workshop. Am J Clin Nutr 87 (suppl): 212S - 216S.

Hsu F-C, Lenchik L, Nicklas BJ, Lohman K, Register TC, Mychaleckyj J, Langefeld CD, Freedman BI, Bowden DW, Carr JJ. 2005. Heritability of body composition measured by DXA in the Diabetes Heart Study. Obesity Res 13: 312 - 319.

Huising MO, et al. 2004. Structural characterization of a cyprinid (Cyprinus carpio L.) CRH, CRH-BP, and CRH-R1, and the role of these proteins in the acute stress response. J Molecular Endocrinol 32: 627 - 648.

Huising MO, Flik G. 2005. The remarkable conservation of corticotropin-releasing hormone (CRH)-binding protein in the honeybee (Apis mellifera) dates the CRH system to a common ancestor of insects and vertebrates. Endocrinology 146: 2165 - 2170.

Huising MO, Geven EJ, Kruiswijk CP, Nabuurs SB, Stolte EH, Spanings FAT, Verburg-van Kemnade BMJ, Flik G. 2006. Increased leptin expression in common carp (Cyprinus carpio) after food intake but not after fasting or feeding to satiation. Endocrinol 147: 5786 - 5797.

Hyppönen E, Power C. 2006. Vitamin D status and glucose homeostasis in the 1958 British birth cohort. Diabetes Care 29: 2244 - 2246.

Iacobellis G, Sharma AM. 2007. Obesity and the heart: redefinition of the relationship. Obesity Rev 8: 35 - 39.

Irwin M, Thompson J, Miller C, Gillin JC, Ziegler M. 1999. Effects of sleep and sleep deprivation on catecholamine and interleukin-2 levels in humans: clinical implications. JCEM 84: 1979 - 1985.

Isganaitis E, Lustig RH. 2005. Fast food, central nervous system insulin resistance, and obesity. Arterioscler Thromb Vasc Biol 25: 2451 - 2462.

Jackson KG, Robertson MD, Fielding BA, Frayn KN, Williams CM. 2002. Olive oil increases the number of triacylglycerol-rich chylomicron particles compared with other oils: an effect retained when a second standard meal is fed. Am J Clin Nutr 76: 942 - 949.

Jacobson P, Torgenson JS, Sjostrom L, Bouchard C. 2007. Spouse resemblance in body mass index: effects on adult obesity prevalence in the offspring generation. Am J of Epidemiol 165 (1): 101 – 108.

Jakimiuk AJ, Skalba P, Huterski R, Haczynski J, Magoffin DA. 2003. Leptin messenger ribonucleic acid (mRNA) content in the human placenta at term: relationship to levels of leptin in cord blood and placental weight. Gynecol Endocrinol 17: 311 – 316.

Jang H-J, Kokrashvili Z, Theodorakis MJ, Carlson OD, Kim B-J, Zhou J, Kim HH, Xu X, Chan SL, Juhaszova M, Bernier M, Mosinger B, Margolskee RF, Egan JM. 2007. Gut-expressed gustducin and taste receptors regulate secretion of glucagon-like peptide-1. PNAS 104: 15069 – 15074.

Janson CH, Terborgh JW. 1979. Age, sex, and individual specialization in foraging behavior of the brown capuchin (Cebus apella). Am J Phys Anthro 50: 452.

Jasienska G, Thune I, Ellison PT. 2006. Fatness at birth predicts adult susceptibility to ovarian suppression: an empirical test of the Predictive Adaptive Response hypothesis. PNAS 103: 12759 – 12762.

Jasienska G, Ziomkiewicz A, Lipson SF, Thune I, Ellison PT. 2005. High ponderal index at birth predicts high estradiol levels in adult women. Am J Hum Biol 18: 133 – 140.

Jensen MD. 2006. Is visceral fat involved in the pathogenesis of the metabolic syndrome? Human model. Obesity 14 (suppl): 20S – 24S.

Jensen MD, Cryer PE, Johnson CM, Murray MJ. 1996. Effects of epinephrine on regional free fatty acid and energy metabolism in men and women. Ann Rev Physiol 33: 259 – 264.

Jetter KM, Cassady DL. 2005. The availability and cost of healthier food items. University of California Agricultural Issues Center, AIC Issues Brief 29: 1 – 6.

Ji H, Friedman MI. 1999. Compensatory hyperphagia after fasting tracks recovery of liver energy status. Physiol Behav 68: 181 – 186.

Ji H, Friedman MI. 2003. Fasting plasma triglyceride levels and fat oxidation predict dietary obesity in rats. Physiol Behav 78: 767 – 772.

Johanson D, White T. 1979. A Systematic Assessment of Early African Hominids. Science 202: 321 – 330.

Johnson, MS, Thomson, SC, Speakman, JR. 2001a. Effects of concurrent pregnancy and lactation in Mus musculus. J Exp Bio 204: 1947 – 1956.

Johnson, MS, Thomson, SC, Speakman, JR. 2001b. Inter-relationships between resting metabolic rate, life-history traits and morphology in Mus musculus. J Exp Bio 204: 1937 – 1946.

Johnson MS, Thomson SC, Speakman JR. 2001c. Lactation in the laboratory mouse

Mus musculus. J Exp Bio 204: 1925 - 1935.

Johnson RM, Johnson TM, Londraville RL. 2000. Evidence for leptin expression in fishes. J Exp Zool 286: 718 - 724.

Jones M. 2007. Feast: Why Humans Share Food. New York: Oxford University Press.

Jorde LB, Wooding SP. 2004. Genetic variation, classification, and "race." Nat Genet 36: 528 - 533.

Jørgensen ME, Borch-Johnsen K, Bjerregaard P. 2006. Lifestyle modifies obesity-associated risk of cardiovascular disease in a genetically homogeneous population. Am J Clin Nutr 84: 29 - 36.

Juge-Aubrey CE, Somm E, Giusti V, Pernin A, Chicheportiche R, Verdumo C, Rohner-Jeanrenaud F, Burger D, Dayer J-M, Meier CA. 2003. Adipose tissue is a major source of interleukin-1 receptor antagonist. Diabetes 52: 1104 - 1110.

Kalkwarf HJ, Specker BL, Bianchi DC, Ranz J, Ho M. 1997. The effect of calcium supplementation on bone density during lactation and after weaning. N Eng J Med 337: 523 - 528.

Kalliomäki M, Collado MC, Salminen S, Isolauri E. 2008. Early differences in fecal microbiota composition in children may predict overweight. Am J Clin Nutr 87: 534 - 538.

Kamagai J. 2001. Chronic central infusion of ghrelin increases hypothalamic neuropeptide Y and agouti-related protein mRNA levels and body weight in rats. Diabetes 50 (11): 2438 - 2443.

Karelis AD, Brochu M, Rabasa-Lhoret R. 2004. Can we identify metabolically healthy but obese individuals (MHO)? Diabetes and Metabol 30: 569 - 572.

Karelis AD, Faraj M, Bastard JP, St-Pierre DH, Brochu M, Prud'homme D, Rabasa-Lhoret R. 2005. The metabolically healthy but obese individual presents a favorable inflammation profile. JCEM 90: 4145 - 4150.

Karelis AD, St-Pierre DH, Conus F, Rabasa-Lhoret R, Poehlman ET. 2004. Metabolic and body composition factors in subgroups of obesity: what do we know? JCEM 89: 2569 - 2575.

Katschinski M. 2000. Nutritional implications of cephalic-phase gastrointestinal responses. Appetite 34: 189 - 196.

Katschinski M, Dahmen G, Reinshagen M, Beglinger C, Koop H, Nustede R, Adler G. 1992. Cephalic stimulation of gastrointestinal secretory and motor responses in humans. Gastroenterology 103: 383 - 391.

Kawai K, Sugimoto K, Nakashima K, Miura H, Ninomiya Y. 2000. Leptin as a modulator of sweet taste sensitivities in mice. PNAS 97: 11044 - 11049.

Keita SOY, Kittles RA, Royal CDM, Bonney GE, Furbert-Harris P, Dunston GM, Rotimi CN. 2004. Conceptualizing human variation. Nat Genet 36: S17 - S20.

Kelly K. 1993. Environmental enrichment for captive wildlife through the simulation of gum feeding. Animal Welfare Information Center Newsletter 4 (3): 1 - 2, 5 - 10. Accessed at www.nal.usda.gov/awic/newsletters/v4n3/4n3.htm.

Kenagy GJ, Vleck D. 1982. Daily temporal organization of metabolism in small mammals: adaptation and diversity. In Vertebrate Circadian Systems, Aschoff J, Dann S, Groos GA (eds.). Berlin: Springer–Verlag.

Kennedy A, Gettys TW, Watson P, Wallace P, Ganaway E, Pan Q, Garvey WT. 1997. The metabolic significance of leptin in humans: gender–based differences in relationship to adiposity, insulin sensitivity, and energy expenditure. JCEM 82: 1293 - 1300.

Kennedy GC. 1953. The role of depot fat in the hypothalamic control of food intake in the rat. Proc Royal Soc London 140: 578 - 592.

Kenny DE, Irlbeck NA, Chen TC, Lu Z, Holick MF. 1999. Determination of vitamins D, A, and E in sera and vitamin D in milk from captive and free–ranging polar bears (Ursus mauritimus), and 7–dehydrocholecterol levels in skin from captive polar bears. Zoo Biol 17: 285 - 293.

Kershaw EE, Flier JS. 2004. Adipose tissue as an endocrine organ. JCEM 89: 2548 - 2556.

Keskitalo K, Knaapila A, Kallela M, Palotie A, Wessman M, Sammalisto S, Peltonen L, Tuorila H, Perola M. 2007. Sweet taste preferences are partly genetically determined: identification of a trait locus on chromosome 16. Am J Clin Nutr 86: 55 - 63.

Kim S, Popkin BM. 2006. Current perspectives on obesity and health: black and white, or shades of grey? Int J Epidemiol 35: 69 - 71.

Kissileff HR, Pi–Sunyer X, Thornton J, Smith GP. 1981. C–terminal octapeptide of cholecystokinin decreases food intake in man. Am J Clin Nutr 34: 154 - 160.

Kitano H, Oda K, Matsuoka Y, Csete M, Doyle J, Muramatsu M. 2004. Metabolic syndrome and robustness tradeoffs. Diabetes 53 (suppl 3): S6 - S15.

Kleiber M. 1932. The Fire of Life. Huntington, NY: Robert E. Krieger.

Kluger MJ, Rothenburg BA. 1979. Fever and reduced iron: their interaction as a host defense response to bacterial infection. Science 203: 374 - 376.

Knowler WC, Pettitt DJ, Saad MF, Bennett PH. 1990. Diabetes mellitus in the Pima Indians: incidence, risk factors and pathogenesis. Diabetes Metab Rev 6: 1 - 27.

Knutson KL, Spiegel K, Penev P, van Cauter E. 2007. The metabolic consequences of sleep deprivation. Sleep Med Rev 11: 163 - 178.

Kochan Z. 2006. Leptin is synthesized in the liver and adipose tissue of the dunlin (Calidris alpine). Gen Comp Endocrinol 148: 336 - 339.

Kojima M, Hosoda H, Date Y, Nakazato M, Matsuo H, Kangawa K. 1999. Ghrelin is

a growth–hormone–releasing acylated peptide from stomach. Nature 402: 656 –
660.

Kos K, Harte AL, James S, Snead DR, O'Hare JP, McTernan PG, Kumar S. 2007.
Secretion of neuropeptide Y in human adipose tissue and its role in maintenance
of adipose tissue mass. Am J Physiol Endocrinol Metab 293: E1335 – E1340.

Koska, J, DelParigi, A, de Courten, B, Weyer, C, Tataranni, PA. 2004. Pancreatic
polypeptide is involved in the regulation of body weight in Pima Indian male
subjects. Diabetes 53: 3091 – 3096.

Kothapalli KSD, Anthony JC, Pan BS, Hsieh AT, Nathanielsz PW, and Brenna JT.
2007. Differential cerebral cortex transcriptomes of baboon neonates consuming
moderate and high docosahexaenoic acid formulas. PLoS One 2 (4): e370.

Kothapalli KSD, Pan BS, Hsieh AT, Anthony JC, Nathanielsz PW, and Brenna JT.
2006. Comprehensive differential transcriptome analysis of cerebral cortex
of baboon neonates consuming arachidonic acid and moderate and high
docosahexaenoic acid formulas. FASEB J 20: A1347.

Koutsari C, Jensen MD. 2006. Free fatty acid metabolism in human obesity. J Lipid
Res 47: 1643 – 1650.

Kovacs CS, Kronenberg HM. 1998. Maternal–fetal calcium and bone metabolism
during pregnancy, puerperium, and lactation. Endocrine Rev 18: 832 – 872.

Kovacs P, Harper I, Hanson RI, Infante AM, Bogardus C, Tataranni PA, Baier LJ.
2004. A novel missense substitution (Val1483IIe) in the fatty acid synthase gene
(FAS) is associated with percentage of body fat and substrate oxidation rates in
nondiabetic Pima Indians. Diabetes 53: 1915 – 1919.

Kratzsch J, Lammert A, Bottner A, Seidel B, Mueller G, Thiery J, Hebebrand J,
Kiess W. 2002. Circulating soluble leptin receptor and free leptin index during
childhood, puberty, and adolescence. JCEM 87: 4587 – 4594.

Kripke D, Simons R, Garfinkel L, Hammond E. 1979. Short and long sleep and
sleeping pills. Is increased mortality associated? Arch Gen Psychiatry 36: 103 –
116.

Kugyelka JG, Rasmussen KM, Frongillo EA. 2004. Maternal obesity is negatively
associated with breastfeeding success among Hispanic but not black women. J
Nutr 134: 1746 – 1753.

Kuk JL, Katzmarzyk PT, Nichaman MZ, Church TS, Blair SN, Ross R. 2006. Visceral
fat is an independent predictor of all–cause mortality in men. Obesity 14: 336 –
341.

Kuk JL, Lee SJ, Heymsfield SB, Ross R. 2005. Waist circumference and abdominal
adipose tissue distribution: influence of age and sex. Am J Clin Nutr 81: 1330 –
1334.

Kunz, LH, King, JC. 2007. Impact of maternal nutrition and metabolism on health of the offspring. Seminars in Fetal and Neonatal Med 12: 71 – 77.

Kuo LE, Kitlinska JB, Tilan JU, Baker SB, Johnson MD, Lee EW, Burnett MS, Fricke ST, Kvetnansky R, Herzog H, Zukowska Z. 2007. Neuropeptide Y acts directly in the periphery on fat tissue and mediates stress–induced obesity and metabolic syndrome. Nat Med 13: 803 – 811.

Kuzawa CW. 1998. Adipose tissue in human infancy and childhood: an evolutionary perspective. Yrbk Phys Anthropol 41: 177 – 209.

Kuzawa CW, Quin EA, Adair LS. 2007. Leptin in a lean population of Filipino adolescents. Am J Phys Anthro 132: 642 – 649.

Laaksonen M, Piha K, Sarlio–Lähteekorva S. 2007. Relative weight and sickness absence. Obesity 15: 465 – 472.

Laden G, Wrangham R. 2005. The rise of hominids as an adaptive shift in fallback foods: plant underground storage organs (USOs) and australpith origins. J Hum Evol 49: 482 – 498.

Laird SM, Quinton N, Anstie B, Li TC, Blakemore AIF. 2001. Leptin and leptin binding activity in recurrent miscarriage women: correlation with pregnancy outcome. Human Reproduction 16: 2008 – 2013.

Lammert A, Kiess W, Glasow A, Bottner A, Kratzsch J. 2001. Different isoforms of the soluble leptin receptor determine the leptin binding activity of human circulating blood. Biochem Biophys Res Commun 283: 982 – 988.

Lamont LS. 2005. Gender differences in amino acid use during endurance exercise. Nutr Rev 63: 419 – 422.

Lamont LS, McCullough AJ, Kalhan SC 2001. Gender differences in leucine, but not lysine, kinetics. J Appl Physiol 91: 357 – 362.

Lamonte MJ, Blair SN. 2006. Physical activity, cardiorespiratory fitness, and adiposity: contributions to disease risk. Curr Opin Clin Nutr Metab Care 9: 540 – 546.

Laugerette F, Passilly–Degrace P, Patris B, Niot I, Febbraio M, Montmayeur J–P, Besnard P. 2005. CD36 involvement in orosensory detection of dietary lipids, spontaneous fat preference, and digestive secretions. J Clin Invest 115: 3177 – 3184.

Lê K–A, Tappy L. 2006. Metabolic effects of fructose. Curr Opin Clin Nutr Metab Care 9: 469 – 475.

Leakey MD, Roe DA (eds.). 1994. Olduvai Gorge. Vol. 5, Excavations in Beds III, IV, and the Masek Beds, 1968 – 1971. Cambridge: Cambridge University Press.

LeBlanc J, Soucy J, Nadeau A. 1996. Early insulin and glucagon responses to different food items. Horm Metab Res 28: 276 – 279.

Lee AT, Plump A, DeSimone C, Cerami A, Bucala R. 1995. A role for DNA mutations in diabetes associated teratogenesis in transgenic embryos. Diabetes 44: 20 – 24.

Lee CD, Blair S, Jackson A. 1999. Cardiorespiratory fitness, body composition, and all-cause and cardiovascular disease mortality in men. Am J Clin Nutr 69: 373 – 380.

Lee H-M, Wang G, Englander EW, Kojima M, Greeley GH, Jr. 2002. Ghrelin, a new gastrointestinal endocrine peptide that stimulates insulin secretion: enteric distribution, ontogeny, influence of endocrine, and dietary manipulations. Endocrinol 143: 185 – 190.

Lee JM, Appugliese D, Kaciroti N, Corwyn RF, Bradley RH, Lumeng JC. 2007. Weight status in young girls and the onset of puberty. Pediatr 119: E624 – E630.

LeGrande EK, Brown CC. 2002. Darwinian medicine: applications of evolutionary biology for veterinarians. Can Vet J 43: 556 – 559.

Leibowitz SF, Chang G-Q, Dourmashkin JT, Yun R, Julien C, Pamy PP. 2006. Leptin secretion after a high-fat meal in normal-weight rats: strong predictor of long-term body fat accrual on a high-fat diet. Am J Physiol Endocrinol Metab 290: E258 – E267.

Leitzmann MF, Park Y, Blair A, Ballard-Barbash R, Mouw T, Hollenbeck AR, Schatzkin A. 2007. Physical activity recommendations and decreased risk of mortality. Arch Intern Med 167: 2453 – 2460.

Lemieux S, Prud' homme D, Bouchard C, Tremblay A, Deprés J-P. 1993. Sex differences in the relation of visceral adipose tissue accumulation to total body fatness. Am J Clin Nutr 58: 463 – 467.

Leonard, WR, Robertson, ML. 1992. Nutritional requirements and human evolution: a bioenergetics model. Am J Hum Biol 4: 179 – 195.

Leonard, WR, Robertson, ML. 1994. Evolutionary perspectives on human nutrition: the influence of brain and body size on diet and metabolism. Am J Hum Biol 6: 77 – 88.

Leonard, WR, Robertson, ML, Snodgrass, JJ, Kuzawa, CW. 2003. Metabolic correlates of hominid brain evolution. Comp Biochem Physiol A 135: 5 – 15.

Leonard, WR, Snodgrass, JJ, Robertson, ML. 2007. Effects of brain evolution on human nutrition and metabolism. Ann Rev Nutr 27: 311 – 327.

Leperq J, Challier JC, Guerre-Millo M, Cauzac M, Vidal H, Haugel-de Mouzon S. 2001. Prenatal leptin production: evidence that fetal adipose tissue produces leptin. JCEM 86: 2409 – 2413.

Lewis K, Li C, Perrin MH, Blount A, Kunitake K, Donaldson C, Vaughan J, Reyes TM, Gulyas J, Fischer W, Bilezikjian L, Rivier J, Sawchenko PE, Vale WW. 2001. Identification of urocortin III, an additional member of the corticotropin-releasing factor (CRF) family with high affinity for the CRF2 receptor. PNAS USA 98: 7570 – 7575.

Ley RE, Turnbaugh PJ, Klein S, Gordon JI. 2006. Microbial ecology: human gut microbes associated with obesity. Nature 444: 1022 – 1023.

Li H–j, Ji C–y, Wang W, Hu Y–h. 2005. A twin study for serum leptin, soluble leptin receptor, and free insulin–like growth factor–I in pubertal females. JCEM 90: 3659 – 3664.

Li X, Li W, Wang H, Bayley DL, Cao J, Reed DR, Bachmanov AA, Huang L, Legrand–Defretin V, Beauchamp GK, Brand JG. 2006. Cats lack a sweet taste receptor. J Nutr 136: 1932S – 1934S.

Licinio J, Negrão AB, Mantzoro C, Kaklamani V, Wong M–L, Bongiorno PB, Mulla A, Cearnal L, Veldhuis JD, Flier JS, McCann SM, Gold PW. 1998. Synchronicity of frequently sampled, 24–hr concentrations of circulating leptin, luteinizing hormone, and estradiol in healthy women. PNAS USA 95: 2541 – 2546.

Lietzmann MF, Park Y, Blair A, Ballard–Barbash R, Mouw T, Hollenbeck AR, Schatzkin A. 2007. Physical activity recommendations and decreased risk of mortality. Arch Intern Med 167: 2453 – 2460.

Lihn AS, Pedersen SB, Richelsen B. 2005. Adiponectin: action, regulation and association to insulin sensitivity. Obesity Rev 6: 13 – 21.

Lindeberg S, Cordain L, Eaton SB. 2003. Biological and clinical potential of a Paleolithic diet. J Nutr and Enviro Med 13: 149 – 160.

Linder K, Arner P, Flores–Morales A, Tollet–Egnell P, Norstedt G. 2004. Differentially expressed genes in visceral or subcutaneous adipose tissue of obese men and women. J Lipid Res 45: 148 – 154.

List JF, Habener JF. 2003. Defective melanocortin 4 receptors in hyperphagia and morbid obesity. N Eng J Med 348: 1160 – 1163.

Lostao MP, Urdaneta E, Martinez–Anso E, Barber A, Martinez JA. 1998. Presence of leptin receptors in rat small intestine and leptin effect on sugar absorption. FEBS Lett 423: 302 – 306.

Lourenço AEP, Santos RV, Orellana JDY, Coimbra CEA. 2008. Nutrition transition in Amazonia: obesity and socioeconomic change in the Suruí Indians from Brazil. Am J Hum Bio 00: 000 – 000.

Lu GC, Rouse DJ, DuBard M, et al. 2001. The effect of the increasing prevalence of maternal obesity on perinatal morbidity. Am J Obstet Gynecol 185: 845 – 849.

Ludwig DS. 2000. Dietary glycemic index and obesity. J Nutr 130 (suppl): 280S – 283S.

Luscombe–Marsh ND, Smeets AJPG, Westerterp–Plantenga MS. 2008. Taste sensitivity for monosodium glutamate and an increased liking of dietary protein.

Br J Nutr 99: 904 - 908.

Ma L, Hanson RL, Que LN, Cali AMG, Fu M, Mack JL, Infante AM, Kobes S, Bogardus C, Shuldiner AR, Baier LJ. 2007. Variants in ARHGEF11, a candidate gene for the linkage to type 2 diabetes on chromosomes 1q, are nominally associated with insulin resistance and type 2 diabetes in Pima Indians. Diabetes 56: 1454 - 1459.

Ma L, Tataranni PA, Bogardus C, Baier LJ. 2004. Melanocortin 4 receptor gene variation is associated with severe obesity in Pima Indians. Diabetes 53: 2696 - 2699.

Ma L, Tataranni PA, Hanson RL, Infante AM, Kobes S, Bogardus C, Baier LJ. 2005. Variations in peptide YY and Y2 receptor genes are associated with severe obesity in Pima Indian men. Diabetes 54: 1598 - 1602.

MacLean PS, Higgins JA, Jackman M, Johnson GC, Fleming-Elder BK, Wyatt H, Melanson EL, Hill JO. 2006. Peripheral metabolic responses to prolonged weight reduction that promote rapid, efficient regain in obesity-prone rats. Am J Physiol Regul Integr Comp Physiol 290: 1577 - 1588.

Mallon L, Broman JE, Hetta J. 2005. High incidence of diabetes in men with sleep complaints or short sleep duration. Diabetes Care 28: 2762 - 2767.

Margolskee RF, Dyer J, Kokrashvili Z, Salmon KS, Ilegems E, Daly K, Maillet EI, Ninomiya Y, Mosinger B, Shirazi-Beechy SP. 2007. T1R3 and gustducin in gut sense sugars to regulate expression of Na+-glucose cotransporter 1. PNAS 104: 15075 - 15080.

Mars M, de Graaf C, de Groot L, Kok FJ. 2005. Decreases in fasting leptin and insulin concentrations after acute energy restriction and subsequent compensation in food intake. Am J Clin Nutr 81: 570 - 577.

Martin RD. 1981. Relative brain size and basal metabolic rate in terrestrial vertebrates. Nature 293: 57 - 60.

Martin RD. 1983. Human Brain Evolution in an Ecological Context. New York: American Museum of Natural History.

Martin RD. 1996. Scaling of the mammalian brain: the maternal energy hypothesis. News in Physiol Sciences 11: 149 - 156.

Martí nez V, Barrachina MD, Ohning G, Taché Y. 2002. Cephalic phase of acid secretion involves activation of medullary TRH receptor subtype 1 in rats. Am J Physiol Gastrointest Liver Physiol 283: G1310 - G1319.

Matkovic V, Ilich JZ, Skugor M, Badenhop NE, Goel P, Clairmont A, Klisovic D, Nahhas RW, Landoll JD. 1997. Leptin is inversely related to age at menarche in human females. JCEM 82: 3239 - 3245.

Matson CA, Ritter RC. 1999. Long-term CCK-leptin synergy suggests a role for CCK in the regulation of body weight. Am J Physiol Regul Integr Comp Physiol 276: R1038 - R1045.

Matter KC, Sinclair SA, Hostetler SG, Xiang H. 2007. A comparison of the characteristics of injuries between obese and non-obese inpatients. Obesity 15: 2384 - 2390.

Mattes RD. 2002. Oral fat exposure increases the first phase triacylglycerol concentration due to release of stored lipid in humans. J Nutr 132: 3656 - 3662.

Mattes RD. 2005. Fat taste and lipid metabolism in humans. Physiol Behav 86: 691 - 697.

Maynard LA, Loosli JK, Hintz HF, Warner RG. 1979. Animal Nutrition. 7th ed. New York: McGraw-Hill.

McDowell MA, Brody DJ, Hughs JP. 2007. Has age at menarche changed? Results from the National Health and Nutrition Examination Survey (NHANES) 1999 - 2004. J Adolescent Health 40: 227 - 231.

McEwen BS. 1998. Stress, adaptation, and disease: allostasis and allostatic load. Ann NY Acad Sci 840: 33 - 44.

McEwen BS. 2000. Allostasis and allostatic load: implications for neuropsychopharmacology. Neuropsychopharmacology 22: 108 - 124.

McEwen BS. 2005. Stressed or stressed out: what is the difference? J Psychiatry Neurosci 30: 315 - 318.

McEwen BS. 2007. Physiology and neurobiology of stress and adaptation: central role of the brain. Physiol Rev 87: 873 - 904.

McEwen BS, Stellar E. 1993. Stress and the individual: mechanisms leading to disease. Arch Int Med 153: 2093 - 2101.

McGrew WC, Brennan JA, Russell J. 1986. An artificial "gum-tree" for marmosets (Callithrix j. jacchus). Zoo Biology 5: 45 - 50.

McHenry HM, Coffing K. 2000. Australopithecus to Homo: transformations in body and mind. Ann Rev Anthropol 29: 125 - 146.

McNab BK, Brown JH. 2002. The Physiological Ecology of Vertebrates: A View from Energetics. Ithaca: Cornell University Press.

Melis AP, Hare B, Tomasello M. 2006. Engineering cooperation in chimpanzees: tolerance constraints on cooperation. Anim Behav 72: 275 - 286.

Mendel G. 1865. Experiments in plant hybridization. Meetings of the Brunn Nat Hist Soc, Brno, current Czech Republic. February 8 and March 8, 1865.

Merchant JL. 2007. Tales from the crypts: regulatory peptides and cytokines in gastrointestinal homeostasis and disease. J Clin Invest 117: 6 - 12.

Miescher F. 1871Der physiologische Process der Athmung. Akademische Habilitationsrede 1871. In Die Histochemischen und Physiologischen Arbeiten

von Friedrich Miescher––A, Arbeiten von F. Miescher. W His et al. (eds.), 35 –
54. Vol. 2. Leipzig: FCW Vogel.

Miles R. 2008. Neighborhood disorder, perceived safety, and readiness to encourage
use of local playgrounds. Am J Prev Med 34: 275 – 281.

Milligan LA. 2005. Concentration of sIgA in the milk of Macaca mulatta [abstract].
Am J of Phys Anthropol Annual Meeting Issue: 153.

Milligan LA. 2008. Nonhuman primate milk composition: relationship to phylogeny,
ontogeny and, ecology. PhD diss., University of Arizona.

Milligan LA, Rapoport SI, Cranfield MR, Dittus W, Glander KE, Oftedal OT, Power
ML, Whittier CA, Bazinet RP. 2008. Fatty acid composition of wild anthropoid
primate milks. Comp Biochem Physiol Pt B 149: 74 – 82.

Millikan GC, Bowman RI. 1967. Observations of Galapagos tool-using finches in
captivity. Living Bird 6: 23 – 41.

Milton K. 1987. Primate diets and gut morphology: implications for hominid evolution.
In Food and Evolution: Toward a Theory of Food Habits, Harris M, Ross EB (eds.),
93 – 115. Philadelphia: Temple University Press.

Milton K. 1988. Foraging behavior and the evolution of primate cognition. In
Machiavellian Intelligence: Social Expertise and the Evolution of Intellect in
Monkeys, Apes, and Humans, Whiten A and Byrne R (eds.), 285 – 305. New
York: Oxford University Press.

Milton K. 1999a. Nutritional characteristics of wild Primate foods: do the natural diets
of our closest living relatives have lessons for us? Nutrition 15: 488 – 498.

Milton K. 1999b. A hypothesis to explain the role of meat-eating in human evolution.
Evol Anthropol 8: 11 – 21.

Milton K, Demment MW. 1988. Digestion and passage kinetics of chimpanzees fed
high and low fiber diets and comparison with human data. J Nutr 118: 1082 –
1088.

Mistry AM, Swick A, Romsos DR. 1999. Leptin alters metabolic rates before
acquisition of its anorectic effect in developing neonatal mice. Am J Physiol
Regul Integr Comp Physiol 277: R742 – R747.

Mitani JC. 2006. Demographic influences on the behavior of chimpanzees. Primates
47: 6 – 13.

Mitani JC, Watts DP. 1999. Demographic influences on the hunting behavior of
chimpanzees. Am J Phys Anthropol 109: 439 – 454.

Mittendorfer B. 2003. Sexual dimorphism in human lipid metabolism. J Nutr 135:
681 – 686.

Mizuno TM, Bergen H, Funabashi T, Kleopoulos SP, Zhong YG, Bauman WA,
Mobbs CV. 1996. Obese gene expression: reduction by fasting and stimulation

by insulin and glucose in lean mice, and persistent elevation in acquired (diet-induced) and genetic (yellow agouti) obesity. PNAS 93: 3434 – 3438.

Mock CN, Grossman DC, Kaufman RP, Mack CD, Rivara FP. 2002. The relationship between body weight and risk of death and serious injury in motor vehicle crashes. Accid Anal Prev 34: 221 – 228.

Mojtabai R. 2004. Body mass index and serum folate in childbearing women. Eur J Epidemiol 19: 1029 – 1036.

Monro JA, Shaw M. 2008. Glycemic impact, glycemic glucose equivalents, glycemic index, and glycemic load: definitions, distinctions, and implications. Am J Clin Nutr 87 (suppl): 237S – 243S.

Montecucchi PC, Henschen A. 1981. Amino acid composition and sequence analysis of sauvagine, a new active peptide from the skin of Phyllomedusa sauvagei. Int J Pept Protein Res. 18: 113 – 120.

Monteiro CA, Conde WL, Popkin BM. 2004. The burden of disease from undernutrition and overnutrition in countries undergoing rapid nutrition transition: a view from Brazil. Am J Pub Health 94: 433 – 434.

Moore TR. 2004. Adolescent and adult obesity in women: a tidal wave just beginning. Clin Obstet Gynecol 47: 884 – 889.

Moore-Ede MC. 1986. Physiology of the circadian timing system: predictive versus reactive homeostasis. Am J Physiol 250: R737 – 752.

Moran TH, Kinzig KP. 2004. Gastrointestinal satiety signals II. Cholecystokinin. Am J Physiol Gastrointest Liver Physiol 286: G183 – G188.

Morris JG. 1999. Ineffective vitamin D synthesis in cats is reversed by an inhibitor of 7-dehydrocholesterol-D7-reductase. J Nutr 129: 903 – 908.

Morris KL, Zemel MB. 2005. 1,25-dihydroxyvitamin D3 modulation of adipocyte glucocorticoid function. Obesity Res 13: 670 – 677.

Morton NM, Emilsson V, Liu YL, Cawthorne MA. 1998. Leptin action in intestinal cells. J Biol Chem 273: 26194 – 26201.

Mountain JL, Risch N. 2004. Assessing genetic contributions to phenotypic differences among "racial" and "ethnic" groups. Nat Genet 36: S48 – S53.

Mrosovsky N. 1990. Rheostasis: The Physiology of Change. New York: Oxford University Press.

Muglia LJ. 2000. Genetic analysis of fetal development and parturition control in the mouse. Pediatr Res 47: 437 – 443.

Narayan KMV, Boyle JP, Thompson TJ, Gregg EW, Williamson DF. 2007. Effect of BMI on lifetime risk for diabetes in the U.S. Diabetes Care 30: 1562 – 1566.

Natalucci G, Reidl S, Gleiss A, Zidek T, Frisch H. 2005. Spontaneous 24-h ghrelin secretion pattern in fasting subjects: maintenance of a meal-related pattern. Eur

L Endocrinol 152: 845 – 850.

National Academy of Sciences. 2006. Assessing fitness for military enlistment: physical, medical, and mental health standards. Committee on Youth Population and Military Recruitment: Physical, Medical, and Mental Health Standards, National Research Council.

National Center for Health Statistics. 2005. Quick stats: percentage of adults who reported an average of $\geqslant$ 6 hours of sleep per 24–hour period, by sex and age group—United States, 1985 and 2004. JAMA 294: 2692.

Nead KG, Halterman JS, Kaczorowski JM, Auinger P, Weitzman M. 2004. Overweight children and adolescents: a risk group for iron deficiency. Pediatrics 114: 104 – 108.

Nedergaard J, Bengtsson T, Cannon B. 2007. Unexpected evidence for active brown adipose tissue in adult humans. Am J Physiol––Endocrinol and Metabol 293: E444 – E452.

Neel JV. 1962. Diabetes mellitus: a "thrifty" genotype rendered detrimental by "progress"? Am J Hum Genet 14: 353 – 362.

Nesse RM, Berridge KC. 1997. Psycoactive drug use in evolutionary perspective. Science 278: 63 – 66.

NHLBI press release. 2008. For safety, NHLBI changes intensive blood sugar treatment in trial of diabetes and cardiovascular disease. February 6. Accessed at www.nhlbi.nih.gov/health/prof/heart/other/accord/.

Nicholls DG. 2001. A history of UCP1. Biochem Soc Trans 29: 751 – 755.

Nicholls DG, Rial E. 1999. A history of the first uncoupling protein, UCP1. J Bioenergetics Biomembranes 31: 399 – 406.

Nielsen S, Guo ZK, Albu JB, Klein S, O' Brien PC, Jensen MD. 2003. Energy expenditure, sex, and endogenous fuel availability in humans. J Clin Invest 111: 981 – 988.

Nielson S, Guo ZK, Johnson M, Hensrud DD, Jensen MD. 2004. Splanchic lipolysis in human obesity. J Clin Invest 113: 1582 – 1588.

Niijima A, Togiyama T, Adachi A. 1990. Cephalic–phase insulin release induced by taste stimulus of monosodium glutamate (umami) taste. Physiol Behav 48: 905 – 908.

Nilsson PM, Rööst M, Engström G, Hedblad B, Berglund G. 2004. Incidence of diabetes in middle–aged men is related to sleep disturbances. Diabetes Care 27: 2464 – 2469.

Norgan NG. 1990. Body mass index and body energy stores in developing countries. Euro J Clin Nutr 44: 79 – 84.

Norgan NG, Ferro–Luzzi A. 1982. Weight–height indices as estimators of fatness in men. Human Nutr – Clin Nutr 36: 363 – 372.

Norgren R. 1995. Gustatory system. In The Rat Nervous System, Pazinos G (ed.). New York: Academic Press.

Oddy DJ. 1970. Food in nineteenth-century England: nutrition in the first urban society. Proc of the Nutr Soc 29: 150 – 157.

Oftedal OT. 1984. Milk composition, milk yield, and energy output at peak lactation: a comparative review. Symp Zool Soc Lon 51: 33 – 85.

Oftedal OT. 1993. The adaptation of milk secretion to the constraints of fasting in bears, seals, and baleen whales. J of Dairy Sci 76: 3234 – 3246.

Oftedal OT, Alt GL, Widdowson EM, Jakubasz MR. 1993. Nutrition and growth of suckling black bears (Ursus americanus) during their mothers' winter fast. Brit J Nutr 70: 59 – 79.

Ogden CL, Carrol MD, Curtin LR, McDowell MA, Tabak CJ, Flegal KM. 2006. Prevalence of overweight and obesity in the United States, 1999 – 2004. JAMA 295: 1549 – 1555.

Ogden CL, Fryar CD, Carroll MD, Flegal KM. 2004. Mean body weight, height, and body mass index, United States, 1960 – 2002. Advance Data from Vital and Health Statistics 347: 1 – 18. Accessed at www.cdc.gov/nchs/data/ad/ad347.pdf.

Oguma Y, Sesso HD, Paffenbarger RS, Lee IM. 2002. Physical activity and all cause mortality in women: a review of the evidence. Br J Sports Med 36: 162 – 172.

Ohara I, Otsuka S, Yugari Y. 1988. Cephalic-phase response of pancreatic exocrine secretion in conscious dogs. Am J Physiol Gastrointest Liver Physiol 254: G424 – G428.

Okawara Y, Morley SD, Burzio LO, Zwiers H, Lederis K, Richter D. 1988 Cloning and sequence analysis of cDNA for corticotropin-releasing factor precursor from the teleost fish Catostomus commersoni. PNAS 85: 8439 – 8443.

O' Keefe JH, Cordain L. 2004. Cardiovascular disease resulting from a diet and lifestyle at odds with our Paleolithic genome: how to become a 21st-century hunter-gatherer. Mayo Clin Proc 79: 101 – 108.

Olivereau M, Olivereau J. 1988. Localization of CRF-like immunoreactivity in the brain and pituitary of teleost fish. Peptides 9: 13 – 21.

O' Reardon JP, Ringel BL, Dinges DF, Allison KC, Rogers NL, Martino NS, Stunkard AJ. 2004. Circadian eating and sleeping patterns in the night eating syndrome. Obesity Res 12: 1789 – 1796.

Østbye T, Dement JM, Krause KM. 2007. Obesity and workers' compensation. Arch Intern Med 167: 766 – 773.

Ostlund RE, Yang JW, Klein S, Gingerich R. 1996. Relation between plasma leptin concentration and body fat, gender, diet, age, and metabolic covariates. JCEM

81: 3909 – 3913.

O' Sullivan AJ, Kriketos AD, Martin A, Brown MA. 2006. Serum adiponectin levels in normal and hypertensive pregnancy. Hypertension in Pregnancy 25: 193 – 203.

Paczoska-Eliasiewicz HE, Gertler A, Proszkowiec M, Proudman J, Hrabia A, Sechman A, Mika M, Jacek T, Cassy S, Raver N, Rzasa J. 2003. Attenuation by leptin of the effects of fasting on ovarian function in hens (Gallus domesticus). Reproduction 126 (6): 739 – 751.

Paczoska-Eliasiewicz HE, Proszkowiec-Weglarz M, Proudman J, Jacek T, Mika M, Sechman A, Rzasa J, Gertler A. 2006. Exogenous leptin advances puberty in domestic hen. Domestic Animal Endocrinol 31: 211 – 226.

Pannacciulli N, Le DS, Salbe AD, Chen K, Reiman EM, Tataranni PA, Krakoff J. 2007. Postprandial glucagon-like peptide-1 (GLP-1) response is positively associated with changes in neuronal activity of brain areas implicated in satiety and food intake regulation in humans. Neuroimage 35: 511 – 517.

Papas MA, Alberg AJ, Ewing R, Helzlsouer KJ, Gary TL, Klassen AC. 2007. The built environment and obesity. Epidemiol Rev 29: 129 – 143.

Park Y-W, Allison DB, Heymsfield SB, Gallagher D. 2001. Larger amounts of visceral adipose tissue in Asian Americans. Obesity Res 9: 381 – 387.

Parra R. 1978. Comparison of foregut and hindgut fermentation in herbivores. In Ecology of Arboreal Folivores, Montgomery GG (ed.), 205 – 229. Washington, DC: Smithsonian Institution Press.

Parsons TJ, Power C, Manor O. 2001. Fetal and early life growth and body mass index from birth to early adulthood in 1958 British cohort: longitudinal study. BMJ 323: 1331 – 1335.

Pasquali R, Cantobelli S, Casimirri F, Capelli M, Bortoluzzi L, Flamia R, Labate AMM, Barbara L. 1993. The hypothalamic-pituitary-adrenal axis in obese women with different patterns of body fat distribution. JCEM 77: 341 – 346.

Pasquali R, Gambineri A, Pagotto U. 2006. The impact of obesity on reproduction in women with polycystic ovary syndrome. BJOG 113: 1148 – 1159.

Pasquali R, Pelusi C, Genghini S, Cacciari M, Gambineri A. 2003. Obesity and reproductive disorders in women. Hum Repro Update 9: 359 – 372.

Patel MS, Srinivasan M. 2002. Metabolic programming: causes and consequences. J Biol Chem 277: 1629 – 1632.

Paulsen IT, Press CM, Ravel J, Kobayashi DY, Myers GA, Mavrod DV, Deboy RT, Seshadri R, Ren Q, Madupu R, Dodson RJ, Durkin AS, Brinkac LM, Daugherty SC, Sullivan SA, Rosovitz MJ, Gwinn ML, Zhou L, Nelson WC, Weidman J, Watkins K, Tran K, Khouri H, Pierson EA, Pierson III LS, Thomashow LS, Loper

JE. 2005. Complete genome sequence of the plant commensal pseudomonas fluorescens pf-5: insights into the biological control of plant disease. Nature Biotech 23: 873 – 878.

Pavlov IP. 1902. The Work of the Digestive Glands. London: Charles Griffin.

Peciña S, Schulkin J, Berridge KC. 2006. Nucleus accumbens corticotropin-releasing factor increases cue-triggered motivation for sucrose reward: paradoxical positive incentive effects in stress? BMC Biology 4: 8. doi: 10.1186/1741-7007-4-8

Pedersen SB, Kristensen K, Hermann PA, Katzenellenbogen JA, Richelsen B. 2004. Estrogen controls lipolysis by up-regulating a2A-adrenergic receptors directly in human adipose tissue through the estrogen receptor a. Implications for the female fat distribution. JCEM 89: 1869 – 1878.

Perreault L, Lavely JM, Kittleson JM, Horton TJ. 2004. Gender differences in lipoprotein lipase activity after acute exercise. Obesity Res 12: 241 – 249.

Perry GH, Dominy NJ, Claw KG, Lee AS, Fiegler H, Redon R, Werner J, Villanea FA, Mountain JL, Misra R, Carter NP, Lee C, Stone AC. 2007. Diet and the evolution of human amylase gene copy number variation. Nat Genet 39: 1256 – 1260.

Peters JC, Wyatt HR, Donahoo WT, Hill JO. 2002. From instinct to intellect: the challenge of maintaining healthy weight in the modern world. Obesity Rev 3: 69 – 74.

Peters JH, Karpiel AB, Ritter RC, Simasko SM. 2004. Cooperative activation of cultured vagal afferent neurons by leptin and cholecystokinin. Endocrinol 145: 3652 – 3657.

Peters JH, McKay BM, Simasko SM, Ritter RC. 2005. Leptin-induced satiation mediated by abdominal vagal afferents. Am J Physiol Regul Integr Comp Physiol 288: R879 – R884.

Pic ó C, Oliver P, S á nchez J, Palou A. 2003. Gastric leptin: a putative role in the short-term regulation of food intake. Br J Nutr 90: 735 – 741.

Place AR. 1992. Comparative aspects of lipid digestion and absorption: physiological correlates of wax ester digestion. Am J Physiol Regul Integr Comp Physiol 263: R464 – R471.

Plummer TW, Stanford CB. 2000. Analysis of a bone assemblage made by chimpanzees at Gombe National Park, Tanzania. J Hum Evol 39 (3): 345 – 365.

Pobiner BL, DeSilva J, Sanders WJ, Mitani JC. 2007. Taphonomic analysis of skeletal remains from chimpanzee hunts at Ngogo, Kibale National Park, Uganda. J Hum Evol 52: 614 – 636.

Poitout V. 2003. The ins and outs of fatty acids on the pancreatic b cell. Trends

Endocrinol Metab 14: 201－203.

Popkin BM. 2001. The nutrition transition and obesity in the developing world. J Nutr 131: 871S－873S.

Popkin BM. 2002. An overview on the nutrition transition and its health implications: the Bellagio meeting. Public Health Nutr 5: 93－103.

Porte D, Jr., Baskin DG, Schwartz MW. 2005. Insulin signaling in the central nervous system: a critical role in metabolic homeostasis and disease from C. elegans to humans. Diabetes 54: 1264－1276.

Power ML. 1991. Digestive function, energy intake, and the response to dietary gum in captive callitrichids. Ph.D. diss., University of California at Berkeley. 235.

Power ML. 2004. Viability as opposed to stability: an evolutionary perspective on physiological regulation. In Allostasis, Homeostasis, and the Costs of Adaptation, Schulkin J (ed.), 343－364. Cambridge: Cambridge University Press.

Power ML, Heaney RP, Kalkwarf HJ, Pitkin RM, Repke JT, Tsang RC, Schulkin J. 1999. The role of calcium in health and disease. Am J Obstet Gynecol 181: 1560－1569.

Power ML, Oftedal OT, Tardif SD. 2002. Does the milk of callitrichid monkeys differ from that of larger anthropoids? Am J Primatol 56: 117－127.

Power ML, Schulkin J. 2006. Functions of corticotropin-releasing hormone in anthropoid primates: from brain to placenta. Am J Hum Biol 18: 431－447.

Power ML, Tardif SD, Power RA, Layne DG. 2003. Resting energy metabolism of Goeldi's monkey (Callimico goeldii) is similar to that of other callitrichids. Am J Primatol 60: 57－67.

Power RA, Power ML, Layne DG, Jaquish CE, Oftedal OT, Tardif SD. 2001. Relations among measures of body composition, age, and sex in the common marmoset monkey (Callithrix jacchus). Comp Med 51: 218－223.

Powley TL. 1977. The ventralmedial hypothalamic syndrome, satiety and a cephalic-phase hypothesis. Psychol Rev 84: 89－126.

Powley TL. 2000. Vagal circuitry mediating cephalic-phase responses to food. Appetite 34: 184－188.

Powley TL, Berthoud H-R. 1985. Diet and cephalic-phase insulin responses. Am J Clin Nutr 42: 991－1002.

Prentice A, Jarjou LM, Cole TJ, Stirling DM, Dibba B, Fairweather-Tait S. 1995. Calcium requirements of lactating Gambian mothers: effects of a calcium supplement on breast-milk calcium concentration, maternal bone mineral content, and urinary calcium excretion. Am J Clin Nutr 62: 58－67.

Prentice A, Jebb S. 2004. Energy intake/physical activity interactions in the homeostasis of body weight regulation. Nutr Rev 62: S98－S104.

Prentice AM. 2005. The emerging epidemic of obesity in developing countries. Int J Epidemiol 1 - 7.

Prentice AM, Rayco-Solon P, Moore SE. 2005. Insights from the developing world: thrifty genotypes and thrifty phenotypes. Proc Nutr Soc 64: 153 - 161.

Preshaw RM, Cooke AR, Grossman MI. 1966. Sham-feeding and pancreatic secretion in the dog. Gastroenterology 50: 171 - 178.

Proulx K, Richard D, Walker C-D. 2002. Leptin regulates appetite-related neuropeptides in the hypothalamus of developing rats without affecting food intake. Endocrinol 143: 4683 - 4692.

Pruetz JD, Bertolani P. 2007. Savanna chimpanzees, Pan troglodytes verus, hunt with tools. Curr Biol 17 (5): 412 - 417.

Pryer J. 1993. Body mass index and work-disabling morbidity: results from a Bangladeshi case study. Eur J Clin Nutr 47: 653 - 657.

Racette SB, Hagberg JM, Evans EM, Holloszy JO, Weiss EP. 2006. Abdominal obesity is a stronger predictor of insulin resistance than fitness among 50 - 95 year olds. Diabetes Care 29: 673 - 678.

Ramsay JE, Ferrell WR, Crawford L, Wallace AM, Greer IA, Sattar N. 2002. Maternal obesity is associated with dysregulation of metabolic, vascular, and inflammatory pathways. JCEM 87: 4231 - 4237.

Rask E, Olsson T, Söderber S, Andrew R, Livingstone DEW, Johnson O, Walker BR. 2001. Tissue-specific dysregulation of cortisol metabolism in human obesity. JCEM 86: 1418 - 1421.

Rask E, Walker BR, Söderber S, Livingstone DEW, Eliasson M, Johnson O, Andrew R, Olsson T. 2002. Tissue-specific changes in peripheral cortisol metabolism in obese women: increased adipose 11b-hydroxysteroid dehydrogenase type 1 activity. JCEM 87: 3330 - 3336.

Ray JG, Wyatt PR, Vermeulen MJ, Meir C, Cole DE. 2005. Greater maternal weight and the ongoing risk of neural tube defects after folic acid flour fortification. Obstet Gynecol 105: 261 - 265.

Rechtschaffen A, Gilliland MA, Bergmann BM, Winter JB. 1983. Physiological correlates of prolonged sleep deprivation in rats. Science 221: 182 - 184.

Reed DR, Lawler MP, Tordoff MG. 2008. Reduced body weight is a common effect of gene knockout in mice. BMC Genetics 9: 4.

Renehan AG, Tyson M, Egger M, Heller RF, Zwahlen M. 2008. Body-mass index and incidence of cancer: a systematic review and meta-analysis of prospective observational studies. Lancet 371: 569 - 578.

Resnick HE, Redline S, Shahar E, Gilpin A, Newman A, Walter R, Ewy GA, Howard BV, Punjabi NM. 2003. Diabetes and sleep disturbances. Diabetes Care 26:

702 – 709.

Rice T, Perusse L, Bouchard C, Rao DC. 1999. Familial aggregation of body mass index and subcutaneous fat measures in the longitudinal Quebec family study. Genet Epidemiol 16: 316 – 334.

Richelsen B. 1986. Increased a 2– but similar b–adrenergic receptor activities in subcutaneous gluteal adipocytes from females compared with males. Eur J Clin Invest 16: 302 – 309.

Richter CP. 1936. Increased salt appetite in adrenalectomized rats. Am J Physiol 115: 155 – 161.

Richter CP. 1953. Experimentally produced reactions to food poisoning in wild and domesticated rats. Ann NY Acad Sci 56: 225 – 239.

Robson SL. 2004. Breast milk, diet, and large human brains. Curr Anthropol 45: 419 – 425.

Rodr í guez G, Samper MP, Olivares JL, Ventura P, Moreno LA, P é rez–Gonz á lez JM. 2005. Skinfold measurements at birth: sex and anthropometric influence. Arch Dis Child Fetal Neonatal Ed 90: F273 – F275.

Rodr í guez–Cuenca S, Monjo M, Proenza AM, Roca P. 2005. Depot differences in steroid receptor expression in adipose tissue: possible role of the local steroid milieu. Am J Physiol Endocrinol Metab 288: E200 – E207.

Rolls BJ, Roe LS, Meengs JS. 2006. Reductions in portion size and energy density of foods are addictive and lead to sustained decreases in energy intake. Am J Clin Nutr 83: 11 – 17.

Rolls BJ, Roe LS, Meengs JS. 2007. The effect of large portion sizes on energy intake is sustained for 11 days. Obesity 15: 1535 – 1543.

Rosati A, Stevens J, Hare B, Hauser M. 2007. The evolutionary origins of human patience: temporal preferences in chimpanzees, bonobos, and human adults. Curr Biol 17: 1663 – 1668.

Rosenbaum M, Nicolson M, Hirsch J, Heymsfield SB, Gallagher D, Chu F, Leibel RL. 1996. Effects of gender, body composition, and menopause on plasma concentrations of leptin. JCEM 81: 3424 – 3427.

Ross N. 1997. Effects of diet– and exercise–induced weight loss on visceral adipose tissue in men and women. Sports Med 24: 55 – 64.

Roth J, Qiang X, Marb á n SL, Redelt H, Lowell BC. 2004a. The obesity pandemic: where have we been and where are we going? Obesity Res 12: 88S – 101S.

Roth J, Volek JS, Jacobson M, Hickey J, Stein DT, Klein S, Feinman R, Schwartz GJ, Segal–Isaacson CJ. 2004b. Paradigm shifts in obesity research and treatment: roundtable discussion. Obesity Res 12: 145S – 148S.

Royal CDM, Dunston GM. 2004. Changing the paradigm from "race" to human genome variation. Nat Genet 35: S5 - S7.

Rozin P. 1976. The selection of food by rats, humans, and other animals. In Advances in the Study of Behavior, Rosenlatt JS, Hinde RA, Shaw E, Beer C (eds.). Vol. 6. New York: Academic Press.

Rozin P. 2005. The meaning of food in our lives: a cross–cultural perspective on eating and well–being. J Nutr Educ Behav 37: S107 - S112.

Rozin P, Schulkin J. 1990. Food selection. In Handbook of Behavioral Neurobiology, Stricker EM (ed.). New York: Plenum Press.

Ruff CB, Trinkaus E, Holliday TW. 1997. Body mass and encephalization in Pleistocene Homo. Nature 387: 173 - 176.

Russell JA, Leng G. 1998. Sex, parturition, and motherhood without oxytocin? J Endocrinol 157: 343 - 359.

Saad MF, Damani S, Gingerich RL, Riad–Gabriel MG, Khan A, Boyadjian R, Jinagouda SD, El–Tawil K, Rude RK, Kamdar V. 1997. Sexual dimorphism in plasma leptin concentration. JCEM 82: 579 - 584.

Saguy AC, Riley KW. 2005. Weighing both sides: morality, mortality, and framing contests over obesity. J Health Politics Policy Law 30: 869 - 921.

Sahu A. 2004. Minireview: a hypothalamic role in energy balance with special emphasis on leptin. Endocrinol 145: 2613 - 2620.

Sallis JF, Glanz K. 2006. The role of built environments in physical activity, eating, and obesity in childhood. The Future of Children 16: 89 - 108.

Samaras K, Spector TD, Nguten TV, Baan K, Campbell LV, Kelly PJ. 1997. Genetic factors determine the amount and distribution of fat in women after the menopause. J Clin Epidemiol Metab 82: 781 - 785.

Sapolsky RM. 2001. Physiological and pathophysiological implications of social stress in mammals. In Coping with the Environment: Neural and Endocrine Mechanisms, McEwen BS, Goodman HM (eds.). New York: Oxford University Press.

Sarich VM. Wilson AC. 1973. Generation time and genomic evolution in primates. Science 179: 1144 - 1147.

Schlundt DG, Briggs NC, Miller ST, Arthur CM, Goldzweig IA. 2007. BMI and seatbelt use. Obesity 15: 2541 - 2545.

Schmid SM, Hallschmid M, Jauch–Chara K, Bandorf N, Born J, Schultes B. 2007. Sleep loss alters basal metabolic hormone secretion and modulates the dynamic counterregulatory response to hypoglycemia. JCEM 92: 3044 - 3051.

Schmidt–Nielsen K. Animal Physiology: Adaptation and Environment. 1994. Cambridge: Cambridge University Press.

Schrauwen P, Hesselink MKC. 2004. Oxidative capacity, lipotoxicity, and mitochondrial damage in type 2 diabetes. Diabetes 53: 1412 – 1417.

Schulkin J. 1991. Sodium Hunger. Cambridge: Cambridge University Press.

Schulkin J. 1999. Corticotropin–releasing hormone signals adversity in both the placenta and the brain: regulation by glucocorticoids and allostatic overload. J Endocrinol 161: 349 – 356.

Schulkin J. 2001. Calcium Hunger: Behavioral and Biological Regulation. Cambridge: Cambridge University Press.

Schulkin J. 2003. Rethinking Homeostasis: Allostatic Regulation in Physiology and Pathophysiology. Cambridge: MIT Press.

Schulz LO, Bennet PH, Ravussin E, Kidd JR, Kidd KK, Esparza J, Valencia ME. 2006. Effects of traditional and western environments on prevalence of type 2 diabetes in Pima Indians in Mexico and the U.S. Diabetes Care 29: 1866 – 1871.

Schulze MB, Manson JE, Ludwig DS, et al. 2004. Sugar–sweetened beverages, weight gain, and incidence of type 2 diabetes in young and middle–aged women. JAMA 292: 927 – 934.

Schwartz GJ, Moran TH. 1996. Sub–diaphragmatic vagal afferent integration of meal–related gastrointestinal signals. Neurosci Behav Rev 20: 47 – 56.

Schwartz MW, Woods SC, Porte D, Jr., Seeley RJ, Baskin DG. 2000. Central nervous system control of food intake. Nature 404: 661 – 671.

Schwartz MW, Woods SC, Seeley RJ, Barsh GS, Baskin DG, Leibel RL. 2003. Is the energy homeostasis inherently biased toward weight gain? Diabetes 52: 232 – 238.

Schweitzer MH, Suo Z, Avci R, Asara JM, Allen MA, Arce FT, Horner JR. 2007. Analyses of soft tissue from Tyrannosaurus rex suggest the presence of protein. Science 316: 277 – 280.

Scott EM, Grant PJ. 2006. Neel revisited: the adipocyte, seasonality, and type 2 diabetes. Diabetologia 49: 1462 – 1466.

Seasholtz AF, Valverde RA, Denver RJ. 2002. Corticotropin–releasing hormone–binding protein: biochemistry and function from fishes to mammals. J Endocrinol 175: 89 – 97.

Seidell JC, Pérusse L, Després J–P, Bouchard C. 2001. Waist and hip circumferences have independent and opposite effects on cardiovascular disease risk factors: the Quebec family study. Am J Clin Nutr 74: 315 – 321.

Senut B, Pickford M, Gommery D, Mein P, Cheboi K, Coppens Y. 2001. First hominid from the Miocene (Lukeino Formation, Kenya). Comptes Rendus de l' Academie des Sciences, Series IIA—Earth and Planetary Sci 332, 2: 137 – 144.

Seppälä–Lindroos A, Vehkavaara S, Häkkinen AM, Goto T, Westerbacka J, Sovijärvi A, Halavaara J, Yki–Jarvinen H. 2002. Fat accumulation in the liver is associated with defects in insulin suppression of glucose production and serum free fatty acids independent of obesity in normal men. JCEM 87: 3023 – 3028.

Sharrock KCB, Kuzawa CW, Leonard WR, Tanner S, Reyes-Garcia VE, Vadez V, Huanca T, McDade TW. 2008. Developmental changes in the relationship between leptin and adiposity among Tsiman é children and adolescents. Am J Hum Bio 00: 00 – 00.

Shi H, Dirienzo D, Zemel MB. 2001. Effects of dietary calcium on adipocyte lipid metabolism and body weight regulation in energy-restricted aP2-agouti transgenic mice. FASEB J 15: 291 – 293.

Shipman P, Walker A. 1989. The costs of becoming a predator. Am Anthropol 88: 26 – 43.

Short L, Horne J. 2002. Toucans, Barbets, and Honeyguides. New York: Oxford University Press.

Sierra-Johnson J, Johnson BD, Bailey KR, Turner ST. 2004. Relationships between insulin sensitivity and measures of body fat in asymptomatic men and women. Obesity Res 12: 2070 – 2077.

Singh R, Artaza JN, Taylor WE, Braga M, Yuan X, Gonzalez-Cadavid NF, Bhasin S. 2006. Testosterone inhibits adipogenic differentiation in 3T3-L1 cells: nuclear translocation of androgen receptor complex with beta-catenin and T-cell factor 4 may bypass canonical Wnt signaling to down-regulate adipogenic transcription factors. Endocrinology 147: 141 – 154.

Škopkov á M, Penesov á A, Sell H, R á dikov á Ž, Vl ˇ cek M, Imrich R, Koška J, Ukropec J, Eckel J, Klimeš I, Gašper í kov á D. 2007. Protein array reveals differentially expressed proteins in subcutaneous adipose tissue in obesity. Obesity 15: 2396 – 2406.

Slawik M, Vidal-Puig AJ. 2006. Lipotoxicity, overnutrition, and energy metabolism in aging. Ageing Res Rev 5: 144 – 164.

Smeets AJ, Westerterp-Plantenga MS. 2006. Oral exposure and sensory-specific satiety. Physiol and Behavior 89: 281 – 286.

Smith GP. 1995. Pavlov and appetite. Int Physiol Behav Sci 30: 169 – 174.

Smith GP. 2000. The controls of eating: a shift from nutritional homeostasis to behavioural neuroscience. Nutrition 16: 814 – 820.

Smith SR, de Jonge L, Pellymounter M, Nguyen T, Harris R, York D, Redmann S, Rood J, Bray GA. 2001. Peripheral administration of human corticotropin-releasing hormone: a novel method to increase energy expenditure and fat oxidation in man. JCEM 86: 1991 – 1998.

Smith-Kirwin SM, O' Connor DM, De Johnston J, Lancey ED, Hassink SG, Funanage VL. 1998. Leptin expression in human mammary epithelial cells and breast milk. JCEM 83: 1810 – 1813.

Snih SA, Ottenbacher KJ, Markides KS, Kuo Y–F, Eschbach K, Goodwin JS. 2007. The effect of obesity on disability vs. mortality in older Americans. Arch Intern Med 167: 774 – 780.

Snijder MB, Dekker JM, Visser M, Bouter LM, Stehouwer CDA, Kostense PJ, Yudkin JS, Heine RJ, Nijpels G, Seidell JC. 2003. Associations of hip and thigh circumferences independent of waist circumference with the incidence of type 2 diabetes: the Hoorn Study. Am J Clin Nutr 77: 1192 – 1197.

Sobhani I, Buyse M, Goiot H, Weber N, Laigneau JP, Henin D, Soul JC, Bado A. 2002. Vagal stimulation rapidly increases leptin secretion in human stomach. Gastroenterology 122: 259 – 263.

Sookoian S, Gemma C, Garcfa SI, Gianotti TF, Dieuzeide G, Roussos A, Tonietti M, Trifone L, Kanevsky D, Gonz á lez CD, Pirola CJ. 2007. Short allele of serotonin transporter gene promoter is a risk factor for obesity in adolescents. Obesity 15: 271 – 276.

Sooranna SR, Ward S, Bajoria R. 2001. Fetal leptin influences birth weight in twins with discordant growth. Pediatr Res 49: 667 – 672.

Soucy J, LeBlanc J. 1999. Protein meals and postprandial thermogenesis. Physiol Behav 65: 705 – 709.

Spanovich S, Niewiarowski PH, Londraville RL. 2006. Seasonal effects on circulating leptin in the lizard Sceloporus undulatus from two populations. Comp Biochem Physiol Pt B, Biochem and Molecular Biol 143: 507 – 513.

Speakman JR. 2006. Thrifty genes for obesity and the metabolic syndrome–time to call off the search? Diab Vasc Dis Res 3: 7 – 11.

Speakman JR. 2007. A nonadaptive scenario explaining the genetic predisposition to obesity: the "predation release" hypothesis. Cell Metab 6: 5 – 12.

Speakman JR, Djafarian K, Stewart J, Jackson DM. 2007. Assortative mating for obesity. Am J Clin Nutr 86: 316 – 323.

Speakman JR, Ergon T, Cavanagh R, Reid K, Scantlebury DM, Lambin X. 2003. Resting and daily energy expenditures of free–living field voles are positively correlated but reflect extrinsic rather than intrinsic effects. PNAS 100: 14057 – 14062.

Speakman JR, Gidney A, Bett J, Mitchell IP, Johnson MS. 2001. Effect of variation in food quality on lactating mice Mus musculus. J Exp Bio 204: 1957 – 1965.

Speiser PW, Rudolf MCJ, Anhalt H, Camacho–Hubner C, Chiarelli F, Eliakim A, Freemark M, Gruters A, Hershkovitz E, Iughetti L, Krude H, Latzer Y, Lustig RH, Pescovitz OH, Pinhas–Hamiel O, Rogol AD, Shalitan S, Sultan C, Stein D, Vardi P, Werther GA, Zadik Z, Zuckerman–Levin N, Hochberg Z. 2005.

Consensus statement: childhood obesity. JCEM 90: 1871 – 1887.

Spiegel D, Sephton S. 2002. Re: night shift work, light at night, and risk of breast cancer. J Nat Cancer Institute 94: 530.

Spiegel K, Knutson K, Leproult R, Tasali E, van Cauter E. 2005. Sleep loss: a novel risk factor for insulin resistance and type 2 diabetes. J Appl Physiol 99: 2008 – 2019.

Spiegel K, Leproult R, L'Hermite-Balériaux M, Copinnschi G, Penev PD, Van Couter E. 2004. Leptin levels are dependent on sleep duration: relationships with sympathovagal balance, carbohydrate regulation, cortisol, and thyrotropin. JCEM 89: 5762 – 5771.

Spoor F, Leakey MG, Gathogo PN, Brown FH, Antón SC, McDougall I, Kiarie C, Manthi FK, Leakey LN. 2007. Implications of new early Homo fossils from Ileret, east of Lake Turkana, Kenya. Nature 448: 688 – 691.

Stanford CB. 2001. The ape's gift: meat-eating, meat-sharing, and human evolution. In Tree of Origin, de Waal FBM (ed.). Cambridge: Harvard University Press.

Stanford CB, Wallis J, Matama H, Goodall J. 1994. Patterns of predation by chimpanzees on red colobus monkeys in Gombe National Park, 1982 – 1991. Am J Phys Anthropol 94: 213 – 228.

Stein CJ, Colditz GA. 2004. The epidemic of obesity. JCEM 89: 2522 – 2525.

Stellar E. 1954. The physiology of motivation. Psychol Rev 61: 5 – 22.

Stenzel-Poore MP, Heldwein KA, Stenzel P, Lee S, Vale WW. 1992. Characterization of the genomic corticotropin-releasing factor (CRF) gene from Xenopus laevis: two members of the CRF family exist in amphibians. Mol Endocrinol 6: 1716 – 1724.

Sterling P. 2004. Principles of allostasis: optimal design, predictive regulation, pathophysiology, and rational therapeutics. In Allostasis, Homeostasis, and the Costs of Adaptation, Schulkin J (ed.), 17 – 64. Cambridge: Cambridge University Press.

Sterling P, Eyer J. 1988. Allostasis: a new paradigm to explain arousal pathology. In Handbook of Life Stress, Cognition, and Health, Fisher S, Reason J (eds.). New York: John Wiley.

Stewart PM, Boulton A, Kumar S, Clark PMS, Shakleton CHL. 1999. Cortisol metabolism in human obesity: impaired cortisone to cortisol conversion in subjects with central obesity. JCEM 84: 1022 – 1027.

Stiner MC. 1993. Modern human origins: faunal perspectives. Ann Rev Anthropol 22: 55 – 82.

Stiner MC. 2002. Carnivory, coevolution, and the geographic spread of the genus

Homo. J Archaeological Res 10: 1 – 63.

Straif K, Baan R, Grosse Y, Secretan B, El Ghissassi F, Bouvard V, Altieri A, Benbrahim-Tallaa L, Cogliano V. 2007 Carcinogenicity of shift-work, painting, and fire-fighting. Lancet Oncol 8: 1065 – 1066.

Strum SC. 1975. Primate predation: interim report on the development of a tradition in a troop of olive baboons. Science 187: 755 – 757.

Strum SC. 2001. Almost Human: a journey into the world of baboons. Chicago: University of Chicago Press.

Stubbs RJ, Tolkamp BJ. 2006. Control of energy balance in relation to energy intake and energy expenditure in animals and man: an ecological perspective. Br J Nutr 95: 657 – 676.

Stunkard AJ. 1988. The Salmon lecture. Some perspective on human obesity: its causes. Bull NY Acad of Med 64 (8): 902 – 923.

Stunkard AJ, Grace WJ, Wolff HG. 1955. The night-eating syndrome: a pattern of food intake among certain obese patients. Am J Med 19: 78 – 86.

Stunkard AJ, Harris JR, Pedersen NL, McClearn GE. 1990. The body-mass index of twins who have been reared apart. N Eng J Med 322: 1483 – 1487.

Stunkard AJ, Sørensen TI, Hanis C, Teasdale TW, Chakraborty R, Schull WJ, Schulsinger F. 1986. An adoption study of human obesity. N Eng J Med 314: 193 – 198.

Subar AF, Krebs-Smith SM, Cook A, Kahle LL. 1998. Dietary sources of nutrients among US children, 1989 – 1991. Pediatrics 102 (4 Pt 1): 913 – 923.

Sui X, LaMonte MJ, Blair SN. 2007. Cardiorespiratory fitness as a predictor of nonfatal cardiovascular events in asymptomatic women and men. Am J Epidemiol 165: 1413 – 1423.

Sui X, LaMonte MJ, Laditka JN, Hardin JW, Chase N, Hooker SP, Blair SN. 2007. Cardiorespiratory fitness and adiposity as mortality predictors in older adults. JAMA 298: 2507 – 2516.

Sumner AE, Farmer NM, Tulloch-Reid MK, Sebring NG, Yanovski JA, Reynolds JC, Boston RC, Premkumar A. 2002. Sex differences in visceral adipose tissue volume among African Americans. Am J Clin Nutr 76: 975 – 979.

Sun X, Zemel MB. 2004. Role of uncoupling protein 2 (UCP2) expression and 1alpha, 25-dihydroxyvitamin D3 in modulating adipocyte apoptosis. FASEB J 18: 1430 – 1432.

Sun X, Zemel MB. 2007. Calcium and 1,25-dihydroxyvitamin D3 regulation of adipokine expression. Obesity 15 (2): 340 – 348.

Sun Y, Ahmed S, Smith RG. 2003. Deletion of Ghrelin impairs neither growth nor appetite. Molecular Cellular Biol 23: 7973 – 7981.

Suter KJ, Pohl CR, Wilson ME. 2000. Circulating concentrations of nocturnal leptin, growth hormone, and insulin–like growth factor–I increase before the onset of puberty in agonadal male monkeys: potential signals for the initiation of puberty. JCEM 85: 808 - 814.

Swanson LW, Simmons DM. 1989. Differential steroid hormone and neural influences on peptide mRNA levels in CRH cells of the paraventricular nucleus: a hybridization histochemical study in the rat. J Comp Neurol 285: 413 - 435.

Tach é Y, Perdue MH. 2004. Role of peripheral CRF signaling pathways in stress–related alterations of gut motility and mucosal function. Neurogastroenterol Motil 16 (suppl): 137 - 142.

Taheri S, Lin L, Austin D, Young T, Mignot E. 2004. Short sleep duration is associated with reduced leptin, elevated ghrelin, and increased body mass index. PLoS Medicine/Public Library of Science 1: e62.

Takaya K, Ariyasu H, Kanamoto N, Iwakura H, Yoshimoto A, Harada M, Mori K, Komatsu Y, Usui T, Shimatsu A, Ogawa Y, Hosoda K, Akamizu T, Kojima M, Kangawa K, Nakao K. 2000. Ghrelin strongly stimulates growth hormone (GH) release in humans. JCEM 85: 1169 - 1174.

Tam CS, de Zegher F, Garnett SP, Baur LA, Cowell CT. 2006. Opposing influences of prenatal and postnatal growth on the timing of menarche. JCEM 91: 4369 - 4373.

Taouis M, Chen J–W, Daviaud C, Dupont J, Derouet M, Simon J. 1998. Cloning the chicken leptin gene. Gene 208: 239 - 242.

Tardif SD, Power M, Oftedal OT, Power RA, Layne DG. 2001. Lactation, maternal behavior, and infant growth in common marmoset monkeys (Callithrix jacchus): effects of maternal size and litter size. Behav Ecol Sociobiol 51: 17 - 25.

Tchernof A, Desmeules A, Richard C, Laberge P, Daris M, Mailloux J, Rheaume C, Dupont P. 2004. Ovarian hormone status and abdominal visceral adipose tissue metabolism. JCEM 89: 3425 - 3430.

Tebbich S, Taborsky M, Fessl B, Dvorak M. 2002. The ecology of tool use in the woodpecker finch (Cactospiza pallida). Ecology Letters 5: 656 - 664.

Teff KL. 2000. Nutritional implications of the cephalic–phase reflexes: endocrine responses. Appetite 34: 206 - 213.

Teff KL, Devine, J, Engelman, K. 1995. Sweet taste: effect on cephalic phase insulin release in men. Physiol and Behav 57: 1089 - 1095.

Teff KL, Elliott SS, Tschöp M, Kieffer TJ, Rader D, Heiman M, Townsend RR, Keim NL, D' Alessio D, Havel PJ. 2004. Dietary fructose reduces circulating insulin and leptin, attenuates postprandial suppression of ghrelin, and increases triglycerides in women. JCEM 89: 2963 - 2972.

Teff KL, Engelman K. 1996. Oral sensory stimulation improves glucose tolerance in humans: effects on insulin, C-peptide, and glucagon. Am J Physiol 270: R1371 – R1379.

Teff KL, Mattes RD, Engelman K. 1991. Cephalic-phase insulin release in normal weight males: verification and reliability. Am J Physiol 261: E430 – E436.

Teff KL, Townsend RR. 1999. Early-phase insulin infusion and muscarinic blockade in obese and lean subjects. Am J Physiol 277: R198 – R208.

Teleki G. 1973. The Predatory Behavior of Wild Chimpanzees. Lewisburg, PA: Bucknell University Press.

Temple JL, Legierski CM, Giacomelli AM, Salvy SJ, Epstein LH. 2008. Overweight children find food more reinforcing and consume more energy than do nonoverweight children. Am J Clin Nutr 87: 1121 – 1127.

Terborgh J. 1984. Five New World Primates. Princeton: Princeton University Press.

Thomas DE, Elliott EJ, Baur L. 2007. Low glycaemic index or low glycaemic load diets for overweight and obesity. Cochrane Database Syst Rev 3: CD005105.

Thompson SD, Power ML, Rutledge CE, Kleiman DG. 1994. Energy metabolism and thermoregulation in the golden lion tamarin (Leontopithecus rosalia). Folia Primatol 63: 131 – 143.

Thouless CR, Fanshawe JH, Bertram CR. 1989. Egyptian vultures Neophron percnopterus and ostrich Struthio camelus eggs: the origin of stone-throwing behavior. Ibis 131: 9 – 15.

Tittelbach TJ, Berman DM, Nicklas BJ, Ryan AS, Goldberg AP. 2004. Racial differences in adipocyte size and relationship to the metabolic syndrome in obese women. Obesity Res 12: 990 – 998.

Tittelbach TJ, Mattes RD. 2001. Oral stimulation influences postprandial triacylglycerol concentrations in humans: nutrient specificity. J Am Coll Nutr 20: 485 – 493.

Todes DP. 2002. Pavlov's Physiology Factory: Experiment, Interpretation, Laboratory Enterprise. Baltimore: Johns Hopkins University Press.

Tomasetto C, Karam SM, Ribieras S, Masson R, Lefebvre O, Staub A, Alexander G, Chenard MP, Rio MC. 2000. Identification and characterization of a novel gastric peptide hormone: the motilin-related peptide. Gastroenterology 119: 395 – 405.

Tordoff MG, Friedman, MI. 1989. Drinking saccharin increases food intake and preference—IV. Cephalic phase and metabolic factors. Appetite 12: 37 – 56.

Travers JB, Travers SP, Norgren R. 1987. Gustatory neural processing in the hindbrain. Annual Rev of Neuroscience 10: 595 – 632.

Trayhurn P, Bing C, Wood IS. 2006. Adipose tissue and adipokines—energy regulation from the human perspective. J Nutr 136: 1935S – 1939S.

Trevathan WR, Smith EO, McKenna JJ. 1999. Evolutionary Medicine. New York: Oxford University Press.

Trevathan WR, Smith EO, McKenna JJ. 2007. Evolutionary Medicine and Health: New Perspectives. New York: Oxford University Press.

Trifiletti LB, Shields W, Bishai D, McDonald E, Reynaud F, Gielen A. 2006. Tipping the scales: obese children and child safety seats. Pediatr 117: 1197 – 1202.

Tritos NA, Kokkotou EG. 2006. The physiology and potential clinical applications of ghrelin, a novel peptide hormone. Mayo Clin Proc 81: 653 – 660.

Trujillo ME, Scerer PE. 2005. Adiponectin—journey from an adipocyte secretory protein to biomarker of the metabolic syndrome. J Int Med 257: 167 – 175.

Tschop M, Smiley DL, Heiman ML. 2000. Ghrelin induces adiposity in rodents. Nature 407: 908 – 913.

Tso P, Liu M. 2004. Apolipoprotein A–IV, food intake, and obesity. Physiol Behav 83: 631 – 643.

Turnbaugh PJ, Ley RE, Mahowald MA, Magrini V, Mardis ER, Gordon JI. 2006. An obesity–associated gut microbiome with increased capacity for energy harvest. Nature 444: 1027 – 1031.

Uppot RN, Sahani DV, Hahn PF, Gervais D, Mueller PR. 2007. Impact of obesity on Medical imaging and image–guided intervention. AJR 188: 433 – 440.

Vale W, Spiess J, Rivier C, Rivier J. 1981. Characterization of a 41–residue ovine hypothalamic peptide that stimulates secretion of corticotropin and b–endorphin. Science 78: 1394 – 1397.

van Dam RM, Wilett WC, Manson JE, Hu FB. 2006. The relationship between overweight in adolescence and premature death in women. Ann Intern Med 145: 91 – 97.

Van der Merwe M–T, Pepper MS. 2006. Obesity in South Africa. Obesity Rev 7: 315 – 322.

Van Pelt RE, Evans EM, Schechtman KB, Ehsani AA, Kohrt WM. 2002. Contributions of total and regional fat mass to risk for cardiovascular disease in older women. Am J Physiol Endocrinol Metab 282: E1023 – E1028.

Vasilakopoulou A, le Roux CW. 2007. Could a virus contribute to weight gain? Int J Obes 31: 1350 – 1356.

Vasudevan S, Tong Y, Steitz JA. 2007. Switching from repression to activation: microRNAs can up–regulate translation. Science 318: 1931 – 1934.

Votruba SB, Jensen MD. 2006. Sex–specific differences in leg fat uptake are revealed with a high–fat meal. Am J Physiol Endocrinol Metab 291: E1115 – E1123.

Waddington CH. 1942. Canalization of development and the inheritance of acquired characters. Nature 150: 563 – 565.

Wade GN, Jones JE. 2004. Neuroendocrinology of nutritional infertility. Am J Physiol Regul Integr Comp Physiol 287: R1277 - R1296.

Waga IC, Dacier AK, Pinha PS, Tavares MCH. 2006. Spontaneous tool use by wild capuchin monkeys (Cebus libidinosus) in the Cerrado. Folia Primatol 77: 337 - 344.

Wallace B, Cesarini D, Lichtenstein P, Johannesson M. 2007. Heritability of ultimate game responder behavior. PNAS 104: 15631 - 15634.

Waller DK, Shaw GM, Rasmussen SA, Hobbs CA, Canfield MA, Siega-Riz AM, Gallaway MS, Correa A. 2007. Prepregnancy obesity as a risk factor for structural birth defects. Arch Pediatr Adolesc Med 161: 745 - 750.

Wang JX, Davies MJ, Norman RJ. 2002. Obesity increases the risk of spontaneous abortion during infertility treatment. Obesity Res 10: 551 - 554.

Waterland RA, Jirtle RL. 2003. Transposable elements: targets for early nutritional effects on epigenetic gene regulation. Molecular and Cellular Biol 23: 5293 - 5300.

Watson JD, Crick FHC. 1953. Molecular structure of nucleic acids: a structure for the deoxyribose nucleic acid. Nature 171: 737 - 738.

Watts DP, Mitani JC. 2002. Hunting behavior of Chimpanzees at Ngogo, Kibale National Park, Uganda. Int J Primatol 23: 1 - 28.

Weedman K. 2005. Gender and stone tools: an ethnographic study of the Konso and Gmao hideworkers of southern Ethiopia. In Gender and Hide Production, Frink L, Weedman K (eds.), 175 - 196. Walnut Creek, CA: AltaMira Press.

Weigle DS, Duell PB, Conner WE, Steiner RA, Soules MR, Kuijper JL. 1997. Effect of fasting, refeeding, and dietary fat restriction on plasma leptin levels. JCEM 82: 561 - 565.

Weingarten HP, Powley TL. 1980. Ventromedial hypothalamic lesions elevate basal and cephalic-phase gastric acid output. Am J Physiol 239: G221 - G229.

Weisberg SP, McCann D, Desai M, Rosenbaum M, Leibel RL, Ferrante AW, Jr. 2003. Obesity is associated with macrophage accumulation in adipose tissue. J Clin Invest 112: 1796 - 1808.

Wellen KE, Hotamisligil GS. Inflammation, stress, and diabetes. 2005. J Clin Invest 115: 1111 - 1119.

West DB, Fey D, Woods SC. 1984. Cholecystokinin persistently suppresses meal size but not food intake in free-feeding rats. Am J Physiol Regul Integr Comp Physiol 246: R776 - R787.

White FJ, Wood KD. 2007. Female feeding priority in bonobos, Pan paniscus, and the question of female dominance. Am J of Primatol 69: 837 - 850.

White TD, Suwa G, Asfaw B. 1994. Australopithecus ramidus, a new species of early hominid from Ethiopia. Nature 371: 306 – 312.

Wicks D, Wright J, Rayment P, Spiller R. 2005. Impact of bitter taste on gastric motility. Eur J Gastroenterol Hepatol 17: 961 – 965.

Wild S, Roglic G, Green A, Sicree R, King H. 2004. Global prevalence of diabetes: estimates for the year 2000 and projections for 2030. Diabetes Care 27: 1047 – 1053.

Wilkins MHF, Stokes AR, Wilson HR. 1953. Molecular structure of nucleic acids: molecular structure of deoxypentose nucleic acids. Nature 171: 738 – 740.

Williams CM. 2004. Lipid metabolism in women. Proc Nutr Soc 63: 153 – 160.

Williams GW, Nesse RM. 1991. The dawn of Darwinian medicine. Quart Rev of Biol 66: 1 – 22.

Williams LS, Rotich J, Qi R, Fineberg N, Espay A, Bruno A, Fineberg SE, Tierney WR. 2002. Effects of admission hyperglycemia on mortality and costs in acute ischemic stroke. Neurology 59: 67 – 71.

Wimmer R, Kirsch S, Rappold GA, Schempp W. 2002. Direct evidence for the Homo–Pan clade. Chromosome Res 10: 55 – 61.

Wingfield JC. 2004. Allostatic load and life cycles: implications for neuroendocrine control mechanisms. In Allostasis, Homeostasis, and the Costs of Adaptation, Schulkin J (ed.), 302 – 342. Cambridge: Cambridge University Press.

Won Y–J, Hey J. 2005. Divergence population genetics of chimpanzees. Molecular Biol Evol 22: 297 – 307.

Wong SNP, Sicotte P. 2007. Activity budget and ranging patterns of Colobus vellerosus in forest fragments in central Ghana. Folia Primatol 78: 245 – 254.

Wood B, Collard M. 1999. The human genus. Science 284: 65 – 71.

Wood B, Richmond BG. 2000. Human evolution: taxonomy and paleobiology. J of Anat 197: 19 – 60.

Woodhouse LJ, Gupta N, Bhasin M, Singh AB, Ross R, Phillips J, Bhasin S. 2004. Dose–dependent effects of testosterone on regional adipose tissue distribution in healthy young men. JCEM 89: 718 – 726.

Woods SC. 1991. The eating paradox. How we tolerate food. Psychol Rev 98: 488 – 505.

Woods SC. 2006. Dietary synergies in appetite control: distal gastrointestinal tract. Obesity 14: 171S – 178S.

Woods SC, Gotoh K, Clegg DJ. 2003. Gender differences in the control of energy homeostasis. Exp Biol Med 228: 1175 – 1180.

Woods SC, Hutton RA, Makous W. 1970. Conditioned insulin secretion in the albino rat. Proc Soc Exp Biol Med 133: 965 – 968.

Woods SC, Seeley RJ, Porte D, Jr., Schwartz MW. 1998. Signals that regulate food intake and energy homeostasis. Science 280: 1378 – 1383.

Woods SC, Vasselli JR, Kaestner E, Szakmary GA, Milburn GA, Vitiello MV. 1977. Conditioned insulin secretion and meal feeding in rats. J Cop Physiol Psychol 91: 128 – 133.

Wortsman J, Matsuoka LY, Chen TC, Lu Z, Holick MF. 2000. Decreased bioavailability of vitamin D in obesity. Am J Clin Nutr 72: 690 – 693.

Wraith A, Törnsten A, Chardon P, Harbitz I, Chowdhary BP, Andersson L, Lundin L–G, Larhammar D. 2000. Evolution of the neuropeptide Y receptor family: gene and chromosome duplications deduced from the cloning and mapping of the five receptor subtype genes in pig. Genome Res 3: 302 – 310.

Wrangham RW. 2001. Out of the Pan, into the fire: from ape to human. In Tree of Origin, de Waal FBM (ed.). Cambridge: Harvard University Press.

Wrangham RW, Conklin–Brittain NL. 2003. The biological significance of cooking in human evolution. Comp Biochem Physiol Pt A 136: 35 – 46.

Wrangham RW, Jones JH, Laden G, Pilbeam D, Conklin–Brittain NL. 1999. The raw and the stolen: cooking and the ecology of human origins. Curr Anthropol 40: 567 – 594.

Wrangham RW, Peterson D. 1996. Demonic Males: Apes and the Origins of Human Violence. Boston: Houghton Mifflin.

Wren AM, Seal LJ, Cohen MA, Byrnes AE, Frost GS, Murphy KG, Dhillo WS, Ghatei MA, Bloom SR. 2001b. Ghrelin enhances appetite and increases food intake in humans. JCEM 86: 5992.

Wren AM, Small CJ, Abbott CR, Dhillo WS, Seal LJ, Cohen MA, Batterham RL, Taheri S, Stanley SA, Ghatei MA, Bloom SR. 2001a. Ghrelin causes hyperphagia and obesity in rats. Diabetes 50: 2540 – 2547.

Xiang H, Smith GA, Wilkins JR, Chen G, Hostetler SG, Stallones L. 2005. Obesity and risk of nonfatal unintentional injuries. Am J Prev Med 29: 41 – 45.

Xu H, Barnes GT, Yang Q, Tan G, Yang D, Chou CJ, Sole J, Nichols A, Ross JS, Tartaglia LA, Chen H. 2003. Chronic inflammation in fat plays a crucial role in the development of obesity–related insulin resistance. J Clin Invest 112: 1821 – 1830.

Yaggi HK, Araujo AB, McKinlay JB. 2006. Sleep duration as a risk factor for the development of type 2 diabetes. Diabetes Care 29: 657 – 661.

Yajnik CS. 2004. Early life origins of insulin resistance and type 2 diabetes in India and other Asian countries. J Nutr 134: 205 – 210.

Yan LL, Daviglus ML, Liu K, Stamler J, Wang R, Pirzada A, Garside DB, Dyer AR, Van Horn L, Liao Y, Fries JF, Greenland P. 2006. Midlife body mass index and hospitalization and mortality in older age. JAMA 295: 190 – 198.

Young TK, Bjerregaard P, Dewailly E, Risica PM, Jorgensen ME, Ebbesson SEO. 2007. Prevalence of obesity and its metabolic correlates among the circumpolar Inuit in 3 countries. Am J of Pub Health 97: 691 – 695.

Young WS, Shepard E, Amico J, Hennighausen L, Wagner K-U, La Marca ME, McKinney C, Ginns EI. 1996. Deficiency in mouse oxytocin prevents milk ejection, but not fertility and parturition. J Neuroendocrinol 8: 847 – 853.

Zafra MA, Molina F, Puerto A. 2006. The neural/cephalic–phase reflexes in the physiology of nutrition. Neurosci Biobehav Rev 30: 1032 – 1044.

Zellner DA, Loaiza S, Gonzalez Z, Pita J, Morales J, Pecora D, Wolf A. 2006. Food selection changes under stress. Physiol and Behav 87: 789 – 793.

Zemel MB. 2002. Regulation of adiposity and obesity risk by dietary calcium: mechanisms and implications. J Am Coll Nutr 21: 146S – 151S.

Zemel MB. 2004. Role of calcium and dairy products in energy partitioning and weight management. Am J Clin Nutr 79: 907S – 912S.

Zhang JV, Ren P-G, Avsian-Kretchmer O, Luo C-W, Rauch R, Klein C, Hseuh A. 2005. Obestatin, a peptide encoded by the ghrelin gene, opposes ghrelin's effects on food intake. Science 310: 996 – 999.

Zhang Y, Proenca R, Maffei M, Baron M, Leopold L, Friedman JM. 1994. Positional cloning of the mouse Obese gene and its human analog. Nature 372: 425 – 531.

Zhu S, Layde, PM, Guse, CE, Laud, PW, Pintar, F, Nirula, R, Hargarten, S. 2006. Obesity and risk for death due to motor vehicle crashes. Am J Pub Health 96: 734 – 739.

Zhu X, Barch Lee C. 2008. Walkability and safety around elementary schools: economic and ethnic disparities. Am J Prev Med 34: 282 – 290.

Zigman JM, Elmquist JK. 2003. Minireview: from anorexia to obesity: the yin and yang of body weight control. Endocrinol 144: 3749 – 3756.

Zuberbuhler K, Jenny D. 2002. Leopard predation and primate evolution. J Hum Evol 43: 873 – 886.